**SIGRID KLAIN**

# HIMMELSFENSTERPUNKTE

Ihre Bedeutung im Meridiansystem und in der
Fünf Elemente Akupunktur

BACOPA VERLAG

## Impressum


4521 Schiedlberg/Austria

Telefon: +43(0)7251-22235

E-Mail: office@bacopa.at, verlag@bacopa.at

www.bacopa-verlag.at

Cover: Christiana König

Porträtfoto der Autorin: Dominik Mentzos

Layout und Satz: Christiana König

Printed in the European Union

ISBN: 9783991140979

1. Auflage 2026

# Inhaltsverzeichnis

# VORWORT

Wie es dazu kam, dass ich ein Buch über die Himmelsfensterpunkte schreibe, hat auch etwas mit meiner Lebensgeschichte zu tun.

Als Kind wollte ich Weltraumforscherin werden und die Geheimnisse des Universums ergründen. Ich sehe mich als ein Mädchen, das in den Sternen nach Antworten gesucht hat.

Schon in meiner Kindheit – ich wuchs mit 4 Geschwistern auf – erwuchs in mir das Bedürfnis, heilen und helfen zu können. So wie meine Oma, die immer ein großes Herz hatte und bis heute mein Vorbild ist.

Bereits mit 13 Jahren las ich Sigmund Freud und andere psychoanalytische Literatur. Dieser tiefenpsychologische Ansatz hat mir geholfen, mich und andere Menschen besser zu verstehen. Mir war damals schon bewusst, dass mein Weg in diese Richtung gehen würde.

Das Psychologiestudium als Vorbereitung für eine psychoanalytische Ausbildung hatte dann allerdings sehr wenig mit meinen Vorstellungen von der Erforschung des menschlichen Wesens gemeinsam. Ich empfand es als zu abgehoben und elitär und habe in den Jahren bis zum Vordiplom keinen richtigen Zugang dazu gefunden. Es gab auch keinen für mich stimmigen Therapieansatz zur Behandlung von Patienten.

Nach dem Vordiplom habe ich mich dann entschlossen, bei Gerda Boyesen in London eine Ausbildung zur psychodynamischen Therapeutin zu beginnen. Hier lernte ich von 1976 bis 1979 einen für mich völlig neuen Ansatz kennen, der Körper und Geist miteinander vereinte.

Im vierten Jahr der Ausbildung konnte ich bereits als Körpertherapeutin arbeiten. Dabei habe ich viel über den Zusammenhang von körperlichen und seelischen Blockaden gelernt. Vor allem aber den therapeutischen Umgang mit Patienten und die genaue Beobachtung von Körpersprache.

Meine Suche ging jedoch weiter.

Eine Akupunkturbehandlung, die mich in einer psychisch schwierigen Zeit je mit einer Nadel befreite (Niere 1), brachte dann die Wendung. Ich ging aus der Tür heraus mit dem Gefühl, das sich ein neuer Weg für mich geöffnet hatte, nämlich die chinesische Medizin.

Seit dieser Entscheidung ist die chinesische Medizin meine geistige Heimat geworden. Bis heute bin ich eine begeisterte Anhängerin dieser über 2000 Jahre alten, umfangreichen, tiefgründigen und fundierten Medizin, die Körper und Geist so wunderbar miteinander verbindet.

Von 1979 bis 1982 absolvierte ich eine dreijährige Ausbildung am „College of Traditional Chinese Acupuncture, U.K." in England mit Schwerpunkt „Fünf-Elemente-Akupunktur"[1].

An diesem College zählten die Himmelsfensterpunkte auch zu den Unterrichtskonzepten.

Als ich nach sieben Jahren England 1984 in meiner Heimatstadt Frankfurt eine Praxis eröffnete, realisierte ich, dass ich tatsächlich die einzige Vertreterin der Fünf-Elemente-Akupunktur nach J.R. Worsley in Deutschland war. Mein erster Patient, ein Amerikaner, wartete bereits auf meine Praxiseröffnung, da er bisher nach Paris reisen musste, um eine Behandlung mit Fünf-Elemente-Akupunktur zu bekommen. Insgesamt war das Interesse an den Fünf Elementen damals sehr groß und so begann ich die Fünf-Elemente-Lehre schon früh zu unterrichten.

Seither ist das Unterrichten zu einem wichtigen Aspekt meiner Arbeit geworden.

Meine jahrzehntelange Praxis- und Unterrichtstätigkeit[2] hat mich dabei immer motiviert, mein Wissen zu erweitern und tiefer in die Geheimnisse der chinesischen Medizin einzudringen.

---

[1] *J.R. Worsley lehrte damals seine Interpretation der „Classical Five Element Acupuncture"*

[2] *s. Biografie*

Dies gelang mir auch durch Reisen nach China, bei denen ich mich durch Hospitationen in Krankenhäusern weiterbildete.

In dem Universitätskrankenhaus in Chengdu hatte ich 1988 die Ehre, zusammen mit Gerd Ohmstede den Grundstein für eine Zusammenarbeit mit der AG-TCM zu legen. Sie besteht heute noch.

Von vielen Fortbildungen, an denen ich teilnahm, waren die Seminare mit Elisabeth Rochat de La Vallée in London, die zweimal im Jahr stattfanden und ich über 15 Jahre besuchte, sicher die für mich prägendsten. Mit ihrer profunden Kenntnis der Klassiker offenbarte sie Einsichten in die tiefergehenden Zusammenhänge der chinesischen Medizin. Besonders die etymologische Erklärung der Namen der Akupunkturpunkte sind ein großer Schatz, auf den ich immer wieder zurückgreife.

Auch mein Besuch in Peking mit dem ABZ-Mitte Team bei Dr. Wang Ju-Yi 2010 hat mir besonders viele Erkenntnisse vermittelt und auch viel Freude gemacht.

2012 traf ich dann Walter Fehlinger auf einer Feier von Volker Scheid in London zum Anlass seiner gerade erhaltenen Professur für ostasiatische Medizin an der University of Westminster. In einem längeren Gespräch fragte er mich spontan, ob ich nicht mal ein Buch für ihn schreiben würde.

Nun – das Buch ist da, wenn es auch lange gebraucht hat.

## Die Himmelsfensterpunkte

Die Himmelsfensterpunkte haben mich von Anfang an fasziniert und wurden zu „meinem" Forschungsprojekt.

Als ich begann, diese zu unterrichten, hatte ich den Eindruck, dass den Himmelsfensterpunkten eine gewisse Aura von Unnahbarkeit anhaftete. In meinen Seminaren zu diesem Thema ist es mir öfter begegnet, dass selbst erfahrene Kolleginnen und Kollegen sie nur selten oder überhaupt nicht einsetzen. Es zeigte sich eine gewisse Scheu angesichts der Lage der meisten Himmelsfensterpunkte am Hals und Nacken – eine sehr verwundbar anmutende Region.

Meine Forschungen bestätigten, dass diese Punkte eine sehr zentrale Bedeutung als Brücke zwischen Yin und Yang innehaben. Sie sind bei einem Ausgleich zwischen Kopf und Körper unerlässlich. Außerdem eignen sie sich sehr gut für die Behandlung der Sinnesorgane. In den meisten Fällen führten sie zu mehr Klarheit und Harmoniegefühl.

In meinem Buch geht es mir darum, die Himmelsfensterpunkte in Bezug auf ihre vielfältige, praktische Anwendung zu beschreiben. Dabei ist es mir ein Anliegen, ihre besondere Wirkung durch Quellen aus der klassischen chinesischen Medizin zu erklären und zu begründen.

Über die Erläuterungen der ausreichend bekannten Funktionen, Indikationen und Kombinationsempfehlungen hinaus habe ich versucht, die energetische Charakteristik dieser Punkte im Meridiansystem herauszuarbeiten.

Diese wird vornehmlich durch ihre anatomische Lage und Position innerhalb des Meridiansystems bedingt und äußert sich insbesondere auch in ihrer Namensgebung. Diese Zusammenhänge werden in den einzelnen Kapiteln ausführlich beschrieben.

Zur Untermauerung meiner Thesen und aus Überzeugung von der Wirksamkeit der Himmelsfensterpunkte habe ich über die Jahre viele Fälle von meinen Patienten gesammelt, in denen diese zum Einsatz gekommen sind.

Die Analyse von Praxisfällen entsprechend der Fünf Elemente und die Erklärung der zur Behandlung eingesetzten Himmelsfensterpunkte sehe ich als wichtigen Bestandteil dieses Buches an. Aus meiner Praxis sind die Himmelsfensterpunkte nicht wegzudenken.

Möge dieses Buch dazu beitragen, dass den Himmelsfensterpunkten allgemein in der Behandlung der chinesischen Medizin mehr Beachtung verliehen wird.

## 1. Tiān Yǒu 天牖 – Das Himmelsfenster

Tiān bedeutet Himmel. In der chinesischen Medizin entspricht der „himmlische" Anteil des Menschen dem Kopf- und Brustbereich des Körpers. Im Ling Shu Kap. 71, heißt es:

*„Der Himmel ist rund und die Erde ist eckig, der Kopf des Menschen ist rund und seine Füße sind eckig; also entsprechen sie sich."* [3]

Das Gehirn, das als yuánshén gōng („Palast des ursprünglichen Geistes") bezeichnet wird, speichert den kosmischen Geist shén. Zudem befindet sich der Wohnsitz des shén im oberen dāntián (Elixierfeld), welches zwischen den medialen Enden der Augenbrauen in der Mitte der Stirn liegt.

Auch im Herzen wohnt der kosmische Geist shén, der uns beseelt und Liebe und Freude empfinden lässt. Die Lunge verbindet uns mit dem kosmischen Qi über die Atmung.

In der Mitte der Brust befindet sich das mittlere dāntián, der Sitz des kosmischen Qi.

So sitzt in der Brust unser ganz persönlicher „Himmel", eine Region, die deshalb besonderen Schutzes bedarf.

### Das Fenster Yǒu 牖

Yǒu ist ein eher poetischer Begriff für Fenster. Konkret wird yǒu mit einem großen Fenster eines hohen Pavillons assoziiert, z. B. eines Gartenpavillons in einem Park oder an einem See mit vielen, großen Fenstern und schönen Ausblicken nach allen Seiten.

Elisabeth Rochat de la Vallée, Sinologin und Gelehrte der altchinesischen Medizinliteratur aus Paris, vermittelte in ihrem Unterricht das Bild eines französischen Fensters, das bis zum Boden reicht und welches man weit öffnen kann; ein Fenster, das sehr viel Licht und Luft und damit auch shén und qì hereinlässt und gleichzeitig eine freie Verbindung zur Welt schafft.

Yǒu in seiner Verbform bedeutet im übertragenen Sinne auch inspirieren, erhellen, erleuchten, aufklären und klären. Es steht symbolisch für eine erhellende Wirkung auf den Geist.

Das Himmelsfenster (tiān yǒu) ist im metaphysischen Sinne ein Fenster, das unserer Seele eine freie Kommunikation mit dem Himmel erlaubt.

Eine solche Erfahrung gleicht einem unmittelbaren Lichtblick und dem Gefühl, als würde sich ein Fenster in uns auftun und unseren Geist erhellen. Ähnlich wie die Shén-Punkte (Akupunkturpunkte, die shén im Namen haben) gehören die Himmelsfensterpunkte zu den Akupunkturpunkten, die das Potenzial besitzen, uns für Augenblicke eine solche Erfahrung zu ermöglichen, eine Erfahrung, die durchaus eine neue Sichtweise auf unser Leben bewirken kann.

Weiterhin steht der Begriff yǒu in der chinesischen Medizin auch für Sinnesorgan. Zhou Zhicong sagte:

*„Die Punkte und die Öffnungen (Sinnesorgane) des Kopfes und des Gesichts sind wie große Fenster eines hohen Pavillons, welche die Bewegung von Qi erlauben."* [4]

[3] *Schmidt, Wolfgang G.A., 2008, Lingshu oder die wundersame Türangel, Klassiker des Gelben Kaisers zur Inneren Medizin, PDF-Datei, ISBN: 9783826725432, S. 287*

[4] *A Manual of Acupuncture Peter Deadman & Mazin Al-Khafaji, S. 48*

Ähnlich heißt es im Huainanzi 7:

*„Die Poren des Körpers und die Sinnesöffnungen sind die Fenster und Türen von Essenz und Geist (jīng shén).“*[5]

Die qī qiào 七竅, die sieben oberen Sinnesöffnungen, sind mehr als nur Werkzeuge zur Orientierung. In ihrem Buch „pregnancy and gestation“ zitiert Elisabeth Rochat de la Vallée aus dem Luxinjing (Buch über den Schädel) wie folgt:

*„Im siebten Monat der Schwangerschaft öffnet das Jing (die Essenz) die sieben Sinnesöffnungen (jīng kāi qiào) und das Licht zirkuliert (tōng guāng míng).“*[6]

Der Begriff kāi qiào wird in vielen klassischen Texten benutzt, um das Öffnen der Sinnesorgane zu beschreiben. So wird zum Beispiel im Suwen, siehe Kapitel 4 (S. 124), gesagt, dass die Leber sich in die Augen öffnet, das Herz in die Zunge, die Milz in den Mund, die Lunge in die Nase und die Niere in die Ohren.

Die Sinnesorgane sind unsere Fenster nach außen. Kinder malen oft die Augen eines Menschen als Lichter, die herausstrahlen wie die erleuchteten Fenster eines Hauses in der Dunkelheit. Sie sind vor allem aber Öffnungen, die uns mit der Außenwelt verbinden. Durch unsere Sinne, mit denen wir sehen, hören, riechen und schmecken, lassen wir die Außenwelt in uns hinein. Dies kann man ganz profan sehen. Unsere Sinnesorgane sind zunächst schlichtweg überlebenswichtig und erlauben es uns, uns in der Welt zu orientieren. Sie bieten aber auch den Zugang zu Schönheit und Geist.

Die sieben Sinnesöffnungen korrespondieren in der chinesischen Medizin auch mit den sieben „Poren des Herzens“. Damit sind imaginäre Öffnungen gemeint, die das Herz freihalten sollen, um die Verbindung zum shén, dem kosmischen Geist, zu erlauben. Je offener unser Herz ist, um so mehr sind wir vom Glanz des Geistes (shénmíng) erhellt. In diesem Sinne wird das Herz in der chinesischen Medizin auch als Sitz der Intelligenz gesehen.

Auf dem „Diagramm zur Kultivierung des Wahren“, dem Xiūzhēn tú[7] 修真圖, lautet die Inschrift neben der Abbildung des Herzens wie folgt:

*„Das Herz ist wie eine Lotusblüte, die mit dem Kopf nach unten hängt. Es kann Wasser in Blut verwandeln. Es hat als Bezeichnung „Quelle des Zinnobers“ (dān yuán). Es hat sieben Poren. Bei Menschen mit hoher Intelligenz sind alle Poren offen und illuminiert, bei Menschen mittelmäßiger Intelligenz gibt es nur fünf offene Poren, durch die das Qi dringen kann, bei Menschen mit unterentwickelter Intelligenz, gibt es keine freie oder illuminierte Öffnung.“*[8]

[5] *Rochat de la Vallée, Elisabeth, 2010, Jing Shen, HUAINANZI CHAPTER 7, S. 17*

[6] *Rochat de la Vallée, Elisabeth, 2007, Pregnancy and Gestation in Chinese classical texts, S. 117*

[7] *Bei dem Xiūzhēn tú handelt es sich um den Steinabrieb einer Stele in Tusche, die ca. auf das Jahr 1886 datiert ist und wahrscheinlich auf eine wesentlich ältere taoistische Abbildung zurückgeht. Sie befindet sich, ebenso wie das Nèijīngtú 內景圖 Dim Báiyún Guàn 白雲觀, dem taoistischen „Weiße Wolke-Tempel“ in Peking.*

[8] *Despeux, Catherine, Le Xiūzhēn tú – Taoism et corps humain, S. 124*

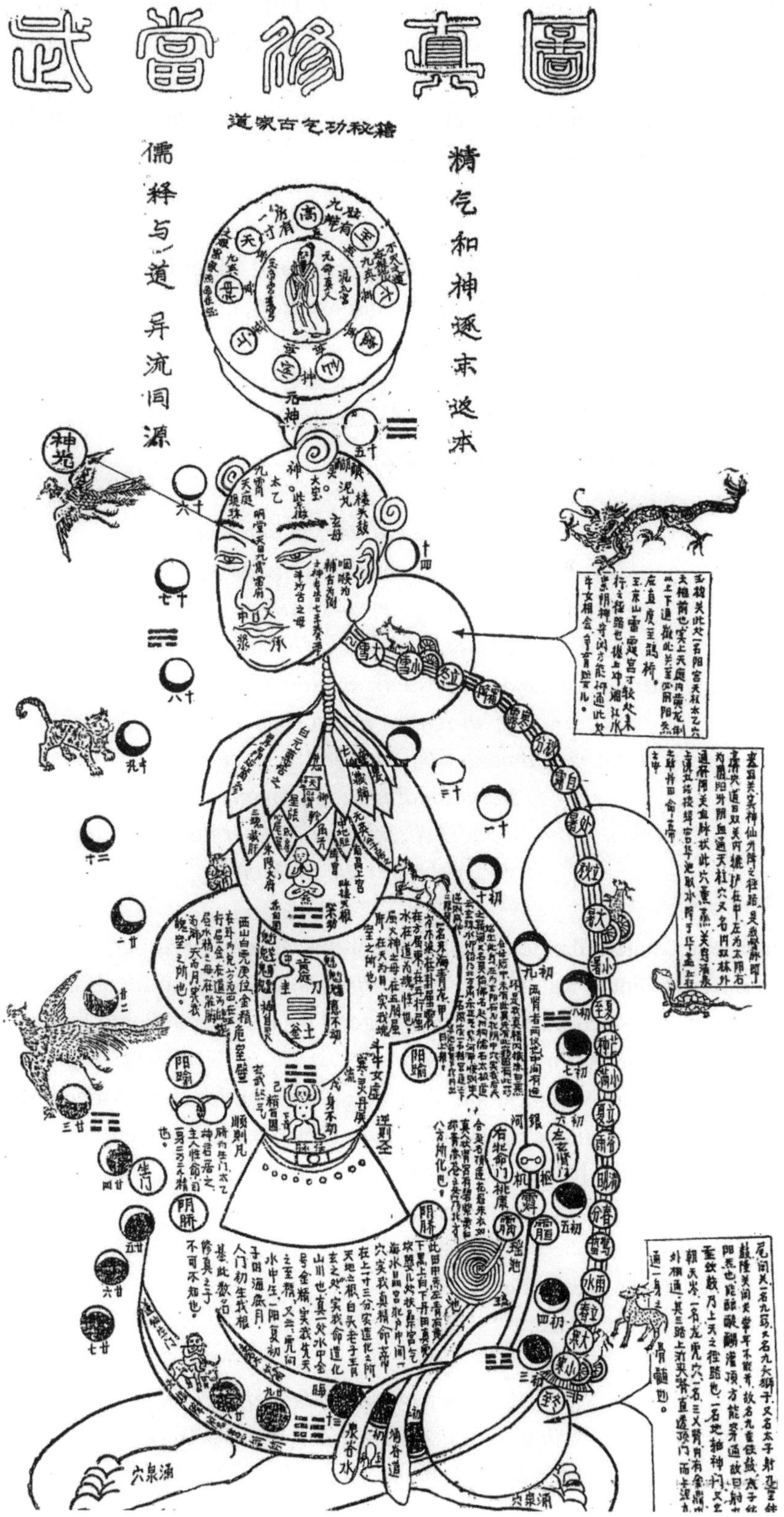


Abb. 1– Das Xiūzhēn tú 修真圖 – das Diagramm zur Kultivierung des Wahren

Um den erhellenden Geist zu empfangen, bedarf es bewusster und achtsamer Wahrnehmung. Je klarer unsere Sinnesorgane sind, umso präsenter sind wir in der Welt. Wir sind „voll da" und nehmen uns und unsere Umgebung jeden Augenblick bewusst wahr.

Je weniger wir durch die „Brille" unserer Voreingenommenheit sehen, umso unmittelbarer erfahren wir die Welt und umso weniger geben wir uns mit Nichtigkeiten ab.

Dazu schreibt Guanzi:

*„Befreie deinen Geist und öffne die Tore deiner Wahrnehmung! Wenn Du dich von deinem selbstsüchtigen Begehren gelöst und zu schwatzen aufgehört hast, wird der Geist erscheinen."*[9]

Klarheit der Sinne und Helligkeit des Geistes erfordern innere Leere.

Der Begriff des Fensters ist eng mit dem der Leere verbunden.

Das bekannteste Zitat hierzu finden wir bei Zhuang Zi:

*„Sieh dort die Öffnung in der Wand!*
*Das ganze leere Zimmer wird dadurch erhellt.*
*Wer so ist, bei dem verweilen Glück und Segen,*
*aber sie bleiben nicht auf ihn beschränkt.*
*Von einem solchen mag man sagen, dass er imstande ist, alle Fernen zu durchdringen, während er ruhig an seinem Platze verweilt.*
*Er gebraucht sein inneres Auge, sein inneres Ohr, um die Dinge zu durchdringen und bedarf nicht verstandesmäßigen Erkennens.*
*Zu einem solchen kommen die Unsichtbaren, um bei ihm Wohnung zu machen,*
*wie viel mehr erst die Menschen."*[10]

In unserer westlichen, eher materiell orientierten Vorstellung sehen wir äußerlich ein Haus als Wände und Dach. Aber eigentlich ist der innere Raum das, worin wir wohnen, und im Idealfall ist er geräumig und voll Licht. Ähnlich ist es, wenn wir einen Menschen vorwiegend nach seiner äußeren Erscheinung betrachten und nicht das Eigentliche, seine Seele, in ihm erkennen.

Das Konzept von Leere, xū, das Nichtseiende, findet sich auch in der chinesischen Malerei. Hier bestimmt der freie Raum die Qualität eines Bildes. Beispielhaft sind die Tuschmalereien, die mit wenigen, sparsamen Strichen dem Betrachter viel Raum für eigene Vorstellungen lassen und den Blick nicht auf das Vordergründige, sondern in das scheinbare Nichts der Ferne lenken.

Die Leere, das xū, das Nicht-Seiende ist potenziell ein Ort, wo etwas Neues entstehen kann. Das Formlose, das Nicht-Sichtbare ist das wahre Wesen der Dinge.

Im Dào dé Jīng heißt es über die Leere:

*„Dreißig Speichen umgeben eine Nabe:*
*In ihrem Nichts besteht des Wagens Werk.*
*Man höhlt Ton und bildet ihn zu Töpfen:*

[9] *Mitschrift Elisabeth Rochat de la Vallée*

[10] *Wilhelm, Richard, 1994 (8. Auflage), Dschuang Dsi, Das wahre Buch vom südlichen Blütenland, Buch. IV.1, S. 62-63*

*In ihrem Nichts besteht der Töpfe Werk.*
*Man gräbt Türen und Fenster, damit die Kammer werde:*
*In ihrem Nichts besteht der Kammer Werk.*
*Darum: Was ist, dient zum Besitz.*
*Was nicht ist, dient zum Werk."*[11]

Die oben genannten Zitate und Beispiele zum Begriff des „yǒu" verleihen eine Vorstellung davon, dass im chinesischen Denken mit dieser Bezeichnung weit mehr als ein gegenständliches Fenster gemeint ist.

Daher liegt es auch nahe, dass der Begriff tiān yǒu, der für die Gruppe der Himmelsfensterpunkte gewählt wurde, in der chinesischen Medizin von alters her sowohl eine metaphysische als auch physische Bedeutung hatte und dass den Himmelsfensterpunkten durchaus eine bewusstseinserhellende Wirkung zugesprochen wurde.

## 2. Die 10 Himmelsfenster Punkte im Überblick

| | | | |
|---|---|---|---|
| Ren Mai 22 | tian tu | 天突 | Himmlischer Kamin |
| Magen 9 | ren yin | 人迎 | Den Menschen willkommen heißen |
| Dickdarm 18 | fu tu | 扶突 | Unterstützung des Kamins<br>Stütze der Vorwölbung (Kehlkopf) |
| Dünndarm 16 | tian chuang | 天窗 | Fenster zum Himmel |
| Dünndarm 17 | tian rong | 天容 | Antlitz des Himmels |
| Dreierwärmer 16 | tian you | 天牖 | Himmelsfenster |
| Blase 10 | tian zhu | 天柱 | Himmelssäule |
| Du Mai 16 | feng fu | 風府 | Palast des Windes |
| Lunge 3 | tian fu | 天府 | Schatzhaus des Himmels |
| Perikard 1 | tian chi | 天池 | Himmelssee |

**Ein weiterer auch als „Himmelsfenster" genannter Punkte**

| | | | |
|---|---|---|---|
| Perikard 2 | tian quan | 天泉 | Himmelsquelle |

## 3. Die Himmelsfensterpunkte in der chinesischen Medizin

Es gibt zwei grundlegende Klassiker in der chinesischen Medizinliteratur, die maßgeblich Bezug auf die Himmelsfensterpunkte nehmen:

[11] *Wilhelm, Richard, Laotse – Tao te king, Text und Kommentar, Kap.11, S. 51*

Das Huángdì Nèijīng (黃帝內經), Des Gelben Kaisers innerer Klassiker und das Zhēnjiǔ Jiáyǐ Jīng – Der Klassiker des ABC der Nadelung und Moxibustion.

Das Huángdì Nèijīng ist laut Paul U. Unschuld Anfang des zweiten und ersten Jahrhunderts v. Chr., also während der beiden Han-Dynastien, datiert. Wahrscheinlich ist es eine Zusammenfassung von vielen einzelnen Beiträgen verschiedener Autoren.

Bis heute ist es der wichtigste Klassiker der chinesischen Medizin und absolut grundlegend und richtungsweisend für die Ausbildung. Man könnte es auch als die „Bibel“ der chinesischen Medizin bezeichnen. Es stellt eine große Quelle der Weisheit dar. In der Literatur wird es sehr häufig zitiert und dient der Untermauerung der eigenen Thesen und Ideen. So finden sich auch viele Zitate in diesem Buch.

Der Text ist als Dialog zwischen dem Arzt Qi Bo (岐伯) und dem mythologischen „Gelben Kaiser“ angelegt.

Das Gesamtwerk gliedert sich in 18 Bände, die aus insgesamt 162 Kapiteln bestehen. Die ersten neun Bände beinhalten das Huángdì Nèijīng Sùwèn (黄帝内经素问), oder kurz Sùwèn (素问) genannt, übersetzt bedeutet das „einfache Fragen“. Dieser Teil behandelt die theoretischen Grundlagen der chinesischen Medizin und seine diagnostischen Methoden. Vor allem aber auch die Gesetzmäßigkeiten von Mensch und Natur, Mensch und Himmel und wie man alle Kräfte in Harmonie miteinander bringen kann.

Das zweite Buch, das Huángdì Nèijīng Língshū (黄帝内经靈樞), das als „Spirituelle Achse“ übersetzt wird, besteht ebenfalls aus neun Bänden. Hier werden Therapieformen diskutiert, sowie Organ- und Meridiankonzepte, aber auch die spirituellen und emotionalen Aspekte der chinesischen Medizin.

Hier findet sich auch die erste Erwähnung der Himmelsfensterpunkte als Gruppe. Dabei handelt es sich um die Kapitel 2 und 21, in denen die insgesamt 10 Himmelsfensterpunkte dargestellt werden:

Ling Shu 2:

*„Der Ren Mai verläuft durch die Mitte der Kuhle zwischen den beiden Schlüsselbeinen. Hier befindet sich der Punkt mit dem Namen tian tu (Ren Mai 22)*

*Auf der ersten Linie neben dem Ren Mai befindet auf dem Meridian des Fuß Yang Ming seitlich zur Hauptschlagader der Punkt mit dem Namen ren ying (Magen 9).*

*In der zweiten Reihe befindet sich auf dem Meridian des Hand Yang Ming der Punkt mit dem Namen fu tu (Dickdarm 18).*

*In der dritten Reihe befindet sich auf dem Meridian des Hand Tai Yang der Punkt mit dem Namen tian chuang (Dünndarm 16).*

*In der vierten Reihe befindet sich auf dem der Meridian Fuß Shao Yang der Punkt mit dem Namen tian chong (Gallenblase 9).*

*In der fünften Reihe befindet sich auf dem Meridian des Hand Shaoyang der Punkt mit dem Namen mit tian you (Dreierwärmer 16).*

*In der sechsten Reihe befindet sich auf dem Meridian des Fuß Taiyang der Punkt mit dem Namen tian zhu (Blase 10).*

*In der siebten Reihe befindet sich der Bereich des Du Mai, der sich durch die Genickmitte zieht. Dort befindet sich der Punkt feng fu (Du Mai 16).*

*Dort, wo sich die Achsel mit den Blutgefäßen befindet, ist der Bereich des Taiyin-Meridians der Hand mit der Punktstelle tian fu (Lunge 3).*

*Drei Cun unterhalb der Achsel befindet sich der Bereich des Hand Jueyin Meridians und der Punkt mit dem Namen tian chi (Perikard 1).“*[12]

Ling Shu 21:

*„Die Punktstelle des ren ying (Magen 9) ist an der Arterie seitlich des Nackens gelegen. Der Punkt ren ying gehört zum Yangming des Fußes und befindet sich vor den Sehnen auf der Seite des Nackens.*

*Die Punktstelle, die man fu tu (Dickdarm 18) nennt, ist eine solche des Yangming der Hand und ist hinter den Sehnen auf der Nackenseite gelegen.*

*Ganz in der Nähe findet sich die Punktstelle des Shaoyang des Fußes, die man tian you (Dreierwärmer 16) nennt.*

*Dieser ist eine weitere Punktstelle, die man tian zhu (Blase 10) nennt, am nächsten gelegen. Sie gehört zum Taiyang des Fußes.*

*Die Arterie unterhalb der Achselhöhlen befindet sich im Einzugsbereich des Taiyin der Hand und wird tian fu (Lunge 3) genannt.*

*Kopfschmerzen, die durch ein aufrührerisches Qi des Yang bedingt sind, mit Brustklemmen und Atemschwierigkeiten sind durch Nadelung der Punktstelle ren ying (Magen 9) zu behandeln.*

*Plötzlicher Stimmverlust mit einer Festigkeit des Qi werden durch Nadelung der Punktstelle fu tu (Dickdarm 18) behandelt und durch Nadelung der Zungenwurzel zu Zwecken des Aderlassens.*

*Plötzliche Taubheit, die mit einem blockierten Qi der Meridiane sowie mit verminderter Hörfähigkeit und verzerrter Sicht einhergeht, kann durch Nadelung der Punktstelle tian you (Dreierwärmer 16) behandelt werden.*

*Plötzliches Zucken und Fallsucht und Schwindelgefühl mit 'weichen Füßen', so dass man mit den Füßen nicht richtig auftreten kann, sind durch Nadelung der Punktstelle tian zhu (Blase 10) zu behandeln.*

*Plötzlich voll ausgebrochene Hitze mit einem aufrührerischen Qi der Leber und der Lunge, die im Körperinneren miteinander in Fehde liegen, führen zu einer Überflutung der Nase und des Mundes mit Blut und müssen über die Punktstelle tian fu (Lunge 3) behandelt werden.*

[12] *Übersetzung Sigrid Klain*

*Dies sind die fünf maßgebenden Punktstellen, von denen der tian fu (Lunge 3) in der Mitte und die anderen an den vier Seiten gelegen sind.“*[13]

Das Zhēnjiǔ Jiáyǐ Jīng (針灸甲乙經) – Der Klassiker des ABC der Nadelung und Moxibustion ist der zweite Klassiker der chinesischen Medizin, den ich als Grundlage für dieses Buch herangezogen habe.

Zhēn bedeutet „stechen“, also Akupunktur, jiǔ brennen, also Moxbustion, jiá yǐ sind die ersten zwei der zehn Himmelsstämme und kann als „ABC“ übersetzt werden. Jīng bedeutet Klassiker.

Dieses bedeutende Werk beinhaltet das gesamte damalige Wissen über Akupunktur und Moxibustion und ist deshalb zu meinem Referenzbuch in Bezug auf die Himmelsfensterpunkte geworden. Bereits im 3. Jahrhundert nach Christus von dem Arzt Huangfu Mi (皇甫謐) verfasst, ist es das älteste noch erhaltene Buch, welches alle Meridiane und ihre Verbindungen ausführlich beschreibt, alle Punkte mit der empfohlenen Nadelstichtiefe, der Anzahl von Moxa-Kegeln kennzeichnet und darüber hinaus eine große Anzahl von Indikationen nennt. Hierbei beruft es sich einerseits immer wieder auch auf das Huángdì Nèijīng, ist aber wesentlich genauer, was die Indikationen und die Punktkombinationen angeht. Es ist vor allem sehr übersichtlich. Zusätzlich beinhaltet es sowohl theoretische Kapitel als auch konkrete Behandlungsvorschläge.

Es ist und bleibt bis heute das wichtigste Referenzbuch für die Lage, Nadeltiefe, Anzahl von Moxakegeln, Indikationen und Kombinationen. Deshalb ist es auch zu meinem hauptsächlichen Referenzbuch geworden.

Im Jiáyǐ Jīng wird eine Gruppe von fünf Himmelsfensterpunkten besonders herausgestellt. Zu dieser Gruppe zählen Magen 9, Dickdarm 18, Dreierwärmer 16, Blase 10 und Lunge 3. Diese fünf Himmelsfensterpunkte werden immer wieder als die „Fünf Großen Punkte“ (wǔ dà xué 五大穴) bezeichnet. So nehmen sie einen herausragenden Platz ein.

Auch die fünf anderen Himmelsfensterpunkte werden ausführlich beschrieben und vielfach empfohlen.

## 4. Eine Diskussion über die Existenz von Himmelsfensterpunkten

Trotz ihrer außerordentlichen Position und Funktion wurde den Himmelsfenstern bisher als Gruppe in der chinesischen Medizinliteratur wenig Beachtung geschenkt und sie werden daher auch selten angewandt.

Peter Deadman und Mazin Al-Khafaji merken in ihrem Artikel *(A Brief discussion of The Points of the Windows of Heaven)*[14] an, dass die Himmelsfensterpunkte wohl in einigen Colleges unterrichtet wurden, aber ihres Wissens nach keine englischsprachige Literatur zu diesem Thema existiert. Auch in China stießen sie auf relatives Unverständnis bezüglich der Existenz einer solchen Punktgruppe.

Die gesamte Diskussion, ob es eine Gruppe von Himmelsfensterpunkten gibt, bezieht sich auf die ersten zwei Erwähnungen im Kapitel 2 und 21 des Ling Shu, dem zweiten Band des Huángdì Nèijīng.

Elisabeth Rochat de la Vallée stellt in ihrem Vortrag, Windows of the Sky – Myth or Reality, in Zweifel, ob es tatsächlich eine Gruppe von insgesamt 10 Himmelsfensterpunkten in den Klassikern gegeben hat und plädiert dafür nur die „5 Großen Punkte“, nämlich Magen 9, Dickdarm 18, Dreierwärmer 16, und Blase 10 und Lunge 3, wie sie im Ling Shu 21 aufgeführt sind, als solche zu bezeichnen.[15]

*[13] Schmidt, Wolfgang G.A., Lingshu oder die wundersame Türangel, Klassiker des Gelben Kaisers zur Inneren Medizin, PDF-Datei, S.133*

*[14] Deadman, Peter and Al-Khafaji, Mazin, September 1993, A brief discussion of the Points of the Window of Heaven, Journal of Chinese Medicine Number 43, (Übersetzung der Autorin)*

*[15] Rochat de la Vallée, Elisabeth, November 2023, Zoom Vortrag: Windows of the sky – Myth or Reality*

Die „fehlenden“ fünf Punkte, nämlich Ren Mai 22, Dünndarm 16, Gallenblase 9 (der inzwischen durch Dünndarm 17 ersetzt worden ist), Du Mai 16 und Perikard 1 sind allerdings im Ling Shu 2 als Gruppe um Ren Mai 22 speziell erwähnt.

Diese Diskussion ist interessant.

Die Fünf Großen Punkten stechen sicherlich heraus, da die vier am Hals gelegenen Punkte Magen 9, Dickdarm 18, Dreierwärmer 16 und Blase 10 alle Vereinigungspunkte der Sondermeridiane sind. Damit zeichnen sie sich als ganz besondere Punkte aus, die zwischen Yin und Yang vermitteln können. Außerdem sind alle auch Eintrittspunkte der im Ling Shu 5 aufgeführten Anbindungspunkte. Bei den anderen 5 Punkten trifft letzteres nur auf Dünndarm 16 und Dünndarm 17 zu.

Allerdings enthält die zweite Gruppe wiederum Punkte, die im Zusammenhang mit der Himmelsleiter stehen, wie sie im Kapitel 2 des Ling Shu dargestellt ist, wonach diese bei Ren Mai 22 ihren Anfang nimmt und bei Du Mai 16 ihr Ziel erreicht. Diese Anordnung findet ihre Entsprechung in der 12-stöckigen Pagode, wie sie auf dem Nei Jing Tu abgebildet ist.[16]

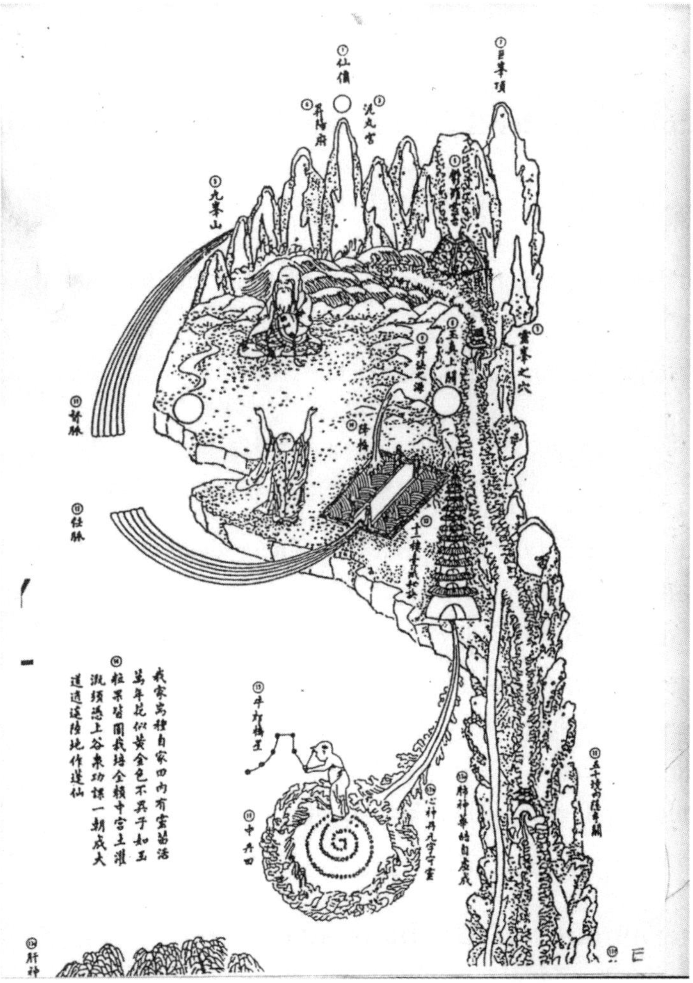

Abb. 2 – Karte der Inneren Landschaft, das Nèijǐngtú 內景圖

[16] *Eine ausführliche Darstellung findet sich in Kapitel 1.*

Daher bleibt es meine Ansicht, dass alle 10 beziehungsweise 11 Punkte, wenn man Perikard 2 hinzunimmt, diese Gruppe ausmachen.

**Fazit:**

Es lässt sich nicht eindeutig festlegen, welche Punkte nun zu dieser Gruppe gehören oder nicht. Was für die Gruppierung von allen 10 Punkten spricht, ist die optische Anordnung der Himmelsfensterpunkte am Hals, die sich spiralförmig hinaufwinden. Auch von den Indikationen her folgen die Himmelsfensterpunkte in ihrem Bezug zu den Sinnesorganen aufeinander. Bei den Behandlungen lassen sie sich gut kombinieren. Zudem wären sie als Gruppe nicht so effektiv, wenn zentrale Punkte wie Ren Mai 22 und Du Mai 16 wegfallen würden, die an den Übergängen von Yin und Yang liegen. All diese Zusammenhänge lassen ein Bild von einer verbundenen und kooperierenden Gruppe entstehen. Deshalb plädiere ich für den Existenz der 10er Gruppe und nehme noch für Frauen Perikard 2 als Ersatzpunkt für Perikard 1 hinzu.

## 5. Himmelsfensterpunkte aus der Sicht der traditionellen chinesischen Medizin (TCM)

Gemeinsame Anwendungsgebiete in der TCM betreffen:

1. Disharmonie zwischen dem Qi des Körpers und des Kopfes und die Behandlung von rebellischer Aufwärtsbewegung des Qi
2. Scrophula und Kropf, Stagnation im Bereich der Kehle
3. psychoemotionale Probleme
   Gemeinsame Indikationen:
   - Kropf, Erkrankungen der Kehle
   - Husten, Keuchatmung, Druck auf der Brust durch rebellierendes Lungen Qi
   - Erbrechen durch rebellierendes Magen Qi
   - Kopfschmerzen und Schwindel
   - Hitze, Rötung und Schwellung des Gesichtes und der Augen
   - Plötzliches Einsetzen von Beschwerden
   - Erkrankungen der Sinnesorgane
   - In einigen Fällen mentale und emotionale Erkrankungen[17]

## 6. Die Himmelsfensterpunkte im Meridiansystem

Um die Bedeutung der Himmelsfensterpunkte im Meridiansystem zu verstehen, ist es wichtig, ihre Zugehörigkeit zu verschiedenen Punktekategorien zu kennen.

[17] *Deadman, Peter, Al-Khafaji, Mazin, Baker, Kevin, 2012, Handbuch Akupunktur, S. 48*

### 6.1 Die zwölf divergierenden Meridiane oder Sondermeridiane jīng bié 經別

Das Schriftzeichen für jīng 經 zeigt links das Bild für Seidenfaden und rechts ein archaisches Zeichen für einen unterirdischen Fluss und bedeutet Meridian.

Das Schriftzeichen für bié 別 zeigt links ursprünglich das Bild eines vom Fleisch abgeschälten Knochens; rechts das Zeichen für Messer. Zusammen bedeutet es: etwas herausschneiden, zerteilen, trennen, abweichen.

Die Sondermeridiane sind Leitbahnen, die sich vom ursprünglichen Meridian trennen.

Das Kapitel 11 des Ling Shu, das ausschließlich den jīng bié gewidmet ist, gibt eine Beschreibung der einzelnen Verläufe dieser 12 divergierenden Meridiane.

Sie bilden ein Netzwerk zwischen den Yin- und Yang-Meridianen und haben keine eigenen Akupunkturpunkte. Das jīng bié-System hat die sehr wichtige Funktion, den Yin-Meridianen zu ermöglichen, den Kopf zu erreichen.

Die Sondermeridiane, die von den jeweiligen Yin-Meridianen abgehen, treffen sich in den sechs oberen Vereinigungspunkten, den liù hé (六合), die am Kopf liegen:

| | | |
|---|---|---|
| 1. | Vereinigungspunkt von Niere und Blase | Blase 10 |
| 2. | Vereinigungspunkt von Leber und Gallenblase | Gallenblase 1 |
| 3. | Vereinigungspunkt von Milz und Magen | Magen 9 |
| 4. | Vereinigungspunkt von Herz und Dünndarm | Blase 1 |
| 5. | Vereinigungspunkt von Perikard und Dreierwärmer | Dreierwärmer 16 |
| 6. | Vereinigungspunkt von Lunge und Dickdarm | Dickdarm 18 |

Vier dieser sechs Vereinigungspunkte, die an der Kehle und dem Nacken liegen, fallen mit Himmelsfensterpunkten zusammen, nämlich Magen 9, Dickdarm 18, Dreierwärmer 16 und Blase 10.

Dies ist kein Zufall! Die Himmelsfensterpunkte sind strategisch wichtige Punkte bei dem Ausgleich von Yin und Yang zwischen Körper und Kopf. Die entsprechenden Sondermeridiane der Yin-Meridiane können hier den Kopf erreichen und diese Aufgabe unterstützen.

Wie genau diese Unterstützung durch die Sondermeridiane aussieht, soll in den einzelnen Kapiteln über die Punkte erläutert werden.

### 6.2 Die „Wurzel- und Anbindungsstationen" der Meridiane (nach Ling Shu 5)

Im Kapitel Ling Shu 5, „Wurzel und Anbindung" (gēn jié, 根結) heißt es:

*„Wer über Anfang und Ende (der Leitbahnen) Bescheid weiß, der kann Alles mit einem Wort sagen. Wer über Anfang und Ende nicht Bescheid weiß, für den ist der Weg des Nadelns gänzlich unterbrochen."*[18]

[18] *Unschuld, Paul U., Antike Klassiker der Chinesischen Medizin, Ling shu/Zhen Jing, S. 95*

Im NJZYXY[19] heißt es:

*„根 gen, „Wurzel", 溜 liu, „hineingleiten", 注 zhu, „einfließen", und 入 ru, „eintreten", das sind Wegmarken im Verlauf der Hand- und Fuß-Leitbahn-Gefäße. Die Leitbahnen haben ihre Wurzeln in den 井 jing „Quelle"-Öffnungen an den Enden der Gliedmaßen. Sie gleiten ein in die 原 yuan, „Ebene"- und 經 jing, „Strom"-Öffnungen ... Oben dann treten sie in den Nacken/Hals ein (入 ru). In den vier Gliedmaßen treten sie in die Netzbahn-Öffnungen ein und bilden die Verbindung zu den Yin-Leitbahnen."*[20]

Auf den Yang-Leitbahnen werden von Anfang bis Ende fünf markante Stationen markiert, die man als Schaltstellen oder Weichen für den Energiefluss bezeichnen könnte.

Vom jeweiligen Wurzelpunkte (Jing-Brunnenpunkte) „gleitet" die Leitbahn in den Yuan-Punkt hinein und „fließt" anschließend in den Jing-Flusspunkt (beziehungsweise den He-Meerpunkt beim Dünndarm). Oben tritt er in die Nacken/Halsregion ein und kommt am Kopf und Gesicht wieder hervor.

Alle oberen „Eintrittspunkte" entsprechen auf den Yang-Leitbahnen Himmelsfensterpunkten. Als einzige Ausnahme befindet sich beim Gallenblasenmeridian an dieser Stelle der Himmelsfensterpunkt Dünndarm 17.

Zudem wird bei diesen vier „Stationen" in Verbindung mit dem Eintrittspunkt, und damit dem Himmelsfensterpunkt, jeweils auch der Luo-Punkt des Meridians genannt.

Am Beispiel des Magenmeridians lautet der von Paul U. Unschuld übersetzte Text im exakten Wortlaut wie folgt:

*„Die Fuß-Yang-Helligkeit(-Leitbahn): Sie hat ihre Wurzel in der li dui(-Öffnung), gleitet in die chong yang(-Öffnung), fließt in die xia ling(-Öffnung) und tritt in die ren ying(-Öffnung) ein. Das ist die feng long(-Öffnung)."*[21]

Die folgende Tabelle gibt einen Überblick über die benannten Stationen:

**Die fünf Wurzel- und Anbindungsstationen**

| | **Wurzelpunkt (jing)** | **Yuan-Punkt** | **Flusspunkt (jing)** | **Eintrittspunkt Himmelsfenster** | **Luo Punkt** |
|---|---|---|---|---|---|
| Bl | zhi yin<br>Blase 67 | Jing gu<br>Blase 64 | Kunlun<br>Blase 60 | tian zhu<br>Blase 10 | fei yang<br>Blase 58 |
| Gb | qiao yin<br>Gallenblase 44 | qiu xu<br>Gallenblase 40 | yang fu<br>Gallenblase 38 | tian rong<br>Dünndarm 17 | guang ming<br>Gallenblase 37 |
| Ma | li dui<br>Magen 45 | chong yang<br>Magen 42 | jie xi<br>Magen 41 | ren ying<br>Magen 9 | feng long<br>Magen 40 |
| Dü | shao ze<br>Dünndarm 1 | yang gu<br>Dünndarm 4 | xiao hai<br>Dünndarm 8 | tian chuang<br>Dünndarm 16 | Zheng zhi<br>Dünndarm 7 |

[19] *Nan jung zhong yixue yuan*

[20] *Unschuld, Paul U., Antike Klassiker der Chinesischen Medizin, Ling shu/Zhen Jing, S.100, Fußnote 28*

[21] *Unschuld, Paul U., Antike Klassiker der Chinesischen Medizin, Ling Shu/Zhen Jing, S. 101*

| | | | | | |
|---|---|---|---|---|---|
| De | guan chong<br>Dreierwärmer 1 | yang chi<br>Dreierwärmer 3 | zhi gou<br>Dreierwärmer 6 | tian you<br>Dreierwärmer 16 | wai guan<br>Dreierwärmer 5 |
| Di | shang yang<br>Dickdarm 1 | he gu<br>Dickdarm 4 | yang xi<br>Dickdarm 5 | fu tu<br>Dickdarm 16 | pian li<br>Dickdarm 6 |

Die Anbindungsstationen zeichnen sich dadurch aus, dass sie alle (mit Ausnahme der Fluss-Jing-Punkte) auf eine bestimmte Art Yin und Yang verknüpfen. Die Integration der Luo-Punkte in diese Gruppierung würde von daher Sinn machen.

Außerdem könnte man spekulieren, dass der Eintrittspunkt am Hals und der Luo-Punkt insofern korrelieren, dass beide Punkte eine Verbindung nach „Innen" und damit auf eine tiefere emotionale Ebene eingehen.

In meinen Behandlungen habe ich häufig intuitiv einen Himmelsfensterpunkt mit einem Luo-Punkt zusammen genadelt. Zudem haben die Luo-Punkte in der Fünf-Elemente-Akupunktur die besondere Bedeutung, dass sie die Emotion des jeweiligen Elementes ansprechen.

Betrachtet man die Tabelle, fällt ins Auge, dass hier eine Anordnung von 30 hochdynamischen Punkten vorliegt.

Die **Jĭng-Brunnen-Punkte** haben einen sehr bewegenden Einfluss auf die gesamte Leitbahn. Sie reichen tatsächlich vom Anfang bis zum Ende, d.h. von Fuß bis Kopf. Bei den Yang-Meridianen liegen sie an den Zehenenden und wirken bekanntlich insbesondere auf den Kopf und die Sinnesorgane wie z. B. Blase 67 auf die Augen. Zudem haben alle Brunnenpunkte über den äußeren Leitbahnverlauf eine Verbindung zu ihrer Yin-Partnerleitbahn. Gerade am Punkt Blase 67 spielt dies eine große Rolle, da er neben seiner Funktion als Tonisierungspunkt auch der Anfangspunkt der Nierenleitbahn ist.

Die **Yuan-Punkte**, die auf den Yang-Leitbahnen einen eigenen Punkt haben, haben als wichtige Funktion, Yuan Qi zu mobilisieren, zu dem sie einen direkten Zugang haben. Tonisierend genadelt bringen sie klares Yang zum Kopf. Ihre Sedierung kann zu stark aufsteigendes Yang regulieren.

Über die Yuan-Luo-Verbindung sind sie mit ihrer Partnerleitbahn und damit mit ihrem Yin-Aspekt verbunden.

Die **Jīng-Flusspunkte** gehören bei allen Yang-Leitbahnen dem Feuerelement an und haben tonisierend genadelt, die Aufgabe das Feuer und damit das Yang zu stärken. Umgekehrt werden sie bei zu viel Hitze sediert.

Alle **Eintrittspunkte**, die den Himmelsfensterpunkten entsprechen, erfüllen eine sehr aktive Funktion, indem sie ständig Yin und Yang zwischen Kopf und Körper regulieren.

Vier der sechs Eintrittspunkte sind zusätzlich Vereinigungspunkte der Sondermeridiane und haben dadurch auch eine Verbindung zu ihren gepaarten Yin-Leitbahnen.

So können sie einerseits Yang mobilisieren und andererseits überschüssiges Yang im Yin ankern.

Es liegt nahe, anzunehmen, dass die Sequenz der Stationen über Brunnen-, Yuan- und Flusspunkte eine fortschreitende Dynamik beschreibt, die sich auf die Eintrittspunkte hin kumuliert.

Für die Praxis ist es durchaus interessant, bei der Anwendung von Himmelsfensterpunkten bei Bedarf zusätzlich Punkte aus dieser Sequenz einzusetzen, insbesondere, wenn eine starke Dynamik erforderlich ist, um Blockaden zu lösen, seien sie physischer oder psychischer Genese.

Außerdem heißt es im Zhēnjiǔ Jiǎyǐ Jīng, in dem die Abfolge der Wurzel- und Anbindungspunkte ebenfalls beschrieben wird:

*„Die oben beschriebenen (Punktereihen) sind die sogenannten „Wurzeln" (ben) der 12 Meridiane. Diese sollten behandelt werden, wenn die Netzwerk-Gefäße in Fülle sind."*[22]

### 6.3 Die fünf „großen Punkte"

Im Zhēnjiǔ Jiǎyǐ Jīng. Kap. XII.7[23] werden folgende Punkte als die „5 großen Punkte" oder „die großen Punkte der fünf Organe" mehrfach benannt:

- Magen 9
- Dickdarm 18
- Dreierwärmer 16
- Blase 10
- Lunge 3

Es handelt sich hier um die im Ling Shu Kapitel 21 genannten 5 Himmelsfensterpunkte, die im Kapitel 2 des Ling Shu auf insgesamt zehn Punkte vervollständigt werden.

Dem „Quintett" im Jia Yi Jing haftet eine besondere „Aura" an. Große Punkte sind zu vielem fähig. Dass sie Große Punkte genannt werden, liegt sicherlich auch daran, dass die vier auf den Yang-Meridianen am Hals gelegenen Punkte (Magen 9, Dickdarm 18, Dreierwärmer 16 und Blase 10) sowohl Vereinigungspunkte der Sondermeridiane als auch Anbindungspunkt sind. Damit haben sie eine klare Aufgabe Yin und Yang zu verbinden. Welche Auswirkungen dies auf die Behandlungen hat, wird in den jeweiligen Kapiteln besprochen.

## 7. Hals, Kehle und Nacken

Acht der zehn Himmelsfensterpunkte liegen am Hals.

Hals und Kehle bilden eine sehr feine und fragile Körperstruktur. Auf engstem Raum liegen hier alle wichtigen Lebensfunktionen sehr nahe beieinander.

Es ist offensichtlich, dass die Halsregion von absolut lebenswichtiger Bedeutung ist. Hier laufen unsere zentralen Lebensadern zusammen und stellen die Verbindung zwischen Kopf und Körper her. Kehle und Hals bilden einen Ort konzentrierter Kräfte, wo alles auf ein kleineres Maß hin kanalisiert ist, wie bei einem Flaschenhals oder dem Übertritt von einem See in einen schmaleren Fluss, wobei sich die Macht und Kraft des Sees in den schmaleren Flusslauf hinein kumuliert.

[22] *The systematic classic of Acupuncture & Moxibustion by Huang-fu Mi (Jia Yi Jing). S. 61-62*

[23] *The systematic classic of Acupuncture & Moxibustion by Huang-fu Mi (Jia Yi Jing) XII.7*
*„When there is sudden counterflow of pure heat in the interior, the liver and the lung are persecuted, and blood spills into the nose and mouth. Take the celestial storehouse (Tian Fu, Lunge 3) which is one of the quintet (wu bu) of grand points of the stomach. In regards to this quintet the Ling Shu states, „for yang counterflow headache and fullness in the chest with inability to catch one's breath, take Man's Prognosis (Ren Ying, St 9). This is the quintet of the five grand points of the stomach." S. 424*

Im Hals laufen die Prozesse schneller ab. So ist z. B. die Zerkleinerung der Nahrung ein schneller Vorgang, während im Bauch langsam verdaut wird.

Die Schilddrüse reguliert das Gleichgewicht zwischen Yin und Yang, damit es nicht zu einer Über- bzw. Unterfunktion kommt.

Sie wirkt auf die Geschwindigkeit des Pulses und des Metabolismus. Hier wird entschieden, wie viel „Feuer" die „Erde" antreibt. Sie hat auch einen Anteil bei der Regulierung des Blutdruckes. Wir werden sehen, dass dem Punkt Magen 9, der über der Schilddrüse liegt, ganz ähnliche Funktionen zugeschrieben werden.

In ihrem Artikel: "Die Schilddrüse – Vermittlerin zwischen Himmel und Erde, Kopf und Bauch" schreibt Birte Hinz:

*„Die Schilddrüse ist ein besonderes Organ. Sie befindet sich zwischen Kopf und Rumpf im Hals und dient der Kommunikation zwischen geistigem Wollen und Verstand einerseits und den körperlichen und seelischen Bedürfnissen andererseits. Sie wärmt und aktiviert die Organe, das Qi und den Stoffwechsel. Sie treibt an, beeinflusst die Fruchtbarkeit, öffnet die Poren und vieles mehr. Als Hormondrüse reagiert sie sensibel auf alle seelischen, mentalen und geistigen Einflüsse."*[24]

Sie führt weiter aus, dass in einer Zeit wie unsere, in der eine starke Dominanz des Yang, also der Aktivität, herrscht, wir ständig angetrieben sind. Dies erleben Frauen noch mehr als Männer, vielleicht weil sie sensibler auf die andauernden Anforderungen reagieren und hormongesteuerter sind. Die Schilddrüse muss sich abmühen, um diese Überforderung zu kompensieren und läuft auf Dauer heiß, wobei es zu einer Überfunktion kommt. Die Hitze kann dann wiederum Schilddrüsengewebe zerstören. Typisch für dieses Erscheinungsbild ist die Hashimoto-Erkrankung, eine Autoimmunerkrankung bei der zunächst eine Entzündung und eine vorübergehende Überfunktion vorliegt, dann aber bedingt durch die Zerstörung des Gewebes weniger Schilddrüsenhormon produziert wird und es dann zu einer chronischen Unterfunktion der Hypothyreose kommt.

Bei Jodmangel ist die Funktion der Schilddrüse gestört und kann sich in einer Vergrößerung ihres Gewebes, einem sogenannten „Struma" oder „Kropf", zeigen. In der chinesischen Medizin entspricht dies einer nicht ausreichend durch die Milz transformierten Ansammlung von Schleim. Diese Erkrankung war auch im alten China schon bekannt und die meisten Himmelsfensterpunkte am Hals haben auch diese Indikation.

Über Trachea und Ösophagus sind Luft (dà qì) und Nahrung (gŭ qì) sehr eng beieinandergelegen.

Hier trifft sich das Qi des Himmels mit dem Qi der Erde auf engem Raum. Das unsichtbare, feinstoffliche Atmungs-Qi fließt direkt neben dem sichtbaren, groben Nahrungs-Qi.

Im Rachen der Pharynx können sich Stagnationen meist psychischer Art manifestieren. Vor allem das sogenannte Pflaumenkern-Gefühl (méihéqì 梅核氣), zeigt sich hier der „Kloß im Hals", der z. B. entsteht, wenn eine durch Wut gestaute Leber die Lunge angreift.

Die Stimmbänder bilden eine wichtige Voraussetzung für unsere Sprachfähigkeit. Ihre Funktionsfähigkeit an sich wird durch die Nierenessenz (jīng) gewährleistet. Der innere Ast der Nierenleitbahn verläuft durch die Kehle und endet am Zungengrund. Bei Schock und Angst, die „an die Nieren geht", kann es zum Versagen der Stimme kom-

[24] *Hinz, Birte, 2017, Lachesis, Fachzeitschrift des Berufsverbandes für Heilpraktikerinnen, Nr. 47, S. 74-80*

men. Der Punkt Niere 1, Sprudelnde Quelle, yǒng quán (湧泉) in Kombination mit Ren Mai 22, Himmlischer Kamin, tiān tū (天突) ist hier der Punkt der Wahl.[25]

Die Kraft beziehungsweise das Volumen der Stimme ist wiederum von der Kraft des Lungen-Qi abhängig. Weiterhin ist es die Aufgabe der Lunge, die über den Ren Mai in Verbindung mit der Niere steht, die nötige Befeuchtung für die Kehle zur Verfügung zu stellen, die über die Punkte Himmlischer Kamin, Ren Mai 22 tiān tū (天突) und Quelle am Bergkamm Ren Mai 23 lián quán (廉泉) dorthin gelangt.

Der Klang der Stimme aber sitzt in den Stimmbändern. Hier kommen die Elemente in Vibration. Die Stimmbänder resonieren mit unserer Stimmung. Je nachdem, wie wir emotional „geladen" sind, klingt sie zornig, freudig, monoton leidend beziehungsweise singend, weinerlich oder stöhnend, entsprechend den Emotionen der 5 Elemente Holz, Feuer, Erde, Metall und Wasser.

Emotionen kann man in diesem Zusammenhang wie energetische Ladungen sehen. Je größer die Ladung, umso stärker ist die Bewegung nach oben. Große Freude veranlasst eine heftige unwillkürliche Aufwärtsbewegung und äußert sich im spontanen Lachen. Die „Wut im Bauch" schießt unkontrollierbar nach oben und bricht als Schrei heraus.

Bei den Elementen des Yin zugeordneten Emotionen von Sorge, Trauer und Angst braucht ein solcher Ausbruch in der Regel länger, kann dann aber ein wichtiges emotionales Ventil darstellen. Alle diese Emotionen bringen die Stimmbänder in ihre entsprechende Schwingung.

Die Stimme des Menschen ist Ausdruck seiner seelischen Verfassung. Über den stimmlichen Klang eines Menschen erfahren wir viel über seine Gefühlslage und auch über ihn selbst und seine Geschichte.

In der Kehle verlaufen zwei lebenswichtige Blutgefäße: die Arteria Carotis (oder Halsschlagader) und die Vena Jugularis (oder Drosselvene), die in drei Halsvenen unterteilt ist.

Die Arteria carotis versorgt vor allem das Gehirn, aber auch das Auge mit frischem Blut. Interessanterweise findet sich genau an der Stelle, wo der Akupunkturpunkt Magen 9 liegt, der Karotis-Sinus, eine Kontroll- und Schaltstelle, die die Blutzufuhr zum Kopf reguliert. Ist die Halsschlagader verkalkt, wird ein vermeintlich hoher Blutdruck „gemeldet" und schon ein geringer Druck auf diese Stelle kann zu einem starken Blutdruckabfall führen. Dies nennt man das Karotis-Sinus-Syndrom. Wie wir bei der Beschreibung des Punktes Magen 9 sehen werden, hat dieser Punkt u. a. auch die Funktion aufsteigendes Yang aus dem Kopf abzuleiten und damit den Blutdruck zu senken.[26]

Auf der Arteria Carotis befindet sich eine wichtige Pulsstelle der klassischen chinesischen Medizin des Altertums.[27]

Die Vena jugularis ist eine mehrfach verzweigte große Vene, die sauerstoffarmes venöses Blut aus dem Kopfbereich aufnimmt und zurück zum Herzen bringt.

Sie verläuft zum großen Teil seitlich am Hals entlang. Sie führt große Mengen von Blut und gilt durch ihre teilweise sehr oberflächliche Lage als sehr verwundbar. Lateinisch bedeutet jugulare „die Kehle aufschlitzen" oder „abschlachten". Eine Verletzung kann fatal sein und zum Verbluten führen. Eine Verengung führt zu Sauerstoffmangel; daher wohl auch die Übersetzung „Drosselvene".

[25] *Eine wichtige Indikation von Niere 1 ist plötzliche Sprachlosigkeit*

[26] *s. Kap. Magen 9, Bedeutung der Lage*

[27] *s. Kap.2*

Die Akupunktur der Himmelsfensterpunkte an der Kehle, insbesondere des Punktes Magen 9, sorgt für einen freien Blutfluss zwischen Kopf und Körper und wirkt auf beide genannten großen Blutgefäße.

Lymphknoten sind ein wichtiger Bestandteil des Abwehrsystems des Organismus. Die Halslymphknoten befinden sich seitlich am Hals, nahe der Verläufe der Magen-, Dickdarm- und Dreierwärmerleitbahnen sowie im Nackenbereich. Ihre Aktivität erhöht sich bei einer akuten Infektion, z. B. auch bei einer Erkältung, wobei es zu einer sichtbaren Schwellung kommen kann. Interessanterweise zeigen sich solche geschwollenen Lymphknoten bei einem „Angriff von Kälte" (der chinesische Begriff für Erkältung) vor allem im seitlichen Halsbereich.

Dieser Bereich entspricht der Abwehrschicht des Shao Yang (bestehend aus Dreierwärmer und Gallenblase). Der Akupunkturpunkt Dreierwärmer 16 tiān yǒu (Himmelsfenster) ist hier der Punkt der Wahl; ein idealer Punkt, um das Wei-Qi (Abwehr-Qi) zu stärken und die eingedrungene Wind-Kälte, wenn sie bereits in Wind-Hitze umgewandelt ist, abzuwehren.

Zu dem Lymphdrüsengewebe zählen auch die Tonsillen (Mandeln), die einen wichtigen Teil des Abwehrsystems darstellen, indem sie vor dem Eindringen von Bakterien in Rachenraum und Nase schützen.

Die Muskulatur des Halses ist sehr ausgeprägt. Sie umfasst die seitlichen Muskeln und die Nackenmuskulatur. Der M. sternocleidomastoideus ist für die Beweglichkeit des Halses verantwortlich; der M. trapezius hat die Aufgabe, unterstützt durch den M. Latissimus dorsi und M. Erector spinae, unseren Kopf zu tragen. Die Himmelsfensterpunkte Du Mai 16 und Blase 10 bilden ein (Kraft-)Dreieck am Hinterkopf und unterstützen diese Funktion.

Ob ein Mensch erhobenen Hauptes geht oder den Kopf hängen lässt, zeigt sich in seiner Körpersprache. Insbesondere bei ängstlichen Menschen können wir oft beobachten, dass der Kopf sich nach unten neigt. Hier sollte man an den Himmelsfensterpunkt *Säule des Himmels, Blase 10, tiān zhù (天柱)* denken. Schon im Namen ist begründet, dass dieser Punkt wieder innere aufrichtende Kraft vermitteln kann.

Die Situation eines steifen Halses und Nackens mit eingeschränkter Drehbewegung wird unter anderem durch eindringende Wind-Kälte verursacht. Wir bekommen einen „Zug". Der Himmelsfensterpunkt *Du Mai 16 fēng fŭ (Palast des Windes)* kann hier Abhilfe schaffen. Zusammen mit dem Punkt Ren Mai 24 chéng jiāng (beide Nadeln werden gleichzeitig dreimal stimuliert, während der Patient den Kopf dreht) kann eine solche Blockade gelöst werden. Du Mai 16 leitet gleichzeitig noch den eingedrungenen Wind aus.

Eine Verkrampfung der Hals- und Nackenmuskulatur kann auch durch emotionalen Stress entstehen. An dieser Stelle sei auf das Kapitel „Die Kehle und die Emotionen" verwiesen.

Der paarige Nervus Vagus ist der größte Nerv des Parasympathikus und an der Regulation der Tätigkeit fast aller inneren Organe beteiligt. Er hat ein großes Verbreitungsgebiet. Der Name „Vagus" leitet sich von dem lateinischen „vagari", umherschweifen, ab. Am Hals begleitet er die arteria carotis und die vena jugularis. Er ist direkt mit dem Gehirn verbunden.

Auch die Faszien haben eine wichtige Funktion, indem sie großflächige Verbindungen zwischen den Körperregionen eingehen, die von der Oberfläche in die Tiefe reichen.

Bernd Michel bezeichnet dieses Netz als „Bindegewebe" im übertragenen Sinn, durch das erklärt werden kann, wie sich Gefühle in Muskel- und Organstrukturen festsetzen können. Dies könnte auch die ganzheitliche

Wirkung der Akupunktur bedingen. Forschungen haben gezeigt, dass etwa 80 % der Akupunkturpunkte auf faszialen Septen liegen, die eine Art Trenn- oder Scheidewand zwischen zwei Gewebepartien darstellen und dass das Nadeln der Punkte Einfluss auf die umgebenden Faszien hat.

> *„Faszien sind feine, aus Bindegewebe bestehende Häute und Fasern, die sich zwischen und um einzelnen Muskelgruppen und sogar Muskelfasern, Nerven und auch Organen befinden. Jeder Muskel, jedes Organ, jeder Nerv wird von diesem Netzwerk umhüllt und verbunden. So bilden sie ein Spannungsnetzwerk im ganzen Körper."*[28]

Die Halsfaszien werden in eine oberflächliche, mittlere und tiefe Halsfaszie unterteilt.

Dabei ist die mittlere Halsfaszie (Fascia cervicalis media) für die Diskussion der Himmelsfensterpunkte von besonderer Bedeutung.

Sie befindet sich im vorderen seitlichen Abschnitt des Halses und ist mit den beiden anderen Halsfaszien verbunden. Sie umhüllt die tiefen Muskelstrukturen anterolateral, insbesondere den Musculus sternocleidomastoideus. Vorne am Hals reicht sie bis ans untere Ende des Kehlkopfs. Unter anderem umgibt sie die Halsschlagader, die Drosselvene und den Nervus vagus. Außerdem ist sie an der Schilddrüsenfaszie mitbeteiligt.[29]

Über ihre Verbindung mit der Brustfaszie (Fascia endothoracica) hat sie einen direkten Einfluss auf den Thorax und damit auf Perikard, Zwerchfell und Pleura.[30]

Hieraus ließe sich generell erklären, warum die Himmelsfensterpunkte der vorderen Halsregion, Ren Mai 22, Magen 9 und Dickdarm 18, auf die Brustregion wirken. Dieser Ansatz bietet auch ein mögliches Erklärungsmodell für die weitreichende Wirkkraft der Akupunkturpunkte, die sich im Falle der Himmelsfensterpunkte vom Hals aus auf den gesamten Körper ausdehnen kann.

Vivian Shaw schreibt in ihrem Artikel "Meridians under the skin":

> *„Die Faszien des Körpers ähneln in ihrem Erscheinungsbild der Seide. Sie durchdringen den Körper und umhüllen jegliche Struktur, wodurch sie diese Teile des Körpers dadurch trennen und verbinden. Die offensichtliche Frage stellt sich, ob das Schriftzeichen für Seide deshalb gewählt wurde, weil die Autoren des Huangdi Neijing dies während der Obduktionen beobachtet haben? Wenn diese Hypothese richtig ist, dann können die ursprünglich benutzten chinesischen Schriftzeichen für das Meridian-Netzwerk im wahrsten Sinne die Natur des physischen Substrates von Akupunktur beschreiben das Seiden-ähnliche Faszien-Gewebe des Körpers."*[31]

In dem genannten Artikel erklärt sie ausführlich den Zusammenhang, den sie zwischen den für das Meridiansystem gewählten Schriftzeichen für das Meridiannetzwerk Jing Luo (經絡), die beide das Radikal für Seide, sī 糸 enthalten und dem Faszien Gewebe sieht. Auch dieses präsentiert sich wie Knäuel aus Seide. Sie selbst hat über 12 Jahre lang Obduktionen vorgenommen und dabei den Verlauf der Meridiane anhand

[28] *Auf seiner Web Seite https://www.michel-tcm.de/faszientherapie-muenchen stellt der Heilpraktiker Bernd Michel (Mitglied der AG-TCM) die Entwicklung der Forschung der Wirkung von Akupunkturpunkten auf die Faszien und ihre Anbindungsbereiche dar.*

[29] *Paoletti, Serge, Faszien, S. 53*

[30] *Paoletti, Serge, 2001, Faszien – Anatomie Strukturen Techniken Spezielle Osteopathie, S. 57*

[31] *Shaw, Vivien, Aland, C., "Meridians under the skin" Journal of the Acupuncture Association of Chartered Physiotherapists, Spring 2013, 75-81, S. 1*

der Faszien bestimmen können und dies in ihrer Doktorarbeit veröffentlicht. In ihrem Buch "The Anatomy of Acupuncture – rediscovering the anatomical basis of acupuncture meridians and points" erhält man einen Eindruck über ihre Forschungen anhand der Mawangdui Texte (ca. 168 v. Chr.) und dem Huangdi Neijing (Han Epoche). Sie geht davon aus, dass in der Han Zeit (2. Jahrh. v. - 2. Jahrh. n. Chr.) ca. 300 Jahre lang an toten Körpern geforscht wurde und auf diese Weise auch die Akupunkturpunkte gefunden wurden.[32]

**Fazit:**

In Hals und Nacken konzentrieren sich auf engstem Raum lebenswichtige Strukturen, die auf unseren gesamten Organismus Einfluss haben. Dies erklärt auch die besondere Bedeutung, die den Himmelsfensterpunkten zukommt, da sie bedingt durch ihre Lage und Funktionen all diese Strukturen beeinflussen können.

## 8. Die Kehle und die Emotionen der Fünf Elemente

Oft bleiben uns die Emotionen im wahrsten Sinne des Wortes im Hals stecken. Dies äußert sich entsprechend dem Element unterschiedlich:

### HOLZ

Insbesondere die Emotion Wut kommt einem bei dieser Assoziation in den Sinn. „Einen Hals haben“ ist ein Synonym für sich richtig ärgern. Wenn die „Wut im Bauch“ „kocht“ und nach oben steigt, entspricht dies in der chinesischen Medizin dem aufsteigenden Leber-Yang. Der innere Ast des Lebermeridians steigt tatsächlich die Kehle hinauf, um dann weiter bis zu den Augen und schlussendlich zu dem Punkt Hundert Verbindungen, Du Mai 20 bái huì 百會, am Vertex des Kopfes aufzusteigen.

Wut ist eine kraftvolle, aufsteigende Bewegung des Qi, die sich nach oben ihre Bahn bricht, um dann über einen Schrei oder eine brüllende Stimme zum Ausbruch zu kommen. Bei Cholerikern können dann auch mal die Augen durch den immensen Druck im Meridian hervortreten und tötende Blicke verschießen. Der Versuch, „die Wut hinunter zu schlucken“, gelingt auf Dauer nicht. Chronisch Trauer (abgewürgte) Wut bleibt so im Hals stecken und manifestiert sich als „Kloß“ oder „Frosch“ im Hals. Aus Sicht der chinesischen Medizin stellt ein solcher „Kloß“ eine „klassische“ Leber-Qi-Stagnation dar. Diese verursacht ein deutlich spürbares Stauungsgefühl, dem aber keine konkrete organische Manifestation zugrunde liegt. Hier ist pure Energie gestaut.

### FEUER

Brust und Kopf werden dem Himmel und dem Yang zugeordnet. Bei entfachtem Feuer kann man regelrecht die Errötung den Hals bis hin zu Kopf und Ohren hinaufwandern sehen. Das Feuerelement kann sich zum

[32] *Shaw, Vivien "The Anatomy of Acupuncture – rediscovering the anatomical basis of acupuncture meridians and points" A thesis submitted to Bangor University by Vivien Shaw in candidature for the degree of Doctor of Philosophy School of Natural Sciences Bangor University August 2020, S. 2*

Leidwesen der „Feuertypen“ am wenigsten verstecken. Unsere Gefühle zeigen sich allzu offensichtlich, auch wenn wir unser inneres Brennen vielleicht gerne verbergen würden.

Der Mensch ist anscheinend das einzige Lebewesen, das durch Scham errötet. Bereits Charles Darwin nannte dieses Phänomen „die eigentümlichste und menschlichste alles Ausdrucksformen.“[33]

Eher feurige Menschen neigen auch zu einem „Hals über Kopf“-Verhalten, d.h. sie werden eher von ihren Emotionen als von ihrem Denken gesteuert und reagieren unbedacht.

Andererseits können nicht ausgedrückte Gefühle auch einen Hitzestau im Kopf erzeugen. Diese übermäßige Yang-Energie kann als sehr unangenehm empfunden werden.

### ERDE

Menschen, deren Erdelement im Ungleichgewicht ist, leiden meiner Erfahrung nach eher an Heiserkeit und trockenem Hals. Hier vermischen sich die Elemente Erde und Metall. Heiserkeit und Trockenheit der Kehle werden eher der Lunge zugerechnet.

Dies kann aber, gerade bei chronisch kranken Menschen, durchaus der Ausdruck einer schwachen Erde sein, die das Metall, also die Lunge, nicht nähren und befeuchten kann.

Ein wichtiges emotionales Thema des Erdelements ist eine inadäquate und oft nicht stillbare Bedürftigkeit. In der westlichen Psychologie entspricht dies dem oralen Charakter, der eine frühkindliche psychische Störung im Zusammenhang mit einer emotional unbefriedigenden Nahrungsaufnahme beschreibt. Es bleibt oft ein Leben lang das Gefühl, nicht genug zu bekommen, und dieses Gefühl ist nicht nur auf die Nahrung bezogen.

Diese Patientinnen und Patienten sind ständig auf der Suche nach der „wahren“ Mutter, die nur noch für sie sorgt und da ist und übertragen diesen Wunsch auch auf ihre Behandler.

In der indischen Energielehre ist der Hals der Sitz des fünften Chakras, das etwa von Ren Mai 22 bis Du Mai 14 reicht, dem Element Äther (Luft) entspricht, und durch 16 türkisfarbene Lotusblütenblätter dargestellt wird. Traditionellerweise wird dem fünften Chakra die Kraft zum Selbstausdruck zugeschrieben, der aus dem Herzen kommt.

Ist diese Region blockiert, ist ein Mensch schwer in der Lage, seine Emotionen, seine Ideen und insbesondere seine Bedürfnisse auszudrücken. Diesen Patientinnen und Patienten fällt es schwer, über ihre Gefühle zu reden und sie finden oft Erleichterung in einer Gesprächspsychotherapie. Sie müssen lernen, ihrer Stimme wieder zu vertrauen. Auch Summen oder Singen, beides Ausdruck des Erdelementes, können hier hilfreich sein.

Eine solche Blockade der Kehle und der Stimme kann sich auch noch auf eine andere Weise körperlich äußern. Viele Patienten klagen über ein Fremdkörpergefühl in der Kehle, das in der Regel einseitig empfunden wird. Sie spüren etwas anscheinend Gegenständliches, das sie hinunterschlucken möchten, aber nicht können und das in der Regel nicht wirklich substanziell ist.

### METALL

Ebenso wie Wut, kann auch Trauer in der Kehle stecken bleiben. Zudem hat jede heftig empfundene und ausgedrückte Emotion auch einen Anteil an aufsteigender Leberenergie, die mit jeglichem Gefühlsausbruch einhergeht.

Auch Trauer ist eine Emotion, die häufig unterdrückt und blockiert wird. Das Gefühl in der Kehle wird dann als ein Abgeschnürt-Sein beschrieben. Schreien, Weinen, Heulen, Jammern und Schluchzen ist in unserer Ge-

[33] *Bregman, Rutger, Im Grunde gut, eine neue Geschichte der Menschheit, Rowohlt, 2020, S. 76*

sellschaft nur bedingt akzeptiert und wird sicherlich nicht gefördert. Viele Menschen fühlen sich auch unfähig zu trauern. Sie fühlen sich abgeschnitten von ihren Gefühlen, eine Empfindung, welche ja auch typisch für das Metallelement ist. Dieser Zustand schafft subjektiv einen großen Leidensdruck. Viele Patientinnen und Patienten, die vielleicht nach außen hin eher zynisch und hart wirken, würden sich nichts sehnlicher wünschen, als endlich weinen zu können. Weinen kann eine große Befreiung der Seele sein und sehr viel Erleichterung bringen. Man kann wieder frei atmen und die Brust kann sich wieder hin zur Lebensfreude öffnen.

Die Emotionen von Holz- und Metallelement, Wut und Trauer, haben gemeinsam, dass sie starke, zum Ausdruck drängende Gefühlsregungen sind, welche häufig unterdrückt werden und ein Kloßgefühl erzeugen. Oft vermischen sich diese Emotionen auch, sodass es schwer ist, zu unterscheiden, ob jemand wütend oder traurig oder beides gleichzeitig ist. Diese Vermischung der beiden Emotionen passiert oft nach einer Erfahrung des Verlassen-Werdens durch Trennung oder Scheidung oder nach dem Tod eines nahestehenden Menschen. Interessanterweise hat der Akupunkturpunkt Lunge 11, der Holzpunkt auf dem Lungenmeridian unter anderem die Indikation „globulus hystericus“ (Kloßgefühl im Hals).

### WASSER

Das Wort Angst leitet sich aus dem lateinischen angustus (eng, schmal) ab. Dies bezieht sich vor allem auf ein Engegefühl in der Brust. Die Empfindung von Angst und Panik schnürt einem gleichzeitig die Kehle zu. Bei Angst versagt uns die Stimme.

Ren Mai 22 hat als alternativen Namen Himmlischer Alarm, tiān qu, oder Himmlisches Erschrecken. Wenn man in Panik gerät, schlägt einem das Herz bis zum Hals. Ren Mai 22 hat die Eigenschaft sowohl die Brust zu öffnen als auch die Kehle zu befreien und kann hier bei einer chronischen Angststörung eingesetzt werden. Wenn wir wieder freier

Atmen können, löst sich auch eine panische Schreckreaktion auf. Die Angst kann einem auch im Nacken sitzen. Hier können wir den Rücken über den Punkt Blase 10 stärken.

## 9. Nadeltechnik

Angesichts der sensiblen Lage der Himmelsfensterpunkte, insbesondere am Hals, ist die Einstichtiefe ein sehr wichtiger Aspekt bei der Akupunkturnadelung.

Daher sollten die Himmelsfensterpunkte grundsätzlich nur oberflächlich genadelt werden.

Oberflächliche Nadelung bedeutet maximal 2-3 fen tief zu stechen.

1 fen entspricht dem Zehntel eines cun. 1 cun ist bei jedem Menschen entsprechend seiner Größe und der Größe der entsprechenden Körperteile verschieden. So ist z. B. der Unterarm, gemessen vom Handgelenk bis zur Ellenbeuge, in 12 cun eingeteilt und individuell verschieden lang. Grob geschätzt entspricht ein fen im Allgemeinen ca. 1 mm.

Die Himmelsfensterpunkte sollten somit nur 1-3 mm tief gestochen werden.

Im Jia Yi Jing finden wir bereits genaue Anweisungen, ob ein Punkt mit Moxa und mit wie vielen Moxakegeln behandelt werden kann und wie tief er gestochen werden sollte.

Bei Magen 9 wird auch hier eine besondere Warnung ausgesprochen:

*„Prognose des Menschen" (nach der englischen Übersetzung) (Ren Ying, Ma 9), auch bekannt als fünffacher himmlischer Zusammenfluss, liegt auf dem hauptsächlichen pulsierenden Gefäß am Hals, das auf beiden Seiten des Adamapfels getastet werden kann. Es spiegelt das Qi der Fünf Cang-Organe und gehört dem Qi des Fuß-Yang-Ming an. Moxibustion ist verboten. Er wird aber 4 fen tief genadelt. (Eine zu tiefe Nadelung kann tödlich sein.)"*[34]

So besteht eine reelle Gefahr, wenn man zu tief nadelt, vor allem, wenn man sehr dicke Nadeln verwendet.

Meiner Erfahrung nach gibt es eine Korrelation zwischen Nadelstichtiefe und Behandlungstiefe. Je dicker die Nadel ist und je tiefer sie gesetzt wird, umso grober die Ebene der Behandlung.

Bei einer oberflächlichen Nadelung entsteht auch nicht die Frage nach dem Einstichwinkel. Man sticht möglichst oberflächlich, bis man ein dé qì (得氣) erzeugt, was soviel bedeutet, wie das Ankommen des Qi in Form von einem strömenden Gefühl oder einem Gefühl von Schwere.

Je oberflächlicher die Nadelung ist, um so mehr befindet sich das dort angetroffene Qi in einer eher geistigen als physischen Sphäre. Die oberflächliche Schicht des Menschen bis hin zu dem, was wir als Aura kennen, befindet sich im engeren Kontakt mit dem kosmischen Qi und ist von wesentlich feinstofflicherer Natur. Bleiben wir in diesem Bereich, behandeln wir auf einer emotionalen und geistigen Ebene. Statt eines Schmerzes empfindet die behandelte Person idealerweise Leichtigkeit und Licht und kann sich der Durchströmung hingeben. Die Akupunktur wird zur Kunst statt zum bloßen Handwerk.

Man kann diese Nadelung mit der „Stimmung" eines Instruments vergleichen, die es wieder harmonische Klänge hervorbringen lässt.

Auf die Himmelsfensterpunkte bezogen befinden wir uns hier in einem sehr feinstofflichen und sensiblen Bereich. Die Absicht, nur sehr oberflächlich zu nadeln, vermittle ich auch meinen Patienten, was deren Vertrauen in die Nadelung an diesen doch eher prekären Stellen verstärkt. Die Nadeln sitzen oft so oberflächlich, dass sie bei zu viel Bewegung des Patienten, z. B. beim Sprechen, von alleine herausfallen.

Trotzdem ist es wichtig, dass ein klares „dé qì" empfunden wird.

Meiner Erfahrung nach erzeugt die bereits beschriebene erhöhte Dynamik der Region von Kehle und Nacken auch eine verstärkte Dynamik der Nadelwirkung. Sowohl in meiner Praxis als auch während der praktischen Umsetzung in meinem Unterricht habe ich sehr oft erlebt, dass die Punkte sofort eine durchschlagende Wirkung erzielt haben. Dies ist vergleichbar mit der Wirkung der Brunnenpunkte, die ja auch sehr oberflächlich liegen und in der Regel sofort einen starken Effekt erzeugen.

Allerdings ist der Effekt bei den Himmelsfensterpunkten fast immer mit einem Gespür der Verbindung zwischen Kopf und Körper verbunden und einem ausstrahlenden Gefühl bis zu den Extremitäten. Ähnliche Effekte kenne ich auch von der Schädelakupunktur, wo es auch eine ausstrahlende Empfindung bis hin zu den angesprochenen Arealen gibt.

**Fazit:**

Bei der Nadelung der Himmelsfensterpunkte ist generell Vorsicht geboten. Eine oberflächliche Nadelung von 1-3 fen ist zu empfehlen und hat gleichzeitig den Vorteil, dass sie auf einer tiefen emotionalen und/oder geistigen Ebene wirkt.

[34] *The systematic classic of Acupuncture & Moxibustion by Huang-fu Mi, A Translation of the Jia Yi Jing by Yang Shou-Zhong and Charles Chace, S. 160*

# EINFÜHRUNG IN DIE BEHANDLUNG NACH FÜNF ELEMENTEN

## 1. Die Fünf Elemente (wǔ xíng 五行) im chinesischen Denken

Laut Elisabeth Rochat de la Vallée gab es das Konzept der Fünf Elemente bereits in den frühesten Anfängen des philosophischen Denkens in China:

*„Das Konzept einer Organisation durch die Zahl Fünf existiert seit alters her. Bereits in der Shang-Dynastie (1576-1046 v. Chr.) können wir dies in den frühen Orakel-Inschriften hauptsächlich als Anordnung von Vier um ein Zentrum finden. "*[35]

In der kosmologischen Anordnung der Fünf Elemente werden die vier Elemente Holz, Feuer, Metall und Wasser entsprechend der vier Himmelsrichtungen, Tages- und Nacht-Zeiten, Jahreszeiten um das fünfte Element die Erde als Zentrum gruppiert. Man stelle sich hier die 5 Augen eines Würfels vor!

Diese geozentrische Weltsicht sieht den Menschen in seinem irdischen Leben im Mittelpunkt des Kosmos. So wird denn auch das Element Erde selbst mit der Zahl 5 gekennzeichnet, als Ausdruck dafür, dass sich alle Phänomene zwischen Himmel und Erde, also in unserem erfahrbaren Leben, über die Fünf Elemente beschreiben und verstehen lassen. Das Schriftzeichen für die Zahl 5 五 zeigt eine Kreuzung zwischen Himmel und Erde, wobei der Himmel durch den oberen Strich und die Erde durch den unteren Strich symbolisiert ist.

Der Mensch ist Teil dieser kosmischen Ordnung und ihr mikrokosmisches Abbild, indem er die Fünf Elemente in sich verkörpert.

Schon sehr früh gab es ein Konzept von zyklischen Abläufen, das durch die Zahl 5 gekennzeichnet war und das duale Denken in den Kriterien von Yin und Yang ergänzte und erweiterte.

In der Frühlings- und Herbst- (Chunqiu) Periode (722-481 v. Chr.) waren die Fünf Elemente bereits fester Bestandteil des chinesischen Denkens.

Das „Chunqiu Zuo Zhuan", „die Frühlings- und Herbstannalen" aus dem 4. Jahrhundert v. Chr. ist ein wichtiges Dokument über diese Zeit. In 29 „Jahres"-Kapiteln stellt es quasi einen Kommentar des in dieser Zeit gesammelten Wissens dar. Im 27. Jahreskapitel heißt es:

*"Der Himmel (tian 天) produziert (sheng 生) die fünf grundlegenden rohen Materialien (wu cai 五材) (hier sind die Fünf Elemente gemeint). Ihre richtige Nutzung ist notwendig für das menschliche Leben. Wenn eines davon fehlen würde, wären die Menschen nicht in der Lage, zu überleben. "*

Eine erste ausführliche Darstellung der Fünf Elemente findet sich im Kapitel "Hong Fan", "Der große Plan" des "Shu Jing", des "Buchs der Dokumente" des 4.Jahrhunderts v. Chr.:

*„Zuerst die Fünf Elemente: Eins: Wasser. Zwei: Feuer. Drei: Holz. Vier: Metall. Fünf: Erde. Die Eigenschaften des Wassers sind das Sickern und Absteigen, die des Feuers das Brennen und sich erheben (yan*

[35] *Rochat de la Vallée, Elisabeth, 2009, WU Xing, The Five Elements in Chinese Classical Texts, S.2*

*shang). Das Holz biegt sich und wird gerade. Das Metall gehorcht der Hand des Handwerkers und nimmt verschiedene Formen an. Die Erde empfängt die Saat und gibt die Ernte."*

Hier handelt es sich um die kosmologische Anordnung der Fünf Elemente mit der Erde als Zentrum.

Zou Yan, der nach Paul U. Unschuld ca. 350-270 v. Chr. lebte, unternahm als Erster eine umfassende Gruppierung und Klassifizierung aller Dinge und Phänomene in fünf ihnen inhärente Qualitäten. Er legte damit den Grundstein für die Assoziationen, wie wir sie heute kennen.

Josef Needham widmet in seinem umfassenden Werk „Wissenschaft und Zivilisation in China" Zou Yan, den er als Begründer der Fünf-Elemente-Lehre sieht, ein ganzes Kapitel.

Darin schreibt er:

*„Die Theorie der Fünf Elemente lässt sich bis in die Zeit des Zou Yan zurückverfolgen. Zou Yan ist der eigentliche Begründer des chinesischen wissenschaftlichen Denkens. Wenn er auch nicht der ursprüngliche Erfinder dieser Theorie gewesen sein mag, so hat er ihre Ideen, die schon über ein Jahrhundert lang im Umlauf waren, doch zumindest systematisiert und stabilisiert. Einiges von Zou Yans Charakter und Ansehen mag man dem Buch Shi Chi (Historische Aufzeichnungen) aus dem 1. Jahrhundert vor Christus entnehmen:*

*„Er (Zou Yan) sah, dass die Herrscher immer zügelloser wurden und die Tugend nicht mehr zu schätzen wussten ... So vertiefte er sich in das Studium der Zu- und Abnahme von Yin und Yang ... Zuerst klassifizierte er die bedeutendsten Berge Chinas, seine großen Flüsse und Täler, seine Vögel und Tiere, die Fruchtbarkeit seiner Gewässer und Böden und seine seltenen Erzeugnisse."*[36]

Später in der Han-Dynastie (206 v. Chr. - 221 n. Chr.) werden dann die Fünf Elemente in ihrer kreisförmigen, zyklischen Anordnung beschrieben:

*„Der Himmel hat Fünf „Vermittler" (Elemente): erstens das Holz, zweitens das Feuer, drittens die Erde, viertens das Metall und fünftens das Wasser. Holz steht am Anfang dieses Zyklus, Wasser am Ende und Erde in der Mitte. So ist ihre natürliche Reihenfolge. Holz produziert Feuer, Feuer Erde, Erde Metall, Metall Wasser und Wasser Holz. So ist ihre Vater/Sohn(Fu Zi)- Beziehung."*[37]

Im Nanching[38] Nachfrage 18 ist bereits von der „Mutter-Kind-Beziehung" die Rede:

*„Dies sind also die Fünf Wandlungsphasen (wŭ xíng) der gegenseitigen Erzeugung und Pflege und ihre Mutter-Kind-Beziehungen (mŭ zi)."*

Spätestens ab dem 2. Jahrhundert v. Chr. wurden die Fünf Elemente zum Herzen der chinesischen Sichtweise vom Leben und zur Basis der chinesischen Kosmologie, in denen mannigfaltige Phänomene des Lebens und des Universums durch Assoziation und Korrelation eingeordnet werden konnten.

[36] *„Needham, Joseph, 1988, Wissenschaft und Zivilisation in China, Band 1, S.187 -188*

[37] *Dong Zhongzhu Chunqiu, Kap.42 - 179-104 v. Chr.*

[38] *Das Nan Ching, das „Buch der schwierigen Fragen" ist laut Paul U. Unschuld im ersten bis zweiten Jahrhundert nach Chr. datiert und ist grundlegend für die Fünf Elemente Theorie.*

Bis heute entsprechen die Fünf Elemente nicht einfach einer bestimmten „Schule“ oder Theorie, sondern einer besonderen Weltsicht.

Der mehr oder weniger bewusste Bezug zu den Fünf Elementen und den dazugehörigen Korrespondenzen ist bis in die Gegenwart hinein in China und im gesamten südostasiatischen Raum präsent. Er zeigt sich in der allgemeinen Lebensanschauung, durchdringt alle Bereiche des Lebens und des Alltags und manifestiert sich in der Ausdrucksweise und der Sprache der Menschen.

Ein gutes Beispiel ist der gehobene und eher poetische Begriff für „Ich“, 吾 wú.

Die Zahl 5 über einem Mund im Schriftzeichen könnte bedeuten, dass das „Ich“ des Menschen als eine Manifestation der 5 Elemente gedeutet wird.

## 2. Die Fünf Elemente (wǔ xíng 五行) in der chinesischen Medizin

Die Fünf Elemente stellen nicht nur ein allumfassendes Modell bereit, die Welt kosmisch, universal und kulturell zu beschreiben. Sie waren auch von Anfang an und sind bis heute ein wesentlicher Bestandteil der chinesischen Medizin, insbesondere der Akupunktur.

Im Altertum gab es in Bezug auf die Akupunkturbehandlung keine Trennung zwischen Yin und Yang einerseits und den Fünf Elementen andererseits. Unter dem Begriff yīn yáng wú xíng shuō“ 陰陽五行說 (Die Theorie von Yin und Yang und den Fünf Elementen) wurden sie vielmehr als eine einheitliche theoretische Grundlage der chinesischen Medizin gesehen.

Bereits seit den Anfängen der chinesischen Medizin haben beide Ansätze ohne Zwang zur Synthese nebeneinander existiert und werden bis heute in der Praxis oft miteinander kombiniert.

In der Praxis zeigt sich oft, dass die Auswahl von Akupunkturpunkten nach Kriterien der Fünf-Elemente-Theorie zu ähnlichen Punktentscheidungen führen kann wie nach TCM-Kriterien.

Insofern ist nichts gegen eine Vermischung von beiden Ansätzen in einzelnen Behandlungen einzuwenden, wenn es angebracht ist.

Beide Systeme verbinden den Begriff von Gesundheit mit dem Fließgleichgewicht und dem harmonischen Zusammenwirken von in ständiger Veränderung begriffenen energetischen Kräften.

Sie unterscheiden sich aber insofern, dass sich die traditionelle chinesische Medizin (TCM), wie sie heute gelehrt wird, eher mit dem Ausgleich der polaren Kräfte Yin und Yang und der Ausleitung von pathogenen Faktoren befasst, während in der Fünf-Elemente-Lehre das Denken in Zyklen von Vorrang ist.

Hier liegt die besondere Stärke der Akupunktur nach Fünf Elementen.

Im Grunde entspricht die Anordnung in Fünf Elemente dem zyklischen Verhalten von Yin und Yang, wie es in der Natur beobachtet werden kann. Diese Zyklen finden sich z. B. in den Jahres- und Tageszeiten wieder. So entspricht Holz als das aufteigende Yang dem Frühling und dem Morgen, Feuer als das höchste Yang dem Sommer und dem Mittag, Erde als ausgleichendes Element zwischen Yang und Yin dem Spätsommer und dem Nachmittag, Metall als das aufkommende Yin dem Herbst und Abend, Wasser als das tiefste Yin dem Winter und der Nacht.

Vorlieben und Abneigungen für bestimmte Jahres- oder Tageszeiten spielen bei der Diagnose eine Rolle und sagen etwas über die Person aus.

Auch die Lebensphasen von Kindheit (Holz), Jugend (Feuer), Mitte des Lebens (Erde), Alter (Metall) und Tod spielen in der Fünf-Elemente-Akupunktur eine Rolle. Hier können die Übergänge von einer in die nächste Lebensphase problematisch sein und dann zu Erkrankung führen. Dies kann z. B. beim Übergang von der Mitte des Lebens ins Alter vorkommen.

## 3. Fünf Elemente (wǔ xíng 五行) und Himmelsfensterpunkte in meinen Behandlungen

Das Modell der Fünf-Elemente eignet sich besonders gut dazu, den Prozess eines Menschen und seiner Erkrankung als Ausdruck oder Störung des ihres natürlichen Flusses zu betrachten, die sich über Sheng- und Ke-Zyklus in einem harmonischen Fließgleichgewicht befinden sollten.

Da ein großer Teil der Erkrankungen, die ich behandele, psychosomatischer Natur ist, eignet sich dieses System meiner Erfahrung nach am besten, um die Ursache von Erkrankung zu verstehen und letztlich eine prozessbegleitende Behandlung durchzuführen.

Ein Ungleichgewicht innerhalb des regelrechten Flusses der Elemente kann sich auf der körperlichen, mentalen, emotionalen und spirituellen Ebene manifestieren, die oft gleichzeitig betroffen sind.

Es ist mir von Anfang an in meiner Arbeit mit Patientinnen und Patienten ein Anliegen gewesen, diese in ihrem Prozess zur seelischen und körperlichen Gesundung zu begleiten, einem Prozess, der auch unabhängig von ihren Beschwerden und Krankheiten eine Veränderung bewirken kann und der sie befähigt, ein erfülltes Leben zu führen. Dabei bewirken die Behandlungen in der Regel gleichzeitig auch eine Verbesserung der Symptome, da das Eine nicht vom Anderen getrennt ist.

In der Fünf-Elemente-Akupunktur habe ich ein System gefunden, das Geist, Psyche und Körper auf eine Weise miteinander verbindet, der sehr tiefe Einsichten in die Natur des Menschen zugrunde liegt.

Zum Thema Himmelsfensterpunkte schreibt Jeremy Ross:

*„Sie (die Himmelsfensterpunkte) sind eine ideale Ergänzung zur Behandlung nach den Fünf Elementen, da beide Systeme auf Energieblockaden und auf chronische Probleme mit ausgeprägter psychischer Komponente ausgerichtet sind.“*[39]

In meinen Behandlungen nutze ich gerne die große Dynamik der Himmelsfensterpunkte bei Blockaden psychosomatischer Genese. Wenn es um den Ausgleich zwischen zwei Elementen geht, hilft ihre gute Vernetzung im Meridiansystem.

So macht es zum Beispiel bei einer Blockade zwischen Feuer und Erde Sinn, Magen 9 einzusetzen, der vom „Himmel“ (Feuer) in die „Erde“ bringt. Ein Himmelsfensterpunkt kann das Ziel der Behandlung unterstützen und darüber hinaus durch seine erhellende Kraft die Behandlung auf eine tiefere Ebene bringen.

## 4. Die Zyklen (Shēng- und Kè-Zyklus)

Es ist eine große Besonderheit des chinesischen Denkens, eine Theorie hervorgebracht zu haben, die das Leben mit all seinen Facetten über seine zyklischen Kreisläufe erklärt. Diese Zyklen, die aus der Beobach-

[39] *Ross, Jeremy, 1998: Akupunktur-Punktkombinationen – Der Schlüssel zum klinischen Erfolg, S. 116*

tung der Natur heraus beschrieben wurden und sehr gut nachvollziehbar sind, unterliegen unserm gesamten Leben. Sie zu kennen, hilft uns, unser Leben besser zu verstehen und zu gestalten.

In der Fünf- Elemente-Akupunktur gibt es zwei Zyklen mit denen wir arbeiten:

### *Shēng 生 – der ernährende oder hervorbringende Zyklus*

Das Schriftzeichen entspricht dem Radikal 100 für „Leben".

Aus der Erde tǔ 土 sprießt eine Vielfalt von Leben, betont durch den Seitenstrich oben links.

Es bedeutet: gebären, hervorbringen, geboren werden, ins Leben kommen, beginnen zu existieren, wachsen, leben, das Leben, am Leben sein, unreif (grün), roh, ungekocht, frisch, junger Student

Der Sheng-Zyklus beschreibt die Elemente in ihrer natürlichen Reihenfolge. „Hervorbringend" bedeutet, dass die Elemente in einer sogenannten Mutter-Kind-Beziehung stehen, d.h., dass jedes Element seine Energie an das nächste weitergibt. Demnach ist Wasser die Mutter des Holzes, Holz die des Feuers, Feuer die der Erde, Erde die des Metalls und Metall die des Wassers.

Die Tonisierungs- und Sedierungspunkte auf den Meridianen entsprechen den „Mutter"- beziehungsweise dem „Kind"-Punkten und stellen dadurch eine Verbindung zwischen zwei Elementen her, was uns ermöglichet Qi direkt von einem Element in das folgende zu transferieren, wenn dieses schwächer ist.

In der Praxis finden wir häufig eine Situation vor, in der zwei in einer „Mutter-Kind"-Situation stehende Elemente betroffen sind.

Diese Situation ist oft dadurch gekennzeichnet, dass das „Kind" schreit, wenn die „Mutter" krank ist, d.h., dass die Symptome sich im „Kind"-Element zeigen, aber durch das „Mutter"-Element verursacht sind

Dies kann bedeuten, dass die Mutter zu schwach ist, das Kind zu versorgen. In diesem Fall muss erst die Mutter gestärkt werden und dann das Kind mit dem „Mutter"-Punkt tonisiert werden. Dies geschieht in der Regel innerhalb einer Behandlung.

Es kann auch eine Blockade zwischen zwei benachbarten Elementen bestehen. Hier gibt die „Mutter" kein oder wenig Qi an das „Kind" weiter. In diesem Fall wird die „Mutter" sediert und gleichzeitig das „Kind" tonisiert.

### **Kè 克 – der unterstützende oder kontrollierende Zyklus**

Das Schriftzeichen zeigt eine Schulter, die ein Gewicht trägt.

Es bedeutet: können, befähigt sein; zurückhalten, hemmen, unterdrücken, einschränken

Wir können Kè zunächst als „Unterstützung" oder „Hilfe" übersetzen. Die „Großeltern" helfen den „Enkeln", indem sie Grenzen setzen.

Beispiel: Metall schneidet Holz im Herbst, damit es im Frühling besser wachsen kann. Oder Wasser verhindert in seiner kühlenden Eigenschaft, dass das Feuer überhandnimmt.

In der Abbildung ist der Kè-Zyklus durch die diagonalen Striche gekennzeichnet, die jeweils ein Element mit dem übernächsten Element verbinden. Demnach kontrolliert beziehungsweise unterstützt Holz die Erde, die Erde das Wasser, das Wasser das Feuer, das Feuer das Metall und das Metall das Holz. s. Abb. 10, S.: 38.

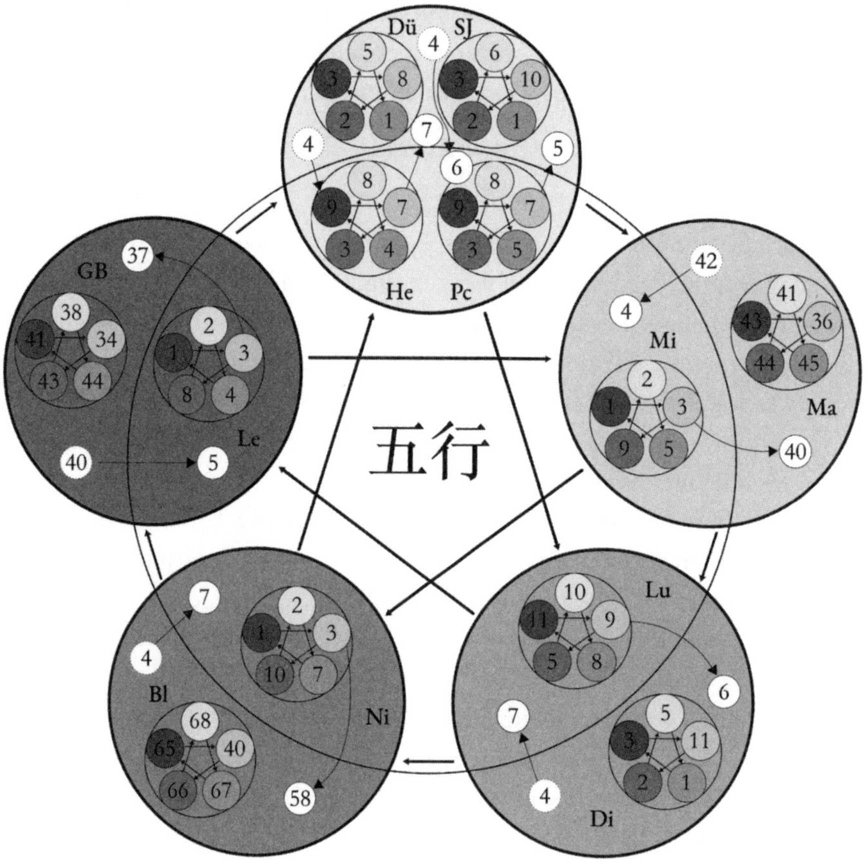


Abb. 10 Die Fünf Elemente im Sheng und Ke-Zyklus mit den Elemenent-Punkten

Wenn ein Organ im Überschuss oder stagniert ist, kann es dazu kommen, dass es das Organ angreift, das es eigentlich unterstützen sollte, besonders dann, wenn dies schwach ist. Diese Situation wird **Chéng** 乘 – der angreifende Zyklus genannt. Beispiel: Holz greift die Erde an, sprich die Leber die Milz.

Es kann auch dazu kommen, dass der Enkel entgegen der natürlichen Richtung die Großeltern angreift. Das nennt man **Wǔ** 侮 – den beleidigenden Zyklus.

Beispiel: Holz greift Metall an, sprich die Leber die Lunge.

Beide Zyklen, Shēng und Kè bewirken zusammen, dass der gesamte Fünf-Elemente-Zyklus im Fließgleichgewicht gehalten wird.

In den einzelnen Kapiteln gibt es viele Beispiele, wie und wann Behandlungen über die Zyklen angebracht sind.

## 5. Die 4-Nadel-Technik als Besonderheit der Fünf-Elemente-Akupunktur

Die 4-Nadel-Technik stellt eine besondere Behandlungsform der Fünf-Elemente-Akupunktur dar. Sie ist quasi auf die Behandlung über die Zyklen zugeschnitten und kann bei einem Ungleichgewicht zwischen zwei Elementen innerhalb des Sheng- oder Ke-Zyklus direkt ausgleichend wirken.

Bei der jeweiligen Behandlung werden zwei Akupunkturpunkte auf den betreffenden Meridianen gewählt, die beidseitig gesetzt werden, um ein Gleichgewicht zwischen links und rechts zu wahren, sodass es sich insgesamt um vier Nadeln handelt.

### Die Bedeutung des Ben-Punktes

Der Ben- (běn 本)- oder Wurzelpunkt spielt bei der 4-Nadel-Technik eine besondere Rolle.

Dieser Punkt gehört demselben Element an wie sein Meridian, d.h. er behandelt nur das Element im Element und kann entweder tonisierend oder sedierend gestochen werden.

Im Meridiansystem kommt ihm aber in Bezug auf die Zyklen eine besondere Rolle zu. Über die Behandlung des ihm entsprechenden Organs hinaus hat er gleichzeitig auch einen Einfluss auf das „Kind"- und das „Enkel"-Organ.

Wird der Ben-Punkt tonisiert, stärkt er außer das Organ selbst auch automatisch das „Kind"-Organ. So wird z. B. die Tonisierung des Ben-Punktes der Niere (Niere 10) einerseits die Niere stärken und andererseits auch zusätzlich über den Sheng-Zyklus stärkend auf das Holz bzw. die Leber wirken.

Die Tonisierung der Mutter stärkt also automatisch auch das Kind. Dies beinhaltet die Vorstellung, dass sie, wenn man sie in ihrem eigenen Element stärkt, diese Kraft auch an das „Kind" weitergeben kann. Am Beispiel Niere (Wasser) und Leber (Holz) kann also allein die Stärkung der Niere im Ben-Punkt (Niere 10) schon eine Verbesserung des Leber-Qi bewirken.

Gleichzeitig bewirkt die Stärkung im Ben-Punkt auch eine Verbesserung der Kontrolle über das Enkel-Organ.

Eine Tonisierung von Niere 10 kann also demnach auch die Kontrolle über das Herz-Feuer setzen.

Ein klassisches Beispiel hierfür ist der „Burnout". Der Patientin oder dem Patienten fehlt die Kraft und die Kraftreserven. Die größte Angst ist oft, wieder arbeiten zu müssen. Es entstehen vielseitige Symptome wie Schlafstörungen, Migräne, Schwindel, Tinnitus usw., alles Hinweise darauf, dass das Wasser einerseits kein Holz (Arbeitsenergie) hervorbringen kann und andererseits das Holz nicht mehr ankern kann. Die Schlafstörungen weisen zusätzlich darauf hin, dass auch die Kontrolle des Wassers über das Feuer geschwächt ist.

Theoretisch kann alleine die Behandlung von Niere 10 hier eine Verbesserung bringen.

### Zeitpunkt des Einsatzes:

Wenn ein grundsätzliches Ungleichgewicht zwischen zwei Elementen schon bei der ersten Behandlung erkennbar ist, kann man die 4-Nadel-Technik bereits in dieser anwenden. Dieses Vorgehen kann gleichzeitig ein Test sein, ob der erste Eindruck richtig ist.

### Die 4-Nadel-Technik über den Sheng-Zyklus im Überblick

#### 1. Tonisieren

a. Nadele den Ben-Punkt des „Mutter"- Organs beidseitig mit tonisierender Nadeltechnik!

b. Nadele den Tonisierungspunkt („Mutter"-Punkt) des zu behandelnden Organs beidseitig mit tonisierender Technik!

Wichtig ist die Reihenfolge der Nadelung. Zuerst wird die „Mutter" im Ben-Punkt tonisiert und dann erst das „Kind" im Tonisierungspunkt.

Wie bereits besprochen stärkt die Nadelung des Ben Punktes der Mutter automatisch auch das Kind. Am Beispiel Niere und Leber kann also alleine die Stärkung der Niere im Ben-Punkt (Niere 10) schon eine Verbesserung des Zustands der Leber bewirken.

Zusätzlich wird dann die Richtung des Transfers untermauert, indem man auf die Seite des „Kindes" geht und die Leber im Tonisierungspunkt (der gleichzeitig der Wasserpunkt ist) beidseitig tonisiert. So holt sich die Leber direkt Kraft vom Wasser.

**2. Sedieren**

a. Nadele den Ben-Punkt des "Kind"-Organs beidseitig mit sedierender Nadeltechnik!
a. Nadele den Sedierungspunkt des zu behandelnden Organs beidseitig mit sedierender Nadeltechnik.

Das Sedieren des „Kindes" bewirkt, dass der Weg entlang des Sheng-Zyklus frei wird, sodass die Fülle der „Mutter" abgeleitet werden kann.

**3. Behandlung von Blockaden**

Eine zusätzliche Möglichkeit, mit 4 Nadeln einen Transfer über den Sheng-Zyklus vorzunehmen, besteht darin, eine Blockade zu lösen.

Technik: Sediere die Mutter, tonisiere das Kind:

a. Nadele den Sedierungspunkt des „Mutter"-Organs beidseitig mit sedierender Nadeltechnik!
b. Nadele den Tonisierungspunkt des „Kind"-Organ, beidseitig mit tonisierender Nadeltechnik!

**Die 4-Nadel-Technik über den Ke-Zyklus im Überblick**

Im Ke-Zyklus geht es um ein Zuviel oder Zuwenig der Kontrolle und um Angriff oder „Beleidigung".

**1. Fülle durch Unterkontrolle**

**Beispiel**: Das Feuer des Herzens wird nicht genügend von der Niere kontrolliert.

a. Nadele den Ben-Punkt des Kontrollorgans (Niere 10) beidseitig mit tonisierender Technik!

b. Nadele den Elementpunkt, der dem kontrollierenden Element entspricht (Kontrollpunkt) im zu behandelnden Organ beidseitig mit tonisierender Nadeltechnik!

Auch hier spielt der Ben-Punkt eine besondere Rolle.

Ähnlich wie im Sheng-Zyklus bewirkt z. B. eine Nadelung von Niere 10 bereits eine Kontrolle über das Feuer, z. B. bei Durchschlafstörungen oder Angstzuständen mit Herzrasen.

Zusätzlich wird aber die Kontrolle noch verstärkt, indem man den Wasserpunkt auf dem Herzmeridian (Herz 3) beidseitig tonisierend sticht, sodass das Wasser auch innerhalb des Feuers kontrollierend wirken kann.

**2. Leere durch Überkontrolle**

Hier liegt ein Angriff über den Ke-Zyklus vor.

**Beispiel**: Die Leber ist gestaut und greift die Erde an.

a. Nadele den Ben Punkt des Kontroll-Organs (Leber 1) beidseitig mit sedierender Nadeltechnik!

b. Nadele den Kontrollpunkt im zu behandelnden Organ (Milz 1) beidseitig mit sedierender Nadeltechnik!

Greift ein Element über den Ke-Zyklus an, z. B. das Holz die Erde beziehungsweise die Leber die Milz wird also zuerst die Leber im Holzpunkt und danach der Holzpunkt in der Milz sediert, um zusätzlich das Holz innerhalb der Milz zu schwächen.

Ein Beispiel für eine solche Milz-Qi-Schwäche, die durch den Angriff der Leber entsteht, wäre eine zu starke Menstruationsblutung. Durch eine Fülle in der Leber kommt es zu Hitze und damit zu starken Blutungen. Die Milz ist durch den Angriff der Leber nicht mehr in der Lage das Blut zu halten.

**3. Angriff über den Wu- oder beleidigenden Zyklus**

Hier wird die Behandlung wie bei Fülle durch Unterkontrolle eingesetzt.

Greift ein Element gegen die natürliche Richtung das Metall an, also z. B. die Leber die Lunge, werden der Lungenmeridian und der Lebermeridian im Metall Punkt tonisiert. Dies hilft der Lunge sich zu wehren.

Ein Beispiel hierfür wäre der Heuschnupfen. Eine gestaute Leber greift eine schwache Lunge im Frühling – der Hoch-Zeit des Holzes – gegen die Kontrollrichtung an und es kommt zu Nießattacken und Jucken im Rachenbereich.

## 6. Die Luo Punkte als Träger der Emotionen

### Überblick der Luo-Punkte

| Akupunkturpunkt | Chinesisch | Deutsche Übersetzung | Element |
|---|---|---|---|
| Leber 5 | li gou | Kanal des Holzwurms | Holz |
| Gallenblase 37 | guang ming | Hell und klar | Holz |
| Herz 5 | tong li | Tiefe Verbindung nach Innen | Feuer |
| Dünndarm 7 | zhi zheng | Zweig der Stütze, Ast zum Korrekten | Feuer |
| Perrikard 6 | nei guan | Passtor nach Innen | Feuer |
| Dreierwärmer 5 | wai guan | Passtor nach Außen | Feuer |
| Milz 4 | gong sun | Enkel des Herzogs | Erde |
| Magen 40 | feng long | Üppige Fülle | Erde |
| Lunge 7 | lie que | unterbrochene Reihenfolge | Metall |
| Dickdarm 6 | pian li | Schräge Verbindung | Metall |
| Niere 4 | da zhong | Die große Glocke | Wasser |
| Blase 58 | fei yang | Die Flucht ergreifen | Wasser |

Luò 絡 bedeutet Netzwerk. Im Schriftzeichen findet sich auf der linken Seite das Zeichen für Seidenfaden und rechts das Zeichen für gè, das alles oder jedes bedeutet.

Luò ist demnach ein alles verbindendes Netzwerk.

Die Luo Punkte bilden einen wesentlichen Teil des Meridiansystems, welches als System der „Jing Luo“ bezeichnet wird und welches oft als *„Kettfaden und Schuss“* eines Webstuhls beschrieben wird. Während die Hauptleitbahnen den Kettfäden entsprechen, sind die Luo-Gefäße vergleichbar mit dem Schuss, also den Bahnen, die kreuz und quer zu den Hauptleitbahnen verlaufen und so das Netz vervollständigen.

## Transversale und longitudinale Luo-Gefäße

Man geht davon aus, dass es im Körper 12 transversale und 16 longitudinale Luo-Gefäße gibt. Du Mai und Ren Mai besitzen jeweils ein longitudinales Luo Gefäß. Außerdem gibt es noch das große Luo der Milz und des Magens. Die transversalen und die longitudinalen Luo-Gefäße der 12 Hauptmeridiane entspringen beide dem Luo-Punkt.

## Die transversalen Luo-Gefäße in der Fünf-Elemente-Akupunktur

Die transversalen Luo-Gefäße ziehen zum jeweiligen Yuan-Punkt der Hauptleitbahn des gekoppelten Yin/Yang-Partners. Yin- und Yang-Organe innerhalb eines Elementes werden so miteinander verbunden.

In der Fünf-Elemente-Akupunktur wird diese Verbindung genutzt, wenn es ein energetisches Ungleichgewicht zwischen den gekoppelten Meridianen gibt. Dann wird in der Regel der Luo Punkt des schwächeren Meridians tonisiert, um das Energiegefälle auszugleichen.

Luo- und Yuan-Punkte beeinflussen sich über die transversale Verbindung gegenseitig. Dieses verleiht den Luo- wie auch den Yuan-Punkten eine besondere Dynamik. Dies erklärt unter anderem z. B. warum Niere 4 oder Niere 3 über die Verbindung zum Blasenmeridian besonderen Einfluss auf den unteren Rücken haben.

Bei der Auswahl von Akupunkturpunkten sollten wir uns bewusst sein, dass wir über einen Luo Punkt oder einen Yuan Punkt auch immer den Partnermeridian beeinflussen. Diese Verbindung kann auch genutzt werden, um die Anzahl der Punkte während einer Akupunktursitzung zu begrenzen.

## Die longitudinalen Luo-Gefäße in der Fünf-Elemente-Akupunktur

Die longitudinalen Luo-Gefäße haben einen eigenen Verlauf und ziehen außer bei dem Gallenblasen- und Lungenmeridian nach innen, so z. B. zieht das Luo-Gefäß des Herzmeridians zur Zunge oder das der Leber zu den Geschlechtsorganen.

In der Fünf-Elemente-Akupunktur spielen die longitudinalen Luo-Gefäße und damit die Verwendung von Luo-Punkten in der Behandlung auf der emotionalen Ebene eine besondere Rolle. Über die Luo-Punkte erhalten wir quasi den Zugang nach innen.

In der chinesischen Medizin gelten die Emotionen als innere Krankheitsfaktoren, als innere Bewegungen, die, wenn sie stagniert bzw. unterdrückt sind, zu Krankheit führen.

Schon in den chinesischen Namen der Luo-Punkte wird dieser Bezug zu den Emotionen deutlich. So z. B. *Tiefste Verbindung nach innen*, tong li (Herz 5) oder *Passtor nach innen*, nei guan (Perikard 6).

Luo Punkte sind sehr bewegende Punkte. Durch ihre Verbindung nach innen einerseits, aber auch gleichzeitig bis hin zur Peripherie, sind sie sehr dynamisch und sehr weitreichend.

In ihrer Diplomarbeit zitiert Ulrike Wiesenhütter Jeffrey C. Yuen wie folgt:

*Demnach „gleichen wir und unser Leben einem Haus, in dem es Schränke und Schubladen gibt. Diese Schubladen repräsentieren die Luo-Gefäße. Wenn es Dinge in unserem Leben gibt, mit denen wir zum aktuellen Zeitpunkt nicht umgehen wollen oder uns damit nicht beschäftigen können, sie aber auch nicht einfach in den „Müll" werfen wollen, legen wir sie in Schubladen beiseite. Wir füllen diese Schubladen solange, bis nichts mehr hineinpasst und die Sachen wieder aus ihnen herausquellen. Das ist der Zeitpunkt, an dem die Luo-Gefäße in Fülle geraten und Beiseitegeschobenes wieder im Haus, in unserem Leben, herumzuliegen beginnt, also sichtbar, symptomatisch wird."*[40]

Die Idee von Schubladen als Ort des Unbewussten und Verdrängten findet sich auch in den Bildern von Salvator Dali wieder, der auf seinen Gemälden

In meiner Praxis habe ich immer wieder die Erfahrung gemacht, dass die Behandlung von Luo-Punkten oft lang unterdrückte Emotionen zum Ausdruck bringen kann.

So hat z. B. die Nadelung des Luo-Punktes der Leber, Leber 5, schon oft dazu geführt, dass Menschen ihren lange unterdrückten Ärger spüren und kurz nach der Behandlung zum Ausdruck bringen konnten, unter dem Motto „Ich habe allen mal gesagt, was ich schon immer ansprechen wollte." Wie sie meistens berichteten, geschah dies auf eine angemessene und produktive Art und wurde als sehr befreiend empfunden.

**Fazit:**

Bei der Behandlung von unterdrückten Emotionen können Luo-Punkte befreiend wirken.

[40] *Diplomarbeit: "Das System der Luo-Gefäße", Ulrike Wiesenhütter, ABZ-Ost, 2010, zitiert aus: Yuen, Jeffrey C., 2001: Light on the Essence of Chinese Medicine. The Ling Shu, Volume 1, New England.*

# 1 天突

## 1. REN MAI 22 – Tiān Tū

### Himmlischer Kamin

Lage:

in der Fossa suprasternalis, 0,5 cun superior zum Sternum Rand auf der Mittellinie

Qualifikationen:

- Treffpunkt mit dem Yin Wei Mai
- Verbindung von Lungen- und Nierenmeridian

Funktionen:

- Senkt rebellierendes Lungen-Qi ab
- Befreit die Brust und wirkt befreiend auf das Herz
- Befreit die Kehle
- Befeuchtet die Kehle
- Hilft der Stimme
- Löst Schleim
- Klärt Hitze in der Kehle

Fünf Elemente Einordnung:

- Erde-Metall
- Erde-Metall-Feuer
- Metall-Wasser

## 1.1 Die Bedeutung des Namens tiān tū

**tiān 天**: Himmel, Universum, Himmelsgewölbe, Tag, himmlisch, kaiserlich
Im Schriftzeichen symbolisiert der obere waagerechte Strich den Himmel über dem Menschen.[41]

**tū 突**: plötzlich, ungestüm, impulsiv, hervorstürzen, herausragen, hervorspringen, sowie Kamin, Schornstein oder Vorwölbung
Im Schriftzeichen sehen wir oben eine Hütte und darunter einen Hund.

Ein Hund springt plötzlich aus seiner Hütte, um einen Eindringling anzugreifen.[42]

Tū beschreibt eine plötzliche und impulsive Bewegung. Diese ermöglicht es auch, im akuten Fall Blockaden schnell aufzubrechen. In seiner Anwendung ist der Punkt *Himmlischer Kamin* (Ren Mai 22, tiān tū 天突) tatsächlich in der Lage, die Atemwege sofort von Obstruktionen zu befreien und bei Atemnot augenblickliche Erleichterung zu verschaffen. Er wird deshalb bevorzugt bei allen Atemwegserkrankungen, insbesondere Asthma und Husten, eingesetzt. Er hat eine starke, befreiende Wirkung sowohl auf den Thorax als auch auf die Kehle und trägt auch deswegen die Bezeichnung *Himmlisches Machtvolles Strömen.*

Tū ist auch Bestandteil des Punktenamens von Dickdarm 18, *Unterstützung des Kamins* (fú tū 扶突), ein weiterer Himmelsfensterpunkt an der Kehle. Bei uns ist dieser in der Kuhle direkt über dem Brustbein befindliche Punkt auch als Erste-Hilfe-Punkt bekannt. Bei einem aufkommenden Hustenreiz kann ein leichter bis mittelfester Druck auf Ren Mai 22 mit anschließendem Herunterschlucken des Speichels einen Hustenanfall verhindern.

„Machtvolles Strömen" kann sich auch auf die Kraft der Stimme beziehen.

Wir müssen nur die Stimmkraft eines schreienden Babys mit der eines durchschnittlichen Erwachsenen oder gar eines alten Menschen vergleichen. Eine starke Lunge bringt eine starke Stimme hervor. Es ist aber nicht nur die physische Kraft, sondern vielmehr auch das Vertrauen in unseren Selbstausdruck, das sich getrauen, das sich ausdrücken und sich bemerkbar machen, das im späteren Leben oft verloren geht.

Ren Mai 22 hilft an dieser Stelle, indem er ausgehend von der Lunge ein machtvolles Strömen nach oben und außen unterstützt.

Auch die Bezeichnung *„Himmlischer Kamin"* oder auch *„Himmlischer Schornstein"* entspricht der Funktion von Ren Mai 22, die Kehle zu befreien. Der wie eine Röhre zum Himmel anmutende Schornstein findet in der Luftröhre seine Entsprechung. Hier geht beim Ein- und Ausatmen das himmlische Qi ein und aus. So wie ein Kamin leicht verunreinigt ist, neigt auch die Halsregion zu Stagnation und regelrechter Verstopfung. Dies ist vor allem der Fall bei Schleim.

Von der Basis des Kamins aus befreit der Punkt die Kehle von jeglicher Stagnation.

*„Man könnte Ren 22 in diesem Sinne auch als „Schornsteinfeger" im mikrokosmischen Kamin bezeichnen."*[43]

[41] *Wieger, Dr. Leon, S.J., 1965, Chinese Characters 1 C*

[42] *ebd. 37 B*

[43] *Lorenzen, Udo, 2015, Mikrokosmische Landschaften, Übergreifende Konzepte in der Chinesischen Medizin, Band 1, S. 525*

Ren Mai 22 ist nicht zuletzt auch ein Fenster zum Himmel. Hier beginnt der Aufstieg zum Himmel, der durch ein machtvolles Strömen getragen wird. Der Hals verbindet die Erde mit dem Himmel, den Körper mit dem Geist.

Elisabeth Rochat de la Vallée schreibt dazu:

*„Dann gibt es eine Passage zum Himmel (tiān tū 天突, Ren 22), die wie ein Kamin ist, eine Passage, die zum Kopf und zum Himmel führt. Und im Fall von Ren Mai ist diese Passage für die Zirkulation von Flüssigkeiten verantwortlich, nicht nur die des Blutes, sondern aller Flüssigkeiten des Organismus, die durch die Kehle fließen.“*[44]

In spiritueller Hinsicht können wir den Punkt Ren Mai 22 auch als Verbindung zwischen dem *mittleren Dāntián (Zinnoberfeld)* und *oberen Dāntián* und damit als eine Brücke zu unserer kosmischen Seele Shén (神) sehen.[45]

Nur wenn das Herz und die Kehle offen sind, kann klares Qi zum *oberen* Dāntián gelangen, welches sich hinter dem Extrapunkt yìn táng in der Mitte der Glabella zwischen den Augenbrauen befindet und Sitz der kosmischen Seele Shén ist.

### Die alternativen Namen von Ren Mai 22

#### *Jade Tür*, yù hù 玉戶

**ôade (yù 玉)** wurde bereits in der Frühzeit als kostbare Substanz angesehen, die zeremoniellen Zwecken diente.

*„Wie anhand von Funden von Jadeobjekten der Liangzhu-Kultur deutlich wurde, galt weiße Jade im Reinzustand und Nephrit offensichtlich schon in der Frühzeit (Neolithikum) in China als der transzendenten Welt zugehörig, und waren dem Schamanen als Kraftquelle oder als Heilstein von Nutzen.“*[46]

Der Begriff „Jade“ symbolisiert in der chinesischen Medizin das jing (精), die vorhimmlische Essenz. Beide sind kondensierte kosmische Energien. Das Jing ist die Basis unseres Lebens und enthält bereits die gesamte Anlage des Menschen, die sich von der Zeugung an entfaltet. Jade repräsentiert auch Fruchtbarkeit und Zeugungskraft.

Auch der Ren Mai ist eng mit Zeugungskraft, Fruchtbarkeit und Gestation verbunden. So wird er ja auch als „Konzeptionsgefäß“ übersetzt. Von Ren Mai 1 an treffen wir entlang seines Verlaufs auf Akupunkturpunkte, die sich auf den Begriff „Jade“ beziehen. Er mutet geradezu wie ein „Jade“-Fluss an, ein Fluss der wertvollen Essenzen, der sich in den Punkt Ren Mai 22 ergießt.

Der Punkt *Himmlischer Kamin* (tiān tū 天突), liegt am oberen Ende dieses Reservoirs und am Übergang zur Kehle.

[44] *Larre, Claude, Rochat de la Vallée, Elisabeth, The eight extraordinary meridians, S. 94*

[45] *Die drei Dāntián sind besondere Energiezentren und die Hauptstellen der Umwandlung in der inneren Alchemie. Sie befinden sich unterhalb des Nabels (Ren Mai 4), in der Mitte der Brust (Ren Mai 17) und auf der Stirn zwischen den Augenbrauen (Extrapunkt Yin Tang). Von unten nach oben gesehen beherbergen sie die drei Schätze Jing, Qi und Shen.*
*Im Xiuzhen Tu, dem „Diagramm zur Kultivierung des Wahren“ (ein Steinabklatsch einer Stele, , Weiße Wolke Tempel Peking) heißt es: „Im Himmel strahlen die drei Lichter Sonne Mond und Sterne. Im Menschen glänzen drei Schmuckstücke, die drei Zinnoberfelder.“*

[46] *s. Cobos Schlicht, Ursprünge der Tradition chinesischer Leibmeisterung (qigong), S. 263*

Hier befindet sich die Tür, die, wenn geöffnet, wertvolle Essenz (Jing) nach oben bis in den Kopf fließen lässt. Der Ren Mai ist die einzige Yin-Leitbahn, die einen direkten Zugang zum Kopf und damit zum Yang hat. Alle anderen Yin-Meridiane bedürfen dazu der *Sondermeridiane* (jīng bié).[47]

In diesem Sinne ist die ***Jade-Tür*** auch als eine Pforte zum Himmel zu sehen.

**Die Übung des Speichelschluckens**

Als „Jade-Tor" hat der Punkt Ren Mai 22 einen besonderen Platz in den Vorbereitungsübungen des Qi Gong. Hier gibt es die Praxis, sich auf den Punkt Ren Mai 22 zu konzentrieren und den vorher im Mund gesammelten Speichel in das untere dāntián hinunterzuschlucken.

Liu Yafei, eine auch im Westen sehr bekannte Vertreterin des Nèi Yǎng Gōng, beschreibt diese Praxis ausführlich in ihrem Buch „Innen nährendes Qi Gong 内养功".[48]

*„So wird der durch die innere Kultivierung im Mund sich ansammelnde geläuterte Speichel als Jadequelle, yùquán bzw. Jadeessenz, yùjīng bezeichnet. Das mit dem Attribut Jade belegte Synonym für Speichel steht somit nicht für den gewöhnlichen Speichel, sondern für das für die inneralchemistischen Prozesse der daoistischen Meditation erwirkte Vitalsubstrat, welches aus dem Ursprungs-Qi, yuán qì, sprich der Jadeorchidee, yùlán, der Nieren stammt."*[49]

Die *Jade Tür*, am oberen Ende eines „Jadeflusses" gelegen, sorgt somit nicht nur für Befeuchtung in Kehle und Kopf, sondern stellt auch den Ort dar, von dem aus kostbare Essenz (jīng 精) bereitgestellt wird.

***Himmlischer Alarm*, tiān qú 天瞿**

Das Schriftzeichen **qú** 瞿 zeigt einen Vogel mit zwei weit aufgerissenen Augen.

Wir finden dieses Schriftzeichen auch in dem chinesischen Begriff für Angst, kǒng jù 恐惧 in leicht abgewandelter Form wieder. Das Schriftzeichen für jù 惧 ist hier um das Radikal für Herz erweitert. Es handelt es sich dabei um einen Vogel, der nicht nur erschreckt ist, sondern auch vor Angst Herzklopfen hat.

Erschrecken durch Angst verursacht ein Zusammenziehen und Engegefühl in Brust und Kehle. Dieses Gefühl kann chronisch werden, sodass dauerhafte Anspannung in diesem Körperbereich empfunden wird. Ren Mai 22 als kraftvoll öffnender Punkt kann hier für Befreiung sorgen.

## 1.2 Die Bedeutung der Lage von tiān tū

*„(Der Punkt) Himmlischer Kamin, tiān tú 天突, Ren Mai 22, der auch als „Jade Tür" (yù hù – 玉戶) bekannt ist, wird in dem Zentrum der Vertiefung zwei Cun unterhalb des Halsknotens (Adamsapfels) lokalisiert und ist der Verbindungspunkt von Yin Wei Mai und Ren Mai. Lokalisiere bei gesengtem Kopf! Er wird 1cùn*

[47] *s. Punktekategorien der Himmelsfensterpunkte*

[48] *Liu Yafei, 2015 (2. Auflage), Innen Nährendes Qigong – Nei Yang Gong, S. 69-70*

[49] *Cobos Schlicht, 2013, Ursprünge der Tradition chinesischer Leibmeisterung (qigong) S. 264*

*tief genadelt, die Nadel verbleibt für sieben Ausatmungen, und wird mit drei Moxa-Kegeln behandelt.*"[50]
*Zhēnjiǔ Jiǎyǐ Jīng III.14*

Wie bei allen Himmelsfensterpunkten empfehle ich hier eine weniger tiefe Nadelung von 2-4 fen.[51]

Der Akupunkturpunkt Ren Mai 22, tiān tū 天突, liegt in einer tiefen Kuhle direkt oberhalb des Sternums. Wir gelangen von einer festen Struktur in einen offeneren und weicheren Bereich. Folglich kann man sagen, dass sich Ren Mai 22 an einem Übergang zwischen Yin und Yang befindet.

Bildet das knöcherne Sternum noch eine feste und schützende Struktur, wirkt diese weiche und tiefe Stelle auf den ersten Blick sehr verletzlich. Wie auch bei den anderen an der Kehle gelegenen Himmelsfensterpunkten, befinden wir uns hier in einer Körperregion, die man automatisch schützen möchte. Sich hier berühren zu lassen, und das gar noch durch einen Nadelstich, setzt großes Vertrauen voraus.

Um die besondere Position dieses Punktes in der chinesischen Medizin zu verstehen, schauen wir uns *die Karte der Inneren Landschaft*, das Nèijǐngtú 內景圖, an. Siehe Abb. 2, Seite 19.

Sie stellt den Körper des Menschen als Mikrokosmos dar. Bei dieser Darstellung handelt es sich um den Steinabklatsch einer Stele von 1886, die sich in dem taoistischen *Weiße Wolke Tempel*, dem Báiyúnguàn 白雲觀, in Peking, befindet. Diese „Vision" der inneren Landschaft war vor allem in der daoistischen inneren Alchemie (nèidān)[52] vorherrschend.

Der Punkt Ren Mai 22 bildet auf dieser Abbildung die Basis einer *12-stöckigen Pagode* (shí èr lóu), die die Halsregion des Menschen repräsentiert. Auf der energetischen Ebene entspricht die Pagode der Himmelsfensterleiter.

Eine Pagode ist ein sakrales Gebäude und in der Regel auch ein Reliquienschrein. Sie verjüngt sich in Richtung Himmel und wird immer feinstofflicher. Sie repräsentiert den Aufstieg zum Himmel und damit zum Göttlichen, dem Shen.

Diese dem Himmel entgegenstrebende Struktur finden wir z. B. auch bei einer gotischen Kathedrale.

Auf den Körper bezogen, können wir uns die energetische Struktur der Pagode wie eine sakrale Spirale zum Himmel vorstellen, auf der sich die Himmelsfensterpunkte wie Satelliten, die um Ren Mai 22 kreisen, bis hin zum höchsten Punkt, Du Mai 16, aufreihen.

Hier am Hals beginnt die Verfeinstofflichung der Energie – eine Bewegung vom Körper zum Kopf, vom Materiellen zum Immateriellen, von der Erde zum Himmel.

Die Vorstellung einer Himmelsleiter spiegelt sich auch in der altertümlichen Benennung der Halswirbel als *Himmelssäulenknochen*, tiān zhù gū 天柱骨, wider.

Bei näherer Betrachtung des Nèijǐngtú erkennen wir einen Weg, der von der Basis der Pagode, also von Ren Mai 22, ausgeht und direkt zum Herzen führt, das in der Abbildung einer Art Insel entspricht.

[50] *Huang-fu Mi, 1994, A Translation of the Zhēnjiǔ Jiǎyǐ Jīng by Yang shou-zhong and Charles Chace, S.90*

[51] *Ein „fen" entspricht einem Zehntel eines „cun", ein Körpermaß von ca. 1cm, das je nach Körpergröße variiert.*

[52] *daoistische Meditationstechniken*

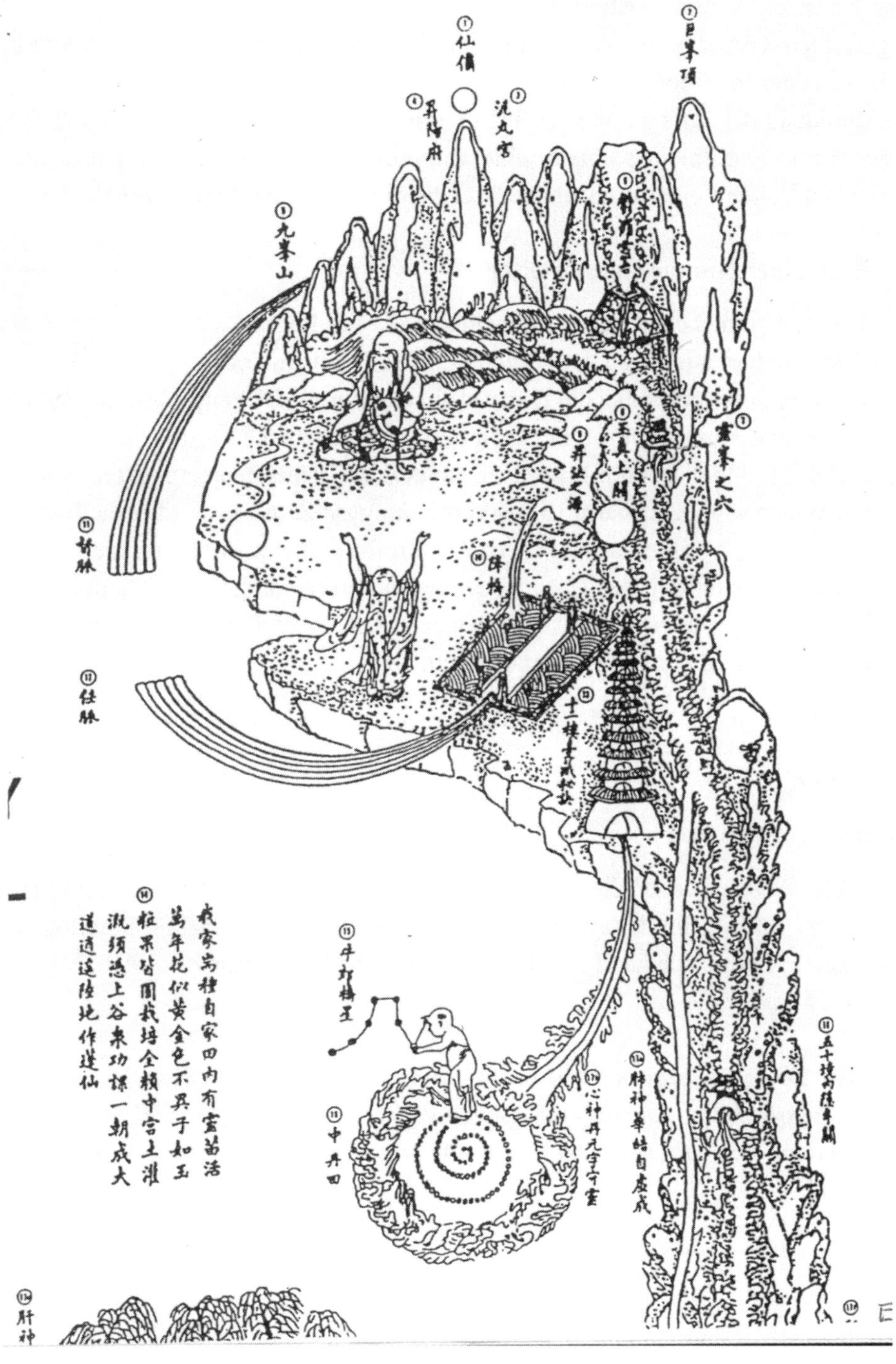

Abb. 3 Ausschnitt aus dem Nèijǐngtú 內景圖

An diesem geschützten Ort befindet sich ein magischer Steinkreis, der spiralig zu seinem Zentrum hin verläuft. Ein Knabe, der das Sternbild des Großen Wagens hält, verbindet sich mit dem Polarstern, der den *Großen Pol*, tài jí 太機 symbolisiert. Der Polarstern befindet sich direkt über der Erdachse und bildet im Sternenhimmel den ruhenden Pol, um den das gesamte Firmament zu kreisen scheint. Er symbolisiert das *Große Eine*, das Tài Yī太一, das, was vor aller Dualität existiert hat.[53]

Auf den energetischen Körper bezogen, entspricht der Weg zum Herzen, der von Ren Mai 22 von der Basis der Pagode ausgeht, seiner Verbindung mit dem Extrameridian Yin Wei Mai.

Auch auf der Abbildung des „Diagramms zur Kultivierung des Wahren" (Xiūzhēn Tú 修真圖) ist zu erkennen, dass von der Basis der Kehle aus eine direkte Verbindung zu Lunge und Herz besteht. Die Lunge entspricht hier den sieben Blättern einer Lotusblume, welche die Frucht, das Herz, umhüllen.[54]

### Ren Mai 22 als Basis einer Himmelsfensterleiter

Als erster und unterster Himmelsfensterpunkt am Hals bildet der Punkt Ren Mai 22 die Basis einer „Leiter" zum Himmel, welche von hier aus bis zu dem Punkt Du Mai 16 hinaufzieht.

Satelliten ähnlich gruppieren sich dabei die Himmelsfensterpunkte der Yang-Meridiane um Ren Mai 22 herum. Diese „Umlaufbahnen" werden im Kapitel Ling Shu 2 beschrieben.[55]

Als Basispunkt an der Kehle dient Ren Mai 22 den anderen Himmelsfensterpunkten, insbesondere den benachbarten Punkten Magen 9 und Dickdarm 18, als Verbindung zur Brust. Er wird deshalb oft in Behandlungen mit einbezogen, die sowohl die Kehle als auch die Brust betreffen. Umgekehrt kombiniert sich der Punkt Lunge 3, der am Oberarm liegt, gut mit Ren Mai 22, um gemeinsame Erkrankungen von Thorax und Kehle zu behandeln. Ren Mai 22 wird hier vor allem auch wegen seiner absenkenden Funktion eingesetzt, die bewirkt, dass sowohl die Kehle als auch die Brust befreit werden kann.

## 1.3 Qualifikationen

### Treffpunkt mit dem Yin Wei Mai

Yin Wei Mai und Yang Wei Mai haben die Aufgabe, Yin und Yang im Menschen an ihrem Platz zu halten. Der Yin Wei Mai bildet ein Haltenetz für das gesamte Yin im Körper und sorgt dabei für Stabilität auf allen Ebenen. Ist diese Funktion gestört, zeigt sich häufig auch eine psychische Disharmonie.

Im Nànjīng, Kap. 29 heißt es:

> *„Der Yang Wei hält das Yang zusammen und Yin Wei Mai verknüpft das Yin. Wenn Yin und Yang im Menschen nicht miteinander verknüpft sind, ist man enttäuscht und deprimiert (chàng rán 悵然) und der Wille fehlt (shī zhì 失志). Man ist dann sehr aufgelöst (róng róng 溶溶) und kann sich nicht mehr sammeln und festhalten (shōu chí 收持).“*[56]

Weiterhin heißt es:

> *„Wenn der Yin Wei Mai erkrankt ist, leidet man unter Herzschmerzen.“*[57]

[53] *Verlängert man die gedachte Verbindungslinie zwischen den beiden hellen hinteren Sternen des Großen Wagens (über dessen »Hinterachse«) um etwa das Fünffache, gelangt man fast direkt zum Polarstern, der ca.1,5 Monddurchmesser neben der gedachten Linie liegt.*

[54] *s. Abb. 1, S. 13*

[55] *s. Einleitung Himmelsfenster*

[56] *s. Lorenzen, Udo, 2016, Mikrokosmische Landschaften, Übergreifende Konzepte in der Chinesischen Medizin, Band, S. 340*

[57] *ebd. S. 342*

Udo Lorenzen weist darauf hin, dass der für den Yin Wei Mai bezeichnende Herzschmerz (xīn bìng 心病) durchaus auf „alle Störungen des Gemüts" übertragbar ist.[58]

Der Yin Wei Mai lässt sich gut bei psychischen Problemen einsetzen, die sich in Form von Herzschmerzen, Herzrasen oder Herzrhythmusstörungen äußern.

Diese Symptome zeigen sich, wenn das Yin keinen Halt mehr hat und das Blut erschöpft ist.

Der Öffnungspunkt des Yin Wei Mai, Perikard 6 (*Passtor nach Innen*, nèi guān 內關), in Verbindung mit dem Abschlusspunkt Milz 4 (*Enkel des Herzogs*, gōng sūn 公孫), eignet sich sehr gut, um die Brust zu befreien und jegliche Obstruktionen in Herz, Thorax und Abdomen zu behandeln, seien sie physischer oder psychischer Natur.

Der Extrameridian Yin Wei Mai stellt die Verbindung zwischen Kehle und Herz dar. Am Himmelsfensterpunkt Ren Mai 22 trifft der Yin Wei Mai auf den Ren Mai. Dies erklärt, wie sich ein „Herzeleid" auch über die Kehle manifestieren kann.

Über die Leiden des Yin Wei Mai schreibt Udo Lorenzen:

*„Sein Verlauf über Brust und Zwerchfell lässt an alle Krankheiten denken, die mit einem veränderten Herzschlag, Dyspnoe und Veränderungen an der äußeren Brust einhergehen.*
*Sein fürsorglicher Kontakt mit der Kehle erklärt u. a. das „Pflaumenkern-Gefühl" im Hals oder den „Frosch" in der Kehle. Dieses sind ebenfalls subjektive Krankheitsäußerungen, die in der westlichen Medizin keine Erklärung und damit keine Anerkennung finden. Für den Akupunkteur zeigen sie aber eine Qi-Stagnation in der Kehle an, die mit emotionalen Problemen einhergeht."*[59]

So kann Ren Mai 22 die Tür zu unserem Herzen öffnen und gleichzeitig die Lunge befreien. Diese Kraft wirkt auch auf der spirituellen Ebene. Indem er über den Zugang zum Herzen unseren „inneren Himmel" öffnet, macht er den Weg für Licht und Freude wieder frei. Er hat zudem die Kraft, auf alte, verhärtete Blockaden in der Brust zu wirken, die durch das lange Unterdrücken von Emotionen entstanden sind. Dies gilt besonders für die Emotion Trauer.

Langanstehende Trauer kann sich als ein Engegefühl in Brust und Kehle manifestieren. Die Patienten empfinden eine Beeinträchtigung ihrer Atmung, die sich meist als Atemschwäche und Kurzatmigkeit zeigt. Gleichzeitig wirkt sich diese Enge auch auf das Herz aus und zeigt sich als ein Gefühl von Druck oder Schmerz im Herzen sowie als häufiges Herzklopfen oder als Herzrhythmusstörungen. Nicht nur die Lunge, sondern auch das Herz ist bei Trauer betroffen. So leiden viele Menschen, zum Beispiel nach dem Verlust ihres Lebenspartners, oft an massiven Schlafstörungen, die in der chinesischen Medizin einer leeren Hitze des Herzens zugeordnet werden.

Die unausgedrückte Emotion Trauer kann auch in der Kehle stecken bleiben und sich als Kloß-Gefühl oder auch als ein Abgeschnürt-Sein im Hals ausdrücken. Tiān tū kann auch als „machtvolles Strömen zum Himmel" übersetzt werden.

In dem Begriff tū mit dem aus der Hütte plötzlich herausbrechenden Hund im Schriftzeichen, verbirgt sich ja auch die Möglichkeit eines Durchbruchs auf der psychischen Ebene. So kann dieser Punkt dazu dienen, der Trauer eine Stimme zu geben, vor allem durch Weinen und Schluchzen.

Auch eine leise und heisere Stimme mit oft weinerlichem Klang zählt zu den Symptomen von unterdrückter Trauer.

[58] *ebd. S. 344*

[59] *ebd. S. 333*

In unserer Gesellschaft besteht eine unterschwellige Erwartung an die Menschen, sehr beherrscht mit ihren Gefühlen umzugehen. Dies betrifft insbesondere die als „negativ" eingestuften Emotionen Trauer (Metall) und Angst (Wasser). Öffentliches Klagen, Weinen, Heulen, Jammern und Schluchzen (bēi āi 悲) ist in unserer Gesellschaft nur bedingt akzeptiert – zu theatralisch. So sind die Menschen oft nicht in der Lage, sich dem Wehklagen hinzugeben, das eine Blockade in Kehle und Brust verhindern würde.

Zudem fühlen sich viele Menschen unfähig zu trauern. Sie fühlen sich abgeschnitten von ihren Gefühlen, eine Empfindung, welche ja auch typisch für das Metallelement ist. Dieser Zustand schafft subjektiv einen großen Leidensdruck. Viele Patienten, die vielleicht nach außen hin eher zynisch und hart wirken, würden sich nichts sehnlicher wünschen, als endlich weinen zu können. Weinen kann eine große Befreiung der Seele sein und sehr viel Erleichterung bringen. Man kann wieder frei atmen und die Brust kann sich wieder hin zur Lebensfreude öffnen.

Die Öffnung des Yin Wei Mai durch die Punkte Perikard 6 und Milz 4 in Verbindung mit Ren Mai 22, hilft Kehle und Herz zu öffnen und von lang angestauten Gefühlen der Trauer zu befreien.

Der Himmelsfensterpunkt Dickdarm 18 als Punkt, der das „Loslassen", insbesondere bei Trauer, fördert, kann hier ergänzend wirken.[60]

### Verbindung von Lungen- und Nierenmeridian

Obwohl der Punkt Ren Mai 22 keinen direkten Treffpunkt mit dem Nieren- und Lungenmeridian darstellt, steht er doch über den Extrameridian Ren Mai mit den beiden Funktionskreisen Niere und Lunge in enger Verbindung.

Öffnungs- und Abschlusspunkt des Ren Mai sind Lunge 7 (*Unterbrochene Reihenfolge,* liè quē 列 缺) und Niere 6 (*Erleuchtetes Meer*, zhào hǎi 照海).

Der innere Verlauf des Lungenmeridians verläuft durch die Halsregion.[61]

Auch der Nierenmeridian erreicht über seinen inneren Verlauf die Kehle, um dann an der Zungenwurzel zu enden.

Im Ling Shu, Kapitel 69, heißt es:

*"Es ist der Shaoyin-Meridian des Fußes, der mit der Zunge und dem Zungenbein im oberen Bereich verbunden ist und schließlich im Kehldeckel in seinem Verlauf endet. In der Behandlung kann man den Nierenmeridian und den Ren Mai sedieren, um so das trübe Qi zum Abklingen zu bringen. Das Qi des Nierenmeridians fließt. ja vom Bereich des Kehldeckels nach oben und verbindet sich dort mit dem des Ren Mai. Wenn man also die Punktstelle tiān tū (Ren Mai 22) nadelt, wird der Kehldeckel auch wieder die Töne der Stimme aussenden können".*[62]

Zusätzlich besteht eine Verbindung des Nierenmeridians über den Extrameridian Yin Qiao Mai zur Kehle, der von seinem Öffnungspunkt Niere 6 (*Erleuchtetes Meer*, zhào hǎi 照海) ausgeht und eine befeuchtende Wirkung auf die Kehle hat.

Die Öffnung des Ren Mai durch die Punkte Lunge 7 und Niere 6 in Verbindung mit Ren Mai 22 ist besonders gut geeignet bei Beschwerden, denen eine Schwäche von Niere und Lunge zugrunde liegt. Hierzu zählt zum Beispiel Asthma oder allgemeine Lungen-Qi und Lungen-Yin-Schwäche im Alter.

[60] *s. Kapitel 3 Dickdarm 18*

[61] *Er entspringt im mittleren Erwärmer, steigt zum Dickdarm-Organ ab, von dort durch die Lunge hinauf zum Hals und wieder nach unten zu Lunge 1, wo er an die Oberfläche gelangt.*

[62] *Schmidt, Wolfgang G.A., 2008, Lingshu oder die wundersame Türangel, Klassiker des Gelben Kaisers zur Inneren Medizin, PDF-Datei, S. 284*

## 1.4 Funktionen

1. **Senkt rebellierendes Lungen-Qi ab**

   Normalerweise verteilt sich das Qi der Lunge nach unten. Es hat grundsätzliche eine absenkende Wirkung. Bei rebellierendem Lungen Qi (nì qì 逆氣) kehrt sich diese Richtung um. Es kommt zu einer energetischen Blockade in der Lunge. Typischerweise handelt es sich hier um Husten, Keuchatmung, Kurzatmigkeit und Asthma. Ren Mai 22 ist durch seine absenkende Wirkung einer der wichtigsten Punkte, um diese Beschwerden zu behandeln.

2. **Befreit die Brust**

   Eine Befreiung der Brust kann sowohl auf der körperlichen als auch auf der psychischen Ebene notwendig sein. Oft befindet sich die empfundene Blockade auf beiden Ebenen gleichzeitig.

   Ren Mai 22 hat sowohl eine absenkende als auch eine aufbrechende Kraft.

   Seine Position auf dem Yin Wei Mai ermöglicht es zudem, sowohl die Lunge als auch das Herz zu befreien, ein wichtiger Aspekt bei eher psychisch bedingter Stagnation.

3. **Befreit die Kehle**

   Wie schon im Namen *Himmlischer Kamin* (tiān tū) indiziert, ist Ren Mai 22 der Punkt der Wahl, wenn es darum geht, die Kehle, also den „Kamin" frei zu halten. Im Grunde haben alle Himmelsfensterpunkte, die am vorderen und seitlichen Hals gelegen sind, diese Funktion. Dickdarm 18, *Unterstützer des Kamins* (fu tu) bei Hitze und Schleim beziehungsweise Magen 9, *Willkommen Menschen* (ren ying) bei allgemeiner Stagnation werden dabei am häufigsten benutzt.

4. **Befeuchtet die Kehle**

   Diese Funktion ist aus der Tatsache heraus zu erklären, dass Ren Mai 22 auf dem „Meer des Yin" liegt, wie der Extrameridian Ren Mai auch genannt wird. Yin steht auch für Befeuchtung. Yin Mangel zeigt sich immer auch als Austrocknung, insbesondere der Schleimhäute, was in der Regel einen chronisch trockenen Mund und Rachen zur Folge hat.

5. **Hilft der Stimme**

   „Machtvolles Strömen", wie tiān tū (Ren Mai 22) auch übersetzt wird, kann sich auf die Kraft des Atems und damit der Stimme beziehen. Dies gilt sowohl für die Sprechstimme als auch für das Singen.

   Zu den Übungen von Schauspielern zählt das Drücken dieses Punktes, um die Stimme kräftiger und tiefer werden zu lassen. Zusätzlich profitiert die Stimme von der befeuchtenden Wirkung von Ren Mai 22.

   Wie im Líng Shù, Kap. 69 beschrieben, wird bei einer Erkältung mit plötzlichem Stimmverlust das „üble" Kälte-Qi oberhalb von Ren Mai 22 entfernt, sodass sich der durch die Kälte blockierte Kehldeckel wieder öffnen und schließen kann.[63]

6. **Löst Schleim**

   Bei der spärlichen Anzahl von schleimlösenden Punkten unter den insgesamt 361 Akupunkturpunkten haben wir hier einen weiteren, und dazu noch hervorragenden Punkt mit dieser Indikation!

[63] *s. Indikationen*

Ren Mai 22 eignet sich besonders gut, wenn Schleim die Kehle hinunterläuft.
Bereits das Drücken der Ren Mai 22-Stelle kann ein unmittelbares Gefühl der Befreiung von Schleim im Brustkorb, der Nase und des gesamten Kopfes bewirken.

7. **Klärt Hitze in der Kehle**
Hitze hat grundsätzlich eine aufsteigende Bewegung. Bei Ren Mai 22 kann durch die absteigende und befeuchtende Wirkung dieses Punktes die Hitze gekühlt und nach unten abgeleitet werden.

## 1.5 Indikationen

### Indikationen aus den Klassikern

**Zhēnjiǔ Jiáyǐ Jīng** – ***Der Klassiker des ABC der Nadelung und Moxibustion***

VIII.1:

*„Bei Husten mit gegenläufigem Qi, Dyspnoe, plötzlichem Stimmverlust, blau-grünen Unterzungenvenen, „großem Qi" des Halses, schmerzhafte Blockade der Kehle (Hou Bi), trockener Kehle, gestresster schneller Atemnot, Rasseln in der Kehle, milder Kälte und Hitze, Schwellung des Nackens mit Schmerz in den Schultern, Fülle in der Brust, Hitze der Haut auf dem Abdomen, Nasenbluten, Erstickungsgefühl mit Herzschmerzen, unterschwelligen Papeln (der Haut), Kopfschmerzen, Hitze und Rötung im Gesicht mit intensivem, unangenehmen Empfinden in allen Muskeln des Körpers – hier ist tiān tū der herrschende Punkt!"*[64]

IX.4:

*„Wenn sich das Qi in der Brustregion sammelt, nehme (Punkte) im oberen Teil des Körpers, wenn es sich im Abdomen sammelt, (Punkte) im unteren Teil des Körpers. Wenn beide (Körperregionen) (mit Qi) überfüllt sind, nehme zusätzlich die seitlichen (Punkte).*
*Bei Fülle Oben, sediere rén yīng, (Magen 9), tiān tū (Ren Mai 22) und das Zentrum der Kehle (lián quán, Ren Mai 23). Bei Fülle unten sediere Drei Meilen (San Li, Magen 36) und Strömendes Qi (Qi Chong, Magen 30)."*[65]

**Huángdì Nèijīng** 黃帝內經 ***Des Gelben Kaisers innerer Klassiker***

Líng Shù, Kap. 69 „Sorge, Wut und Sprachlosigkeit":

*"Wenn jemand plötzlich in Sorge und Wut gerät und sprechen (möchte), aber keinen Ton herausbringt, welcher Weg ist da versperrt?*
*„Wenn jemand plötzlich die Stimme verliert, dann haben Kälte-Qi sich im Kehldeckel niedergelassen und folglich kann sich der Kehldeckel nicht öffnen. Öffnet er sich, so kann er sich nicht mehr senken, bis schließlich das Öffnen und Schließen gar nicht mehr zustande kommen. Daher ist der Betroffene stimmlos ...*
*Die Fuß-Minder-Leitbahn (Nierenmeridian) ist oben mit der Zunge verknüpft. Sie bildet ein Netz um das*

[64] *Huang-fu Mi, 1994, A Translation of the Jia Yi Jing by Yang shou-zhong and Charles Chace, S. 398*
[65] *Huang-fu Mi, 1994, A Translation of the Jia Yi Jing by Yang shou-zhong and Charles Chace, S. 331*

*Zungenbein und sie endet am Kehldeckel ... Man entferne die (üblen Qi) über der tiān tū(-Öffnung). Das bewirkt, dass der Kehldeckel sich wieder öffnet."*[66]

Sù Wèn 60:

*„Wenn das aufsteigende Qi hörbar ist (Rasselgeräusch), behandelt man das in der Mitte der Kehle."*[67]

**Handbuch Akupunktur**

Auch im Handbuch Akupunktur von Peter Deadman, und Mazin Al-Khafaji, wird Ren Mai 22 als ein Universalpunkt für fast alle Füllemuster der Lunge und der Kehle beschrieben.

**Indikationen:**

- Obstruktionen des Brustkorbs, Völlegefühl im Brustkorb, Obstruktion des Qi mit Herzschmerzen, Schmerzen des Herzens und des Rückens, rebellierendes Qi mit Husten, Asthma, plötzliche Dyspnoe, Unfähigkeit zu atmen, Lungenabszess mit eitrigem, blutigem Husten. Rasselndes Geräusch im Hals, Akkumulation von Schleim im Hals, Pflaumenkern-Qi, Ulzerationen im Hals/Rachenraum, die das Essen unmöglich machen, Schwellung im Hals/Rachenraum, Kältegefühl im Hals, trockener Hals, viel Speichel, schmerzhaftes Stauungssyndrom des Halses, plötzlicher Verlust der Stimme, Kropf.
- Ösophaguskonstriktion, Erbrechen, Gelbsucht.
- Purpurgrüne Venen unter der Zunge, Nasenbluten, Hitzegefühl der Gesichtshaut, rotes Gesicht, Schwellung des Rückens und des Halses und der Schulter, Frösteln und Fieber, Hitzegefühl der Haut des Abdomens, Urtikaria, Taubheitsgefühl des Körpergewebes.[68]

Bei Erkrankungen des Halses ist er praktisch bei jeder klinischen Situation indiziert. Dazu zählen Trockenheit, Schwellung und Schmerzen. Schwere, und indiziert.

Durch seine Verbindung mit dem Yin Wei Mai wirkt er zudem bei Obstruktionen des Qi mit Herzschmerzen, insbesondere wenn diese in den Rücken ausstrahlen.

## 1.6 Der Bezug zu den Fünf Elementen

### 1.6.1 Erde und Metall

Ren Mai 22 befindet sich an der zentralen Stelle zwischen Brustkorb und Kehle. Diese Region ist gekennzeichnet durch Erkrankungen der Atemwege und hat einen großen Bezug zur Lunge und dem Metallelement.

Die Symptome der Lunge sind wiederum eng mit der Qualität des Erdelementes verbunden. In der Fünf Elemente Theorie stehen Erde und Metall über den Sheng-Zyklus (ernährender Zyklus) in einer Mutter-Kind-Beziehung. Bei Erde und Metall ist dies ganz besonders der Fall, da der Erde als Element universal mütterliche Qualitäten zugeschrieben werden.

[66] *Unschuld, Paul U., Antike Klassiker der Chinesischen Medizin, Ling Shu/Zhen Jing, S. 702-705*

[67] *Unschuld, Paul U., Antike Klassiker der Chinesischen Medizin, Su Wen, Nan Jing, S. 228*

[68] *Deadman, Peter, Al-Khafaji, Mazin, Baker, Kevin, Handbuch Akupunktur, S. 520*

Eine geschwächte Mutter kann ihr Kind nicht nähren. Ist die Erde erschöpft ist, leidet auch das Metall, ihr natürliches „Kind".

Oder nach J.R. Worsley:

*„Wenn die Mutter krank ist, „schreit" das Kind."*

Dies bedeutet auf die Fünf Elemente bezogen, dass die Ursache der Erkrankung oft im „Mutter-Element" zu suchen ist, in diesem Fall in der Erde.

Bei Symptomen der Atemwege sollte man immer auch untersuchen, ob diese von einer schwachen Erde kommen. Ist die Lunge betroffen, kann dies zum Beispiel an einer nicht ausreichenden Versorgung durch die Milz liegen.

Ein gutes Beispiel aus der Praxis für die Abhängigkeit der Lunge von der Versorgung durch die Erde ist die Blockierung der Atemwege durch Verschleimung. In der chinesischen Medizin ist Schleim das Resultat einer geschwächten Transformationsfunktion der Milz. Dies entsteht meistens durch zu viel kaltes, fettes oder zu süßes Essen. Die resultierende Verschleimung zeigt sich vor allem im Metall, d.h. in den Atemwegen, in Bronchien, Kehle, Nase und Nebenhöhlen.

Der Punkt Ren Mai 22 spielt bei all diesen Erkrankungen eine wichtige Rolle.

Die enge Beziehung zwischen den beiden Elementen Erde und Metall zeigt sich auch darin, dass diese in zwei der insgesamt *sechs Schichten* (liù jīng 六經) abgebildet wird:

### Die Tai Yin Schicht (Milz und Lunge)

Milz (Erde) und Lunge (Metall) sind direkt über die Tai Yin Schicht miteinander verbunden. Im *Des Gelben Kaisers innerer Klassiker* (Huang Di Nei Jing) und anderen klassischen Lehrbüchern wird die „Milz" noch als *Tai Yin des Beines* und die „Lunge" als *Tai Yin des Armes* tituliert, was darauf schließen lässt, dass Lunge und Milz als zwei Aspekte einer Einheit gesehen wurden.

Jeder der sechs Schichten wird in der *Abhandlung über die Kälte induzierten Erkrankungen*, dem Shānghán Lùn (傷寒論), eine Dominanz von Qi und/oder Blut und ein klimatischer Faktor zugeschrieben. Demnach ist die Tai Yin Schicht eine Qi-dominierte Schicht und ihr klimatischer Faktor ist die Feuchtigkeit.

Die Milz produziert das nachhimmlische Qi und stellt es dem „Meister des Qi", der Lunge, zur Verfügung. Ist das Qi der Mitte schwach, ist auch das von der Lunge beherrschte Abwehr-Qi schwach. Dies bedingt eine generelle Qi-Schwäche, die zu einer chronischen Anfälligkeit für Erkältungen führt.

Vielen Erkrankungen der Lunge und des Halses und/oder chronischer Abwehrschwäche liegt eine unterliegende Schwäche der Milz zugrunde. Dazu kann auch chronisches Asthma zählen.

Ist die Mitte geschwächt, entsteht Müdigkeit und Kraftlosigkeit, die sich auch in einer schwachen Atmung zeigt.

Die Milz stellt durch ihre metabolische Kraft, das Yun Hua (Transport und Transformation) zur Verfügung und damit die Feuchtigkeit, welche die Lunge benötigt.

Ist das Yun Hua der Milz unzureichend, wird Feuchtigkeit nicht umgewandelt und es entsteht Stagnation, Hitze und Schleim. Diese pathologische Situation wird direkt auf die Lunge, sprich die Bronchien und die Kehle, übertragen. Es kommt zu chronischer Verschleimung mit ständigem Husten und Räuspern.

### Zunge und Pulse der Tai Yin Schicht

Ein Milz- und Lungen-Qi-Mangel zeigt sich in allgemein leeren Pulsen und einer meist geschwollenen und blassen Zunge.

Bei der Durchsicht meiner Fälle, bei denen ich den Punkt Ren Mai 22 eingesetzt habe, zeigte sich, dass fast alle Personen ein solches Zungenbild zeigten. Auch bei der Pulstastatur waren leere Pulse in der Überzahl.

**Die Yang Ming Schicht (Magen und Dickdarm)**

Die Yang Ming Schicht, bestehend aus Magen (Erde) und Dickdarm (Metall), führt von allen sechs Schichten am meisten Blut und Qi. Ihr klimatischer Faktor ist Trockenheit.

Im Yang Ming, dem „strahlenden Yang“, entsteht am meisten Hitze. Diagnostisch werden dem Yang Ming die „Vier Großen (sì dà)“ Erkennungsmerkmale zugeordnet: Hohes Fieber, starkes Schwitzen, großer Durst, Ruhelosigkeit.

Zusätzlich zeigt sich die Hitze noch in Symptomen wie trockener Mund, trockener, roter Zunge mit gelbem Belag und einem roten Gesicht. Die beiden Verdauungsorgane sind eng miteinander verbunden.

In der Praxis werden Erkrankungen des Dickdarms eher über den Magenmeridian behandelt, auch deshalb, weil der Verlauf des Dickdarmmeridians keinen Bezug zum Abdomen hat.

Hals und Gesicht sind stark vom Yang Ming dominiert und deshalb anfällig für die Manifestation von Hitze. Hier kann der Punkt Ren Mai 22 absenkend, befeuchtend und kühlend wirken. Magen 9 oder Dickdarm 18, die beiden Himmelsfensterpunkte des Yang Ming, können hier unterstützend hinzugezogen werden. Zusätzlich können die Punkte Dickdarm 4 und/oder Dickdarm 11 sedierend genadelt werden.

**Zunge und Pulse der Yang Ming Schicht**

Eine Erkrankung in der Yang Ming Schicht bedeutet volle Hitze, die sich in allgemein schnellen Pulsen und einer roten Zunge mit gelbem Belag präsentiert.

**Die emotionale Verknüpfung von Erde und Metall**

Die Erde ist von allen Fünf Elementen das Element, welches am meisten mit dem „Mensch-Sein“ verbunden ist. Es bezieht sich auf die Verwurzelung des Menschen auf diesem Planeten. Unsere „Erde“ stellt unseren Körper Tag für Tag wieder neu her, indem sie die Nahrung aufnimmt und bis hin zu jeder einzelnen Zelle verteilt.

Menschen, die gut geerdet sind, sind naturverbunden und passen sich den Rhythmen der Jahres- und Tageszeiten an. Sie essen gerne, aber in Maßen. Sie richten sich mit den Mahlzeiten nach der biologischen Uhr. In vielen Kulturen, so auch in China oder anderen asiatischen Ländern, wird morgens um 6 Uhr ein umfangreiches und sättigendes Frühstück eingenommen. Mittags um 12 Uhr gibt es wiederum ein warmes Essen und auch abends eine warme Mahlzeit, möglichst nicht nach 18 Uhr.

Menschen des Typs Erde genießen das Essen, aber sie verschwenden es nicht. Sie mögen es, andere zu bekochen und zu versorgen. Sie sind großzügig und hilfsbereit, aber auch dies in Maßen. Ihre hervorragendste Eigenschaft ist die Zufriedenheit. Diese ist gepaart mit Zuversicht und dem Vertrauen, vom Leben immer versorgt zu werden.

In den meisten Kulturen ist die „Erde“ weiblich und mit dem Begriff der Mutter verbunden. Die Mutter Erde wurde als Göttin verehrt, mit dem Bewusstsein, ihrer Fürsorge unser Leben zu verdanken oder auch mit der Bitte um ausreichende Versorgung.

Im menschlichen Organismus wird das Erdelement durch die Organe Milz und Magen repräsentiert. Entsprechend der kosmischen Erde haben diese beiden Organe im Mikrokosmos Mensch die Aufgabe, ohne Unterlass für unser körperliches Wohl zu sorgen.

Heiner Frühauf hat die Milz als das „Aschenputtel“ unter den Organen bezeichnet: wenig beachtet, als selbstverständlich angesehen und schlecht behandelt.[69]

In Bezug auf unsere Verwurzelung im Leben spielt die Beziehung zur Mutter eine wichtige Rolle. Die Verbindung zur Mutter bleibt eine existentielle.

Wie gut wir in unserem Leben verankert sind, hängt von der grundlegenden frühkindlichen Erfahrung ab, sich angenommen zu fühlen.

Zu einer guten „Erde“ gehört auch die innere Sicherheit, immer einen Platz zu haben, zu dem man zurückkehren kann. Auch das Heimatgefühl ist Ausdruck der Erde.

Die frühe Erfahrung der Geborgenheit gibt uns innere Stabilität. Sie stellt die Basis dar, die es uns ermöglicht, als Erwachsene ein unabhängiges Leben zu führen und uns auf uns selbst zu verlassen. Unsere „Erde“ hat sich dann als innere Instanz etabliert, zu der wir immer zurückkehren können, unabhängig von äußeren Bedingungen.

Wenn ein Kind sich aber permanent zurückgesetzt fühlt, kann es keine starke „Erde“ entwickeln. Es bleibt bedürftig. Es hat die Erfahrung gemacht, dass seine eigenen Bedürfnisse nicht wahrgenommen werden. Dies kann dazu führen, dass ein Mensch, aus der Angst heraus abgelehnt zu werden, große Schwierigkeiten hat, seine Bedürfnisse auszudrücken.

### Die Erde und die Fähigkeit, Bedürfnisse auszudrücken

Meiner Erfahrung nach liegt die emotionale Schwäche des Erdelementes oft in der Unfähigkeit, die eigenen Bedürfnisse zu artikulieren. Diese werden nicht als wichtig oder sogar gar nicht mehr empfunden. Solche Menschen leiden unter einer Blockade des Selbstausdrucks, die in der Kehle empfunden wird. Sie mussten sich so lange zurückstellen und ihre Bedürfnisse „hinunterschlucken“, dass diese gefühlt wie ein Knoten im Hals festsitzen.

Die emotionale Blockade der Kehle macht es diesen Patienten schwer, über ihre Gefühle zu reden. Sie finden oft Erleichterung in einer Körper- oder Gesprächstherapie.

Sie müssen lernen, ihrer Stimme wieder zu vertrauen. Auch Summen oder Singen, beides Ausdruck des Erdelementes, können hier hilfreich sein.

Eine solche Blockade der Kehle kann sich auch noch auf eine andere Weise körperlich äußern. Viele Patienten klagen über ein Fremdkörpergefühl in der Kehle, das in der Regel einseitig empfunden wird. Sie spüren etwas anscheinend Gegenständliches, das sie hinunterschlucken möchten, aber nicht können, und das in der Regel nicht wirklich substantiell ist.

Die Mutter-Kind-Beziehung zwischen Erde und Metall ist auch auf die emotionale Ebene übertragbar. Gemäß der Regel: „Wenn die Mutter krank ist, schreit das Kind“, können sich psychische Probleme der Erde in körperlichen Symptomen im Metallelement manifestieren.

Diese „Somatisierungen“ können Erkrankungen der Lunge oder der Verdauungsorgane sein. Oft sind auch beide „Kind“-Organe erkrankt.

Ren Mai 22 hat gemäß seiner Lage und Indikation mehr Bezug zu den Atmungsorganen.

Diese sind daher in diesem Kapitel eher im Fokus der Betrachtung.

So kann das ständige Zurückstellen und Hinunterschlucken der eigenen Bedürfnisse dazu führen, dass man im wahrsten Sinne des Wortes keine Luft mehr bekommt. Der Energiefluss im oberen Erwärmer ist dann blockiert und das Qi (die Luft) bleibt im Brustkorb gefangen. Gleichzeitig liegen starke Verspannungen in Kehle,

[69] *Frühauf, Heiner, Die Symbolik der Akupunkturpunkte, mp4, Aku-1.7*

Kinn, Nacken und Zwerchfell vor. Asthma, ständiges Hüsteln und Heiserkeit, chronische Verschleimung der Bronchien, der Nase und der Nebenhöhlen sind hier die typischen Symptome.

### 1.6.2 Asthma

Ren Mai 22 ist grundsätzlich ein sehr guter Punkt bei allen Formen von Asthma.

*„In der westlichen Medizin wird zwischen chronischem Asthma und allergischem Asthma unterschieden. Asthma bronchiale – meist vereinfachend als Asthma bezeichnet – ist eine chronische Atemwegserkrankung, die durch viele verschiedene Faktoren beeinflusst wird und sehr unterschiedlich ausgeprägt sein kann. Der Begriff „Asthma" stammt aus dem Griechischen und bedeutet sinngemäß „Beklemmung" oder „Keuchen". Bei Asthma gibt es Zeiträume mit stärkeren und schwächeren Beschwerden, aber auch beschwerdefreie Zeiten. Bei Menschen mit Asthma besteht andauernd (chronisch) eine Entzündung in den Atemwegen. Gleichzeitig sind die Luftwege der Betroffenen übermäßig empfindlich gegenüber verschiedenen Reizen. Diese sogenannte bronchiale Hyperreagibilität und die permanente Entzündung führen über mehrere Mechanismen zu einer Verengung der Bronchien (Atemwegsobstruktion), die die typischen Asthma-Symptome hervorruft."*[70]

In der Fünf-Elemente-Akupunktur ist es vor allem wichtig zu untersuchen, welche Faktoren zu den Symptomen einer Asthmaerkrankung geführt haben und welche Elemente daran beteiligt sind.

Asthma ist eine Erkrankung der Lunge und wird daher grundsätzlich dem Element Metall zugeordnet. Bei einer differenzierteren Betrachtungsweise stellt sich jedoch die Frage, ob die Ursache der Erkrankung im Metall liegt. Es kann durchaus sein, dass die lebensgeschichtlichen oder emotionalen Ursachen ein anderes Element betreffen und das Metall nur der Symptomträger ist.

In der Praxis hat sich gezeigt, dass die Behandlung der unterliegenden Elemente-Konstellation nicht nur das Symptom verbessert, sondern auch grundsätzliche positive Veränderungen auf der psychischen und allgemein energetischen Ebene erzielt. Bei an Asthma erkrankten Patienten habe ich drei verschiedene Fünf-Elemente-Konstellationen beobachtet, die ich im Folgenden beschreiben möchte. Zwei davon möchte ich in diesem Kapitel nur kurz ansprechen. Hauptthema soll die Besprechung des „Erde/Metall-Asthmas" sein.

#### Holz/Metall-Asthma

Diese Konstellation entspricht dem allergischen Asthma. Sie tritt vor allem im Frühling als ein dem Heuschnupfen zugeordnetes Symptom auf und dies besonders während der Zeit der Birkenblüte. Aus der Sicht der chinesischen Medizin liegt hier ein Angriff des Holzes auf das Metall vor. Da dieser Angriff gegen die Richtung des Kontrollzyklus geschieht, wird diese Situation auch als „Holz beleidigt das Metall" bezeichnet.

*„Eine schwache Lunge (Metall) wird im Frühling, der „Hoch-Zeit" des Holzelements, vom Wind (Holz) angegriffen. Eine Patientin schilderte dies sehr anschaulich: „Vor unserem Haus steht eine Birke. Wenn ich morgens das Haus verlasse, stehen die Birkenzäpfchen schon aufgereiht wie eine Armee bereit zum Angriff."*
*„Da das Holz das Metall nur angreifen kann, wenn es schwach ist, ist es deshalb sinnvoll, die Lunge im Herbst, der „Hoch-Zeit" des Metalls, zu stärken. Der mit dem Holz assoziierte Wind bewirkt im Frühling*

[70] *https://www.lungeninformationsdienst.de/krankheiten/asthma/grundlagen/index.html*

*einerseits Jucken und Tränen der Augen (Holz) und andererseits ständiges Niesen, eine laufende Nase und eine juckende Kehle (Metall). Allergisches Asthma ist eine Steigerung dieses Geschehens entsprechend einer stärkeren konstitutionellen oder erworbenen Schwäche der Lunge.“*[71]

Die Ursache eines „Holz/Metall-Asthmas“ kann meiner Erfahrung nach darin liegen, dass unausgedrückte Emotionen von Ärger und Trauer ein Spannungsfeld bilden.

*„Sowohl bei durch Wut kaschierter Trauer als auch bei durch Trauer kaschierter Wut ist es sehr wichtig, die eigentliche Emotion anzuerkennen und zu lösen. Dies kann durch Akupunktur und/oder Psychotherapie unterstützt werden.“*[72]

Diese Konstellation zwischen Holz und Metall und die entsprechenden Behandlungen werden ausführlicher im Kapitel Lunge 3 besprochen werden.

**Wasser/Metall-Asthma**

Bei diesem Asthma liegt eine Schwäche der Niere (Wasser) und der Lunge (Metall) vor.

Eine solche grundsätzliche Schwäche kommt vor allem im Alter vor. Niere und Lunge sind in einem Kreislauf verbunden. In einer bildhaften Darstellung wird die Lunge oft wie ein Baldachin und die Niere als eine aufnehmende Schale dargestellt. Hiermit wird die Aus- und Einatmung symbolisiert. Wird die Nierenkraft im Alter schwach, kann der Atem nicht genug absenken und es kommt zu Kurzatmigkeit. Typisch für diese Form des Asthmas ist, dass die Symptome sich schon bei der kleinsten Anstrengung verstärken.

**Vorschläge für Punktkombinationen bei Wasser/Metall-Asthma**

- **Ren Mai 22, Lunge 5, Niere 7, Ren Mai 6**
  Bei lang anhaltender Trauer mit Druck auf Brust und Herz ist es sinnvoll, die Blockade zwischen den Elementen Metall und Wasser über den Sheng-Zyklus zu lösen. Dies wird durch das Sedieren des Lungenmeridians im Wasserpunkt (Sedierungspunkt) und das Tonisieren des Nierenmeridians im Metallpunkt (Tonisierungspunkt) erreicht.
  Ren Mai 6 (*Meer des Qi* , qì hăi 氣海) unterstützt diese Behandlung, indem er die Haltefunktion der Niere stärkt und gleichzeitig Qi zur Verfügung stellt. Schon im Namen „qì hăi“ (Atem und Meer) findet sich die Verbindung zwischen den beiden Elementen Metall und Wasser. Gerade bei älteren Patienten.

- **Ren Mai 22, Lunge 7 und Niere 6 (Öffnung des Ren Mai), Ren Mai 6**
  Dies ist eine weitere, sehr harmonische und effektive Behandlung bei Altersasthma mit einem schwachen Wasserelement und einer schwachen Lunge.

**Erde/Metall-Asthma**

Aus der Sicht der chinesischen Medizin liegt hier eine kombinierte Milz- und Lungen-Qi-Schwäche vor. Dies zeigt sich in dem Zungenbild der gedunsenen und blassen Zunge, die oft Zahneindrücke aufweist. Weiterhin

[71] *Klain, Sigrid, „Holz und Metall – Theorie und Praxis der Fünf Elemente“, Naturheilpraxis 4/2013, S. 42*

[72] *ebd., S. 41*

bestätigt der Befund eines leeren Pulses (xū mài) diese Diagnose. Diese Asthma Erkrankung verschlimmert sich in der Regel ab Ende des Spätsommers und im Herbst entsprechend den Jahreszeiten von Erde und Metall.

Feuchtigkeit, insbesondere kalt-nasses Wetter im Herbst verstärken die Symptome.

In vielen Fällen handelt es sich bei der Genese um eine meist frühkindliche emotionale Störung der Erde, die ihre Wurzel in einer gestörten Mutter-Beziehung hat. Die Symptome, die meist auch schon seit der frühen Kindheit bestehen, können als ein Schrei nach Aufmerksamkeit verstanden werden.

Interessant ist in diesem Zusammenhang, dass bestimmte Lungen- und Darmerkrankungen zu den ersten als psychosomatisch eingestuften Krankheiten in der westlichen Medizin zählen.

Der Psychoanalytiker und Arzt Franz Gabriel Alexander, der als Mitbegründer der psychosomatischen Medizin gilt, hatte bereits 1950 sieben Erkrankungen („The Holy Seven" genannt) aufgezählt, denen seiner Ansicht nach „spezifische Konflikte" zugrunde lagen: Dazu zählten auch Asthma bronchiale und Colitis Ulcerosa beziehungsweise Morbus Crohn, die beiden entzündlichen Darmerkrankungen.[73] [74]

In Bezug auf Asthma spricht er von einem „unterdrückten Schrei nach der Mutter".

Alexander Mitscherlich, Psychoanalytiker und Arzt[75], interpretiert dies in den „Bemerkungen zum klinisch-ärztlichen Allergieproblem", die etwa zur gleichen Zeit erschienen sind, als einen „Schrei gegen die Mutter".

Der asthmatische Anfall erscheint somit sowohl als Ausdruck als auch als Ausweg aus diesem Gefühlschaos, der gleichzeitig zumindest das Ziel erreicht, ein gewisses Maß an Sorge und Aufmerksamkeit zu erlangen.

Wenn wir uns einen Asthmaanfall vor Augen halten, sind in diesem sowohl die Existenzangst, nämlich nicht mehr atmen und leben zu können, als auch der Krampf der unterdrückten Wut als auch der Schrei nach Aufmerksamkeit (der Mutter) spürbar.

Eine Heilung kann erst erfolgen, wenn das ursächliche Leid zum Ausdruck gebracht und verarbeitet werden kann. Eine Stärkung der emotionalen Aspekte des Erdelementes mit gleichzeitiger Bewegung und Entspannung des Metalls kann hier eine Qi-Bewegung auf der psychischen, wie auch auf der körperlichen Ebene bewirken, die einen Heilungsprozess einleiten kann. Der Punkt Ren Mai 22 kann sowohl in seiner Eigenschaft als Himmelsfensterpunkt an bestimmten Zeitpunkten emotionale Klarheit bewirken als auch auf der körperlichen Ebene, Lunge und Herz befreien.

## Fallbeispiel: Erde/Metall Asthma

Eine 60-jährige Patientin leidet seit ihrer frühsten Kindheit unter chronischem Asthma. Sie empfindet ihre Beschwerden als ein „Zurückhalten" ihres Atems. Die Symptome werden durch Feuchtigkeit und Müdigkeit verstärkt. Nase und Rachen sind meistens verschleimt. Wenn es ihr psychisch schlecht geht, belegt sich ihre Stimme und sie wird heiser.

Oft wird sie morgens um 5 Uhr durch das Gefühl eines „inaktiven Darms" (Verstopfung) geweckt. Sie hat ein großes Verlangen nach Süßem, vor allem nach Kuchen und dies besonders abends; ihr Bauch fühlt sich nach dem Essen häufig „wie Beton" an.

Sie ist eine imposante Frau mit einer freundlichen, offenen, klugen und vertrauenserweckenden Ausstrahlung. Ihre Arbeit erfordert viel emotionale Kraft.

Sie singt gerne und eine gute Stimme ist ihr wichtig.

[73] *Alexander, Franz, 1977, Psycho-somatische Medizin, Grundlage und Anwendungsgebiete*

[74] *Die fünf weiteren Erkrankungen waren: Ulcus ventriculi (Magengeschwür) und Ulcus duodeni (Zwölffingerdarmgeschwür), Rheumatoide Arthritis (Chronische Polyarthritis), Neurodermitis (Hauterkrankung), Essentielle Hypertonie (Bluthochdruck), Hyperthyreose (Schilddrüsenüberfunktion)*

[75] *Alexander Mitscherlich gründete bereits 1949 an der Universität Heidelberg die erste psychosomatische Abteilung in Deutschland und erhält dort eine außerplanmäßige Professur für psychosomatische Medizin. 1960 gründet und leitet er das Sigmund-Freud-Institut in Frankfurt/Main.*

Sie ist verheiratet und hat eine Tochter.

Als die Patientin eineinhalb Jahre alt war, wurde ihr Bruder geboren.

Da die Mutter sich überfordert fühlte, ließ sie meine Patientin oft schreiend in einem anderen Stockwerk zurück und verbrachte ihre Zeit hauptsächlich mit der älteren Tochter und dem Neugeborenen.

In dieser Zeit begann ihr Asthma.

Die Beziehung zu ihrer Mutter sieht sie als sehr gestört an. Wenn sie mit ihr telefoniert, geht ihr heute noch „der Hals zu". Sie hat einen großen Widerstand, sie zu besuchen, da es ihr jedes Mal sehr schlecht danach geht. Sie erkennt einen unguten Zusammenhang mit ihrem eigenem ungesundem Essverhalten und der ständigen Nötigung der Mutter, wenn sie diese besucht, doch mehr zu essen, vor allem Süßigkeiten, die wie ein schaler Liebesersatz anmuten.

In der Beziehung zu ihrem Mann leidet sie unter Verlassensängsten. Sie fühlt sich dadurch sehr abhängig und schwach. Ihre Ängste äußern sich auch in bedrohlichen Träumen. Oft spürt sie ein „Herzziehen".

Obwohl sie nach außen hin sehr stark wirkt, fühlt sie sich „dünnhäutig" und sehr empfindlich.

<u>Zunge:</u> geschwollen, blass, feucht und mit einem etwas schleimigen Belag in der Mitte

<u>Pulse:</u> sehr schwach auf Perikard, Milz und Magen und generell leer

**Behandlungen:**

- **Ren Mai 22, Milz 3, Lunge 9, Magen 25**
  Danach verbesserte sich ihre Atmung und sie fühlte sich deutlich stärker.

- **Ren Mai 22, Magen 36, Milz 3, Lunge 9, Lunge 1, Milz 20**
  Danach trat eine Verbesserung der Beziehung zu ihrer Mutter verspürte. Sie konnte klarer mit ihr sein und ihr ist beim Gespräch mit ihr nicht mehr der Hals zugegangen.

- **Ren Mai 22, Lunge 2, Milz 3, Lunge 9, Dickdarm 18**
  Sie fühlte sich danach „psychisch sehr gestärkt".

Die Patientin kam in regelmäßigen Abständen über längere Zeit zur Behandlung.

Ihr war es sehr wichtig, die Behandlung bei mir als Begleitung eines inneren seelischen Prozesses zu verstehen. Sie, die immer ein offenes Ohr für andere hatte, wollte sich Raum und Zeit für ihre eigenen Befindlichkeiten nehmen. In dieser Zeit veränderte sie aktiv sehr viel in ihrem Leben. Sie ging unter anderem in Frührente – ein großer Schritt in Bezug auf ihre Selbstfürsorge.

Die Besuche bei der Mutter ging sie nach und nach viel selbstbewusster an. Es kam zu guten und klärenden Gesprächen und letztlich zu einem liebevollen Umgang.

Die Beziehung zu ihrem Mann änderte sich insofern, als sie ihn objektiver und freier von Ängsten sehen konnte. Seither hat sich auch seine Einstellung ihr gegenüber geändert und sie kommen gut miteinander aus.

Diese Behandlung zeigt, wie wichtig es ist, bei Patientinnen und Patienten, deren Erdelement so früh verletzt wurde, Raum für eine Auseinandersetzung mit den frühen Konflikten zu geben.

Die Stärkung der Erde durch die Akupunktur konnte unterstützend dazu beitragen, dass diese alten Konflikte offenbart und verarbeitet werden konnten.

Eine solche Behandlung kann wie eine ständige gegenseitige Verstärkung von Befreiung des Qi-Flusses und damit des Geistes und neuen Erkenntnissen des eigenen Potenzials sein.

Der Himmelsfensterpunkt Ren Mai 22 eignete sich in diesem Fall besonders gut, da er sowohl die Blockaden in der Kehle als auch in der Brust behandelte.

### Unterdrückte Trauer

Auch Trauer kann in der Kehle stecken bleiben. Der Gefühlsausdruck der Trauer, das Weinen und Schluchzen, bricht sich Bahn entsprechend des inneren Verlaufs des Lungenmeridians von der Brust über die Kehle.

Trauer ist eine Emotion, die häufig unterdrückt und blockiert wird. Das Gefühl in der Kehle wird dann als ein Abgeschnürt-Sein beschrieben. Viele Patientinnen und Patienten, die vielleicht nach außen hin eher zynisch und hart wirken, würden sich nichts sehnlicher wünschen, als endlich weinen zu können. Weinen kann eine große Befreiung der Seele sein und sehr viel Erleichterung bringen. Man kann wieder frei atmen und die Brust kann sich wieder hin zur Lebensfreude öffnen.

### Fallbeispiel: Unterdrückte Trauer

Eine 70-jährige Patientin kam zu uns in das Fünf-Elemente-Ambulatorium des ABZ-Mitte. Ihre Behandlung u. a. unter meiner Supervision wurde von dem behandelnden Schüler wie folgt beschrieben:

„Das Metall zeigt sich, bis auf eine deutliche Belastungsdyspnoe (Treppensteigen), nicht direkt offensichtlich von Beginn an, nimmt dann aber im Verlauf der Behandlung eine tragende Rolle ein. Am dritten Behandlungstermin berichtet die Patientin von einer nächtlichen Episode erhöhten Pulses, die etwa zeitgleich mit dem Auftreten der starken Schulter/Nackenverspannungen einherging. Auf die Frage, wie sie sich dabei fühlte, antwortet sie erst, dass es sie ärgere. Dann kommen ihr allerdings die Tränen und schließlich bricht etwas in ihr auf. Eine tiefe Trauer wird erstmals spürbar. Sie denke dann oft an die Verstorbenen, „vor allem die Menschen, die jung gestorben sind".

Sie beschreibt, wie sie eigentlich keinen Raum hat, ihre Trauer auszudrücken. Ihr Mann sage immer: „Was heulst du denn schon wieder".

Mit den Tränen entspannen sich auch direkt ihre Schultern. Sie fühlt sich ganz befreit.

In der vierten Behandlung benennt sie den Grund ihrer Trauer: verstorbene Verwandte (Eltern, ein Cousin), aber besonders auch ihre Fehlgeburt und das verstorbene Kind (Frühgeburt in der 28. Woche), beide unmittelbar nacheinander vor über 40 Jahren.

Die Patientin beschreibt ebenfalls, dass sie schon seit der Kindheit nichts um ihren Hals ertragen kann (Halsketten, Halstücher, etc.). Sie bekommt dann ein Erstickungsgefühl („ich flippe aus"). Generell scheint im Hals eine Blockade zu sein. Wenn sie sich ärgert bzw. aufregt, „bekomme ich so 'nen Hals. Aber auch Trauer scheint ihr den Hals zu verknoten.

Während der Behandlung offenbart sich ihre Trauer zunehmend als das eigentliche Hauptthema. Als sie von der Todesnachricht des Sohnes einer Schulfreundin berichtet, kommen ihr die Tränen.

Die Patientin wirkt zwar eher „holzig" (selbstbewusst, robust) an der Oberfläche,

doch in der Tiefe ist zunehmend ihre tiefe Trauer sehr deutlich geworden.

In der letzten Behandlung spricht sie als erstes sofort die vorherige Behandlung an. Sie zeigt treffsicher auf Ren Mai 22 und strahlt. „Das war so schön", „richtig toll", „sehr angenehm" und „ein völlig neues Gefühl" sind ein paar ihrer Beschreibungen.

Neben dem veränderten psychischen Empfinden tun ihr auch besonders die Brust und die Narben nicht mehr weh (nach Brust OP wegen Brustkrebs). Auch der Kloß im Hals ist aufgelöst. [76]

[76] *Modularbeit des ABZ-Mitte, Manos Kalomenopoulos, Falldokumentation, Dozentin Sigrid Klain, Abz-Mitte, Dezember 2019, S. 5 (mit Abänderungen)*

Interessant ist auch die Beschreibung ihrer Reaktion auf die Nadelung von Ren Mai 22:

*„Die Patientin spürt Ren Mai 22 bis in den Rücken und die rechte Schulter. Als ich wieder ins Behandlungszimmer komme, um die Nadeln zu entfernen, finde ich die Patientin wach und recht aktiv vor, was im starken Kontrast zu der Ruhe und Entspannung steht, die ich sonst bei allen Behandlungen im Raum gespürt habe.“*[77]

### 1.6.3 Die Mutter saugt das Kind aus

Gerade bei der Beziehung zwischen Erde und Metall kann es meiner Erfahrung nach häufig zu diesem Phänomen kommen. Wie oben beschrieben, „schreit das Kind“ in der Regel, wenn die Mutter zu schwach ist, um es zu versorgen. Es kann aber auch über den Sheng-Zyklus zu einer Situation kommen, wo das „Kind schreit“, weil die Mutter es zu stark beansprucht. Hier sind die Rollen vertauscht. Dies ist der Fall, wenn eine Mutter nicht aus ihrer eigenen Kindrolle herausgewachsen ist und den Anspruch hat, dass ihr Kind sie versteht und für sie sorgt. Meist sind diese Mütter sehr dominante und egomanische Persönlichkeiten und erwarten ihr Leben lang, dass sie diejenigen sind, um die sich gekümmert wird. Bei einer Asthmapatientin entstand diese Situation dadurch, dass die Mutter Alkoholikerin war und sie sich schon früh um die jüngeren Geschwister kümmern musste.

In meiner Praxis habe ich oft erlebt, dass eine auf diese Art und Weise gestörte Mutter-Kind-Beziehung sich in Symptomen von chronischen Lungen- oder Darmerkrankungen somatisieren kann.

**Fallbeispiel: „Die Mutter saugt das Kind aus“**

Eine 67-jährige Patientin kommt wegen Asthma und Schluckbeschwerden in die Praxis. Sie wirkt auf den ersten Eindruck sehr locker, hat aber oft einen schmerzlichen und traurigen Gesichtsausdruck.

Die Beschwerden hat sie schon seit der frühen Kindheit. Zudem empfindet sie ein Fremdkörpergefühl im Hals und ist ständig verschleimt. Ihre linke Halsseite ist oft „zu“.

Sie spürt dann einen Hitzestau, der bis zur linken Kopfseite hinaufsteigt. Linksseitig ist auch das obere Augenlid auffallend geschwollen. Auch das Gesicht ist morgens oft geschwollen. Sie leidet unter Heuschnupfen bis in den Sommer hinein und ist häufig heiser.

Außerdem leidet sie unter Magenschmerzen nach dem Essen und bekommt dann oft keine Luft mehr.

Als sie ein Jahr alt war, wurde sie von ihrer Mutter in der ehemaligen DDR bei Verwandten zurückgelassen. Ihre Mutter heiratete im Westen und bekam eine zweite Tochter. Ihre älteste Tochter holte sie erst viel später, als diese 13 Jahre alt war, zu sich. Ihre Vorliebe gilt ihrer zweiten Tochter.

Inzwischen ist die Mutter, die sich mit 88 Jahren guter Energie erfreut, zu dem Hauptlebensinhalt meiner Patientin geworden. Sie tut alles, um ihr nützlich und nahe zu sein, verzichtet auf eigene Urlaube und begleitet ihre Mutter stattdessen bei deren verschiedenen Sanatorienaufenthalten. Um die Anerkennung ihrer Mutter zu bekommen, ignoriert sie ihre eigenen Bedürfnisse.

Außerdem versorgt sie ihren Ex-Mann, der seit Jahren sehr krank ist, und ihre beste Freundin, die an Krebs erkrankt ist.

Pulse: sind insgesamt leer.

Zunge: rund, blass mit schleimigem Belag im Zentrum

[77] *ebd., S. 13*

Die Behandlung erstreckte sich über einen längeren Zeitraum. **Ren Mai 22** wurde immer wieder eingesetzt, z. B. in Kombination mit **Ren Mai 6, Milz 3, Magen 36**. Auch andere Himmelsfensterpunkte wurden in Kombination ergänzend eingesetzt, wie z. B. **Dünndarm 17.**

Außer kleinerer Erholungspausen von den Symptomen, hat sich zurückblickend bei dieser Patientin im Grunde nicht viel verändert. Nichts konnte sie dazu bewegen, sich mehr um sich selbst zu kümmern. Gegen das große Bedürfnis, doch noch von ihrer Mutter geliebt zu werden, kamen auch alle Himmelsfensterpunkte nicht an.

Gerade bei der Beziehung zwischen Erde und Metall kann es meiner Erfahrung nach häufig zu diesem Phänomen kommen. Wie oben beschrieben, „schreit das Kind" in der Regel, wenn die Mutter zu schwach ist, um es zu versorgen. Es kann aber auch über den Sheng-Zyklus zu einer Situation kommen, wo das „Kind schreit", weil die Mutter es zu stark beansprucht. Hier sind die Rollen vertauscht. Dies ist der Fall, wenn eine Mutter nicht aus ihrer eigenen Kindrolle herausgewachsen ist und den Anspruch hat, dass ihr Kind sie versteht und für sie sorgt. Meist sind diese Mütter sehr dominante und egomanische Persönlichkeiten.

In meiner Praxis habe ich oft erlebt, dass eine auf diese Art und Weise gestörte Mutter-Kind-Beziehung sich in Symptomen von chronischen Lungen- oder Darmerkrankungen somatisieren kann.

### 1.6.4 Der Übergang von der Lebensmitte (Erde) zum Alter (Metall)

So wie die fünf Jahreszeiten Frühling, Sommer, Mittsommer, Herbst und Winter aufeinanderfolgen, werden auch die Lebensabschnitte den Fünf Elementen zugeordnet: die Kindheit dem Holz, die Jugend dem Feuer, die Mitte des Lebens der Erde, das Alter dem Metall und der Tod dem Wasser.

Allerdings gibt es im Kapitel 54 des Ling Shu mit dem Titel „Jahre des Himmels" eine andere mögliche Einordnung des Wasserelementes. Im Zusammenhang mit dem langsamen Abstieg der Lebenskraft wird demnach diese ab fünfzig Jahren zuerst im Holzelement, ab sechzig im Feuerelement, ab siebzig im Erdelement, ab achtzig im Metallelement und ab neunzig im Wasserelement nachlassen.[78] Somit kann das hohe Alter zwischen neunzig und hundert Jahren auch dem Wasser zugeordnet werden.

Jeder Übergang von einem Lebensalter in das nächste bedarf einer Transformation, die nicht immer einfach zu bewältigen ist. Die Fünf-Elemente-Akupunktur ist besonders gut geeignet, Patienten bei schwierigen lebenszeitlich bedingten Übergängen zu begleiten. Sie tut dies, indem sie über den Sheng- (hervorbringenden) Zyklus Blockaden löst.

Die Erde entspricht der Mitte des Lebens und das Metall dem Alter. Die spezifische Situation des Übergangs von der Erde in das Metall kennen wir auch als „midlife crisis". Der Zenit ist überschritten. Wie wir diese Erkenntnis einordnen können, hängt sehr davon ab, wie wir unser Leben bis zu dieser Wende gelebt haben. Es ist viel leichter eine Phase des Lebens loszulassen, wenn wir sie voll ausgelebt haben.

Das Element Erde ist sehr stark mit der Phase des Lebens verbunden, in der wir uns der Fürsorge unserer Kinder widmen. Oft gehen wir ganz in dieser Funktion auf und identifizieren uns mit der Elternrolle – wohlwissend, dass diese endlich ist und die „Brut" das Nest verlassen wird.

Der Übergang von der Mitte des Lebens ins Alter ist besonders problematisch bei Menschen mit einer Erdkonstitution und dies öfter bei Frauen. Frauen vom „Erdtyp" lieben es, schwanger zu sein, eine Familie zu gründen und als „Versorgungszentrum" zu agieren.

Die Probleme kommen dann, wenn sie zu stark an ihrer „Erde" festhalten.

[78] *s. Schmidt, Wolfgang G.A., 2008, Lingshu oder die wundersame Türangel, Klassiker des Gelben Kaisers zur Inneren Medizin, S. 242*

Sie können nicht loslassen, weil sie Angst vor einer vermeintlichen Leere haben.

So kann der unvermeidliche Übergang eine fundamentale Lebenskrise auslösen. Bei Menschen, die eine schwache Erde haben, kann dies entsprechend der Mutter-Kind-Regel Erkrankungen des Metalls, sprich der Atemwege oder des Darms auslösen.

**Fallbeispiel: Übergang Erde zu Metall im Lebenssalter**

Die 58-jährige Patientin aus Mittelasien leidet seit 12 Jahren unter Asthmaanfällen. Sie ist eine lebhaft anmutende Frau mit rundlichem Gesicht und Körperbau, lebt seit 40 Jahren in Deutschland, ist seit 36 Jahren verheiratet und hat zwei erwachsene Kinder. Es wird bald klar, dass sie sich als die zentrale Person in ihrer Familie sieht, die alle umsorgt. Obwohl ihre Kinder nicht mehr zuhause leben, möchte sie diese gerne regelmäßig bekochen und um sich haben.

Sie hält gerne alles sehr sauber, mag Klarheit und Ordnung und kann die Art ihres Mannes, so viele Dinge anzuhäufen, nicht nachvollziehen.

Wenn sie über ihre Familie spricht, glänzen ihre Augen.

Auffallend ist, dass es ihr oft schwerfällt, ihre Gedanken deutlich auszudrücken und zu ordnen. Hier zeigt sich eine mangelnde Konzentrationsfähigkeit, welche zu den typischen Störungen der „Erde“ zählt, die für unser rationales und geordnetes Denken verantwortlich ist.

Sie ist oft müde und fühlt sich überfordert.

Schon als Kind litt sie unter häufigen Atemwegsinfekten. Seit ihrem dreißigsten Lebensjahr leidet sie unter chronischer Bronchitis.

Ihr Mann hatte ihr versprochen, wieder in ihr Heimatland zurückzukehren. Finanzielle Schwierigkeiten führten jedoch dazu, dass dieser Plan aufgegeben werden musste. Zusätzlich musste sie eine Tätigkeit als Verkäuferin annehmen, die sie oft bis spät abends von zuhause fernhielt.

Hier begann ihrer eigenen Einschätzung nach ihr Asthma. Sie wollte ihrem Mann nicht zeigen, wie traurig sie darüber war, weder in die Heimat zurückkehren noch sich ausreichend um den Haushalt kümmern zu können. Stattdessen unterdrückte sie ihr nächtliches Weinen, indem sie sich die Nase zuhielt.

Zunge: blass, breit, rund und geschwollen mit Zahneindrücken.

Pulse: insgesamt leer, Gallenblase und Leber leicht gespannt

In den **Behandlungen** haben wir hauptsächlich die Erde gestärkt. Zu diesen zählten die **4-Nadel-Technik über Milz 3 und Lunge 9**, die beiden Luo-Punkte **Milz 4 und Lunge 7** und weitere Stärkungen der Erde wie **Ren Mai 12 und Dickdarm 25** und **Milz 5, Lunge 9 und Ren Mai 6**.

Die Stärkung des Erdelementes bewirkte bereits nach der 4. Behandlung bei der Patientin einen Durchbruch auf der psychischen Ebene. Sie benutzte die neue Kraft dazu, endlich „mal richtig aufzuräumen“. Zusammen mit Schwester und Schwager nutzten sie die zweiwöchige Abwesenheit ihres Mannes dazu zu entrümpeln, auszusortieren und längst überfällige Handwerksarbeiten zu erledigen. Symbolisch für ihre Veränderung entsorgte sie endlich die alte Emailspüle, die ihr wegen ihrer Schmuddeligkeit schon lange ein Dorn im Auge war und strahlt, wenn sie erzählt, wie ihre Metallspüle jetzt glänzt. Auch hier wandelte sich Erde zu Metall. Sie hat jetzt auch Raum geschaffen, um wieder Bilder zu malen.

Ihre Asthmaerkrankung scheint für sie in den Hintergrund getreten zu sein.

Diese Entrümpelungsaktion ist übrigens kein Einzelfall und markiert bei vielen Menschen den gelungenen Übergang ins Metallelement. Auf der Schwelle zum Alter geht es um das Loslassen von materiellen Anhäufungen, um die Befreiung von Überflüssigem, um das Schaffen von Raum für Neues und um die Orientierung zum Wesentlichen hin.

## 1.7 Wichtige Punkte und Punktkombinationen

### Die 4-Nadel-Technik über Milz 3 und Lunge 9

Die beidseitige Tonisierung von Milz 3 und Lunge 9 behandelt einen Qi-Mangel, der durch leere Pulse und eine geschwollene blasse Zunge gekennzeichnet ist.

Gemäß der 4-Nadel-Technik wird zuerst die Mutter im Ben-Punkt (hier der Erdpunkt in der Milz) und dann das Kind im Tonisierungspunkt (Erdpunkt der Lunge) beidseitig tonisiert.

Die Milz ist der Hauptproduzent des sogenannten nachhimmlischen Qi.[79] Die Lunge ist der Meister des Qi, da ja unsere Atmung wichtigste Voraussetzung für unsere Energie ist. Diese Kombination gehört meiner Erfahrung nach zu den wichtigsten Qi-stärkenden Behandlungen. Sie ist daher grundsätzlich sehr gut bei leeren, also Qi-schwachen, Pulsen wirksam.

Auf der psychischen Ebene kann diese Kombination eine grundsätzliche Stärkung der „inneren" Erde bewirken und zu einer eine Heilung alter Wunden, die sich als Symptome im Metall zeigen, beitragen.

Die Kombination Milz 3 und Lunge 9 wurde übrigens auch bereits von Sūn Sīmiǎo zur Behandlung von Asthma vorgeschlagen.

### Zu den einzelnen Punkten der 4-Nadel-Technik

- **Milz 3 (*Das Größte Weiß*, tài bái 太白)**

  Yuan-Punkt, Erdpunkt, Ben-Punkt

  Bereits der Name dieses Punktes gibt einen zweifachen Hinweis auf seine Verbindung zur Lunge. Erstens kann *tài bái* laut Heiner Frühauf auch für *Tai Yin* stehen.[80] Zweitens entspricht die Farbe Weiß dem Metall und damit der Lunge.

  Im gängigen Chinesisch bedeutet tài bái die Venus, der leuchtende Abendstern, der im Westen aufgeht (Westen ist hier auch wieder eine Anspielung auf das Metall). Weiterhin wird ein Berg im Zhong Nan Shan, dem *mittleren südlichen Gebirge* bei Xian, der alten Hauptstadt Chinas, so benannt.[81] Diese Berge dienten im Altertum den Eremiten als Aufenthaltsort.

  Beide Begriffe, *Tài* (das Größte) und bái (weiß – das Schriftzeichen zeigt eine strahlende Sonne) stehen in Verbindung mit dem Himmel. So lässt die Benennung dieses Punktes eine erhellende Wirkung vermuten. Gerade bei der Erde, die ja gerne „versumpft", kann dies sehr nützlich sein, vor allem auch auf die Psyche bezogen.

[79] *Das nachhimmlisch Qi oder erworbene Qi entspricht der Energie, die wir durch Atmung und Nahrung aufnehmen. Dabei spielt die Milz eine wichtige Rolle, da sie die aufgenommene Energie transformiert und verteilt. Das nachhimmlische Qi steht im Gegensatz zum vorhimmlischen Qi, welches uns von Geburt an zur Verfügung steht und unseren Erbanlagen entspricht.*

[80] *Frühauf, Heiner, 2016, Die Symbolik der Akupunkturpunkte, mp4, Aku_1.2*

[81] *ebd.*

- **Lunge 9 (*Tiefste Wasserschlucht*, tài yuān 太源)**

  Yuan- Erd-, Tonisierungspunkt; Meisterpunkt der Gefäße

  Alternativer Name: tài quán – 太泉 – Große Quelle

  Lunge 9 ist der Hauptpunkt auf dem Lungenmeridian, um das Qi zu stärken, eben genau deshalb, weil er Zugang zu dem Qi der Erde hat, die das nachhimmlische Qi produziert. In diesem Sinne kann man sagen: Lunge 9 ist für das Qi, was Leber 8 für das Blut ist. Beide Punkte schöpfen aus einer tieferen Quelle, Lunge 9 aus der Erde und Leber 8 aus dem Wasser. Als Yuan Punkt kann dieser Punkt Qi aus der Tiefe holen, das dort immer reichhaltig vorhanden ist. *Tiefste Wasserschlucht* und *Große Quelle* machen das eindeutig.

  Als Meisterpunkt der Gefäße reguliert Lunge 9, der ja selbst auf der proximalen Pulstaststelle (cun kou) liegt, den Puls und hat damit Einfluss auf die Qualität des Qi. Bei unrhythmischen, schwachen oder chaotisch anmutenden Pulsen kann dieser Punkt eine sofortige „Wiederherstellung" nicht nur des Lungenpulses, sondern aller Pulse bewirken. Hier zeigt sich die Verbindung mit der Körperseele Po 魄, die für eine automatische Regulation des Vegetativums sorgt und großen Einfluss auf Atem- und Herzrhythmus hat.

  „Yuan" ist laut Heiner Frühauf auch die Bezeichnung für einen mystischen, unglaublich tiefen See mit bodenloser Quelle, der dem Himmel nahe, auf einem hohen Berg liegt, z. B. auch auf dem Gipfel des Berges Kunlun. In diesem Zusammenhang kann man auch an den *Himmelssee,* tiān chí 天池denken, der ja namensgebend für den Himmelsfensterpunkt Perikard 1 ist.[82] Er ist Heimat des mythologischen Drachens, der sich auf seinem Grund verbirgt und auf seine Zeit wartet.[83] *Tai Yuan* war auch ein taoistischer Begriff für den dunklen Norden, den tiefen Wassern, aus denen das Leben kommt.

### Eine besondere Kombination bei Asthma

- **Ren Mai 22, Milz 3, Lunge 9, Milz 20, Lunge 1**

  Um den Transfer von der Erde zum Metall vollständig auszuführen, bilden die Punkte Milz 20 und Lunge 1 (in dieser Reihenfolge beidseitig gestochen) die ideale Ergänzung zu Milz 3 und Lunge 9. Wie im Folgenden ausgeführt, besteht auch hier ein Übergang von der Milz zur Lunge. Durch ihren direkten Einfluss auf die Atmung können sie zudem bei Atemwegserkrankungen wie Asthma und Husten unterstützend wirken.

### Zu den einzelnen Punkten

- **Milz 20 (*Überall Glanz*, zhōu róng 周榮)**

  **zhōu 周:** umgeben, Kreis, überall, vollständig

  **róng 榮:** Glanz, herrlich, blühend, alles gedeiht

  Milz 20 ist der vorletzte Punkt des Milzmeridians und liegt im zweiten Interkostalraum direkt unterhalb von Lunge 1. Hier besteht eine direkte Verbindung beider Meridiane, die es ermöglicht, das Qi der Milz zur Lunge zu transferieren und damit die Atmung zu stärken.

[82] *s. auch Kapitel Perikard 1*

[83] *Frühauf, Heiner, 2016, Die Symbolik der Akupunkturpunkte, mp4, Aku_1.2*

Im Altertum wurde der Punkt Lunge 1 zeitweise noch dem Milzmeridian zugeordnet. So waren beide Punkte noch auf demselben Meridian. Lorenzen/Noll beschreiben den Transfer von der Erde ins Metall, der zwischen diesen beiden Punkten stattfindet, folgendermaßen:

*„In den klassischen Texten steht als Synonym für Rong oft Ying und bedeutet nährendes, aufbauendes Qi. Die Milz transportiert die feinsten Nahrungsessenzen zur Lunge, die Lunge empfängt das Qi des Himmels, an diesem Punkt stoßen Himmel und Erde zusammen.“*[84]

Heiner Frühauf deutet den Punktenamen zhōu róng als das Vollenden eines Kreises (zhōu) und ein Erblicken des Lichtes des Geistes shén. Dein Hinweis auf die Kraft dieses Punktes, den Geist von der Schwere der Erde zu befreien.[85]

- **Lunge 1 (*Schatzhaus der Mitte*, zhōng fŭ 中府)**

  Mu Punkt der Lunge; Treffpunkt von Lunge und Milz

  **Zhong 中**: Mitte; laut Heiner Frühauf beschreibt das Schriftzeichen中nicht, wie meistens gedeutet, einen Pfeil, der in die Mitte trifft, sondern eine Fahnenstange, die z. B. im Notfall von einem Anführer aufgestellt wurde, um einen Versammlungspunkt zu signalisieren.[86]

  **Fu 府**: Schatzhaus oder auch „Privatschatulle des Kaisers“

  Lunge 1 ist der erste Punkt des Meridiansystems und hat damit eine fundamentale Bedeutung. Mit unserem ersten Atemzug wird von diesem Punkt aus der Qi-Fluss durch alle Meridiane eingeleitet.

  In Bezug auf seine Verbindung zum Erdelement ist es interessant, dass das Meridiansystem mit dem Begriff der *Mitte* zhōng 中beginnt; alles kommt von der Mitte, und, wie Heiner Frühauf sagt:

  *“Egal, was man macht in der chinesischen Medizin, in dem Moment, wo man zur Mitte zurückkehrt, kann man gar nichts falsch machen.“*[87]

  Der Lungenmeridian entspringt tatsächlich auch im mittleren Abdomen (außerhalb des Magens) und verbindet sich auch bei Lunge 1 mit der Milz. Auch hier besteht eine Verbindung zur Erde!

  Lunge 1 sammelt die nährenden Einflüsse der Milz, die im Sheng-Zyklus aus der Erde, von Milz 20 kommend hier in die Lunge fließen und sich mit dem Qi aus der Atemluft (Da Qi) verbinden. Das Qi der Mitte erreicht den Himmel oder umgekehrt.

### Weitere Punktkombinationen aus der Praxis

| | |
|---|---|
| Ren Mai 22, Milz 3, Lunge 9 | Trauer und Qi Mangel mit Druck auf der Brust |
| Ren Mai 22, Milz 3, Lunge 9, Milz 20, Lunge1 | Erde/Metall-Asthma (s.o.) |

[84] *Lorenzen, Udo; Noll, Andreas, 1998, Die Wandlungsphasen der traditionellen chinesischen Medizin, Band 3, Wandlungsphase Erde,*

[85] *Frühauf, Heiner, Classical Chinese Medicine.org, Spirit of the Points: Spleen Channel*

[86] *Frühauf, Heiner, Die Symbolik der Akupunkturpunkte, mp4, Aku_1.1*

[87] *Frühauf, Heiner, Die Symbolik der Akupunkturpunkte, mp4, Aku_1.1*

| | |
|---|---|
| Ren Mai 22, Magen 9, Lunge 5, Milz 9 | Asthma mit Feuchtigkeitsblockaden |
| Ren Mai 22, Magen 40, Lunge 7 | Blockade in der Kehle durch Schleim |
| Ren Mai 22, Dickdarm 18, Lunge 11, Ren Mai 15 | Emotionale Blockade bei Trauer, Kloß im Hals und gleichzeitig Druck auf der Brust |
| Ren Mai 22, Ren Mai 17, Perikard 6, Milz 4 | Herzschmerzen, psychische Beklemmungen mit Angst |
| Ren Mai 22, Lunge 5, Niere 7 | Lang anstehende Trauer, Druck auf Brust und Herz |
| Ren Mai 22, Lunge 7, Niere 6, Ren Mai 6 | Asthma (Wasser/Metall) |
| Ren Mai 22, Niere 4, Herz 7 | Angst mit abgeschnürtem Gefühl im Hals |
| Ren Mai 22, Ren Mai 15 | Schmerzhafte Schluckbeschwerden, Globulus Hystericus (Hou Bi) |
| Ren Mai 22, Magen 9 | Hyper- und Hypothyreose |
| Ren Mai 22, Niere 6, Blase 62 | Beruhigt Herz Yin z. B. bei Hyperthyreose |
| Ren Mai 22, Ren Mai 17 | Brustenge, Husten, Schleim, Ängstlichkeit |

# 2 人迎

## 2. MAGEN 9 – Rén Yīng

### Den Menschen willkommen heißen

Lage:

auf der Höhe der Spitze des Adamsapfels, am anterioren Rand des musculus sternocleidomastoideus

Qualifikationen:

- Einer der fünf großen Punkte (wǔ dà shū, 五 大輸)
- Oberer Vereinigungspunkt des Jing Bie (Sondermeridians) der Milz mit dem Hauptmeridian des Magens
- Oberer Eintrittspunkt des Fuß Yang Ming (Magen)
- Treffpunkt von Magen und Gallenblase
- Verbindungspunkt zwischen Yin- und Yang Qiao Mai
- Transportpunkt des „Meer des Qi"
- Punkt des „Meer des Qi"

Funktionen:

- Öffnet die Brust
- Löst Knoten und Schwellungen (Kropf) und Schleimblockaden
- Klärt Hitze
- Reguliert den Blutdruck
- Gleicht Qi Fluss zwischen Kopf und Körper aus
- Reguliert rebellierendes Lungen-Qi und Magen-Qi

Fünf Elemente Einordnung:

- Feuer-Erde
- Erde-Metall

## 2.1 Die Bedeutung des Namens rén yīng

**rén** 人: ein Mensch, dargestellt durch seine beiden Beine; jemand, der aufrecht steht (Wieger 25 A).[88]

**yīng** 迎: Das Schriftzeichen zeigt links drei Schritte und rechts eine Tür.

Es bedeutet nach Elisabeth Rochat de la Vallée: zur Tür gehen, um jemanden zu begrüßen.[89] Im chinesischen Sprachgebrauch heißt yīng „jemanden oder etwas begrüßen oder willkommen heißen, auf jemanden zugehen oder jemanden von Angesicht zu Angesicht treffen und auch etwas zu begegnen, in dem Sinne, dass man sich einer Sache stellt."[90]

In der Übersetzung des Zhēnjiǔ Jiǎyǐ Jīng[91] wird rén yīng als „Man`s Prognosis" übersetzt. Dies könnte damit zusammenhängen, dass in den Klassikern der Puls auf rén yīng diagnostisch genutzt wurde. Der Vergleich des Pulses auf der Karotis mit dem radialen Puls diente der Prognose für den Gesundheitszustand des Menschen.[92]

Yīng ist auch Bestandteil des Namens von Magen 5 (*Empfang des Da Qi*, dà yīng 大迎) und Dickdarm 20 (*Willkommen Düfte*, yīng xiāng 香迎). Diese Namensverwandtschaft bringt Heiner Frühauf zu der Vermutung, dass die drei Punkte dà yīng, rén yīng und yīng xiāng für den Empfang des kosmischen, menschlichen und irdischen Qi stehen, wobei die Düfte oder „wohligen Gerüche" der Erde entsprechen.[93]

Interessant ist auch ein Vergleich mit Du Mai 26 (Mitte des Menschen, rén zhōng 人中). Beide Punkte haben rén „Mensch" im Namen und befinden sich von ihrer Lokalisation her zwischen Himmel und Erde, Magen 9 am Hals, der Kopf und Körper verbindet und Du Mai 26 zwischen Nase (Himmel) und Mund (Erde).

Der Begriff rén, der an sich für den Zwischenbereich zwischen Himmel und Erde steht, markiert hier die wichtige Mittlerrolle beider Punkte.

### Magen 9 als Punkt der Erdung

„Den Menschen willkommen heißen" bedeutet auf einer übertragenen Ebene auch den Anteil in uns, der unser Mensch-Sein repräsentiert, d.h. unseren eigenen Körper willkommen zu heißen. In der chinesischen Medizin wird der Körper, insbesondere das Fleisch, dem Element Erde zugeordnet. Nach Elisabeth Rochat de la Vallée „ist es die Erde, die alle Dinge und Lebewesen formt."[94]

Mensch-Sein auf dieser Erde ist eng mit unserer Form und damit mit unserem Körper verbunden. Unseren Körper bewusst zu spüren, bringt uns wieder auf die Erde. Dies ist besonders wichtig bei Menschen, die zur Dissoziation neigen. Sie fühlen sich fremd im eigenen Körper und beobachten sich von außen. Dieses Phänomen wurde mir von einigen Patienten berichtet, wobei eine Patientin mich speziell deshalb aufgesucht hatte.

[88] *Dr. L. Wieger, S.J., Chinese Characters, S. 73*

[89] *Mitschrift Elisabeth Rochat de la Vallée*

[90] *s. die Übersetzungs-App Pleco (Übersetzung der Autorin)*

[91] *The systematic classic of Acupuncture & Moxibustion by Huang-fu Mi, A Translation of the Jia Yi Jing by Yang Shou-Zhong and Charles Chace*

[92] *s. weiter unten: Die Bedeutung der Lage von rén yīng*

[93] *Frühauf, Heiner, 2016, Die Symbolik der Akupunkturpunkte, mp4, Aku_1.6*

[94] *Elisabeth Rochat de la Vallée, 2020, Milz und Magen sind das Qi der Erde, Qi – Zeitschrift für Chinesische Medizin 01/2020, Verlag Systemische Medizin, S. 5*

Abgemildert können Patienten einen ähnlichen Zustand z. B. nach einer Operation im Bauchbereich erleben. Sie empfinden ein „Loch" im operierten Bereich und spüren ihren Körper nicht mehr als Einheit. Dabei haben sie über längere Zeit nicht mehr das Gefühl, sie selbst zu sein.

Als Punkt des Magenmeridians hat Magen 9, rén yīng, von allen Himmelsfensterpunkten den offensichtlichsten Einfluss auf die Erdung eines Menschen; ein wichtiges Thema in unserer verkopften Zeit.

### Nomen est omen

„Den Menschen willkommen heißen" hat für mich über die Zeit noch eine zusätzliche Bedeutung angenommen. Nachdem ich bei einer Patientin, die unter nervösen Herzbeschwerden litt und vergeblich versuchte, schwanger zu werden, gleich zweimal im Abstand von zwei Jahren mit Erfolg Magen 9 angewandt hatte, habe ich diesen Punkt immer wieder bei Kinderwunsch eingesetzt. So sind im Laufe meiner 40-jährigen Praxistätigkeit einige Kinder mit Unterstützung von Magen 9 auf die Welt gekommen.

Ist nicht auch ein Kind ein Geschenk des Himmels, das die Erde willkommen heißt?

*„(Die Erde) repräsentiert die Fähigkeit zu erhalten, sicherzustellen, zu enthalten; alles Qualitäten des Yin, die sich in Form einer Gebärmutter oder eines Gefäßes widerspiegeln."*[95]

Schwanger zu werden erfordert eine Transformation vom Feuer in die Erde, von Yang zu Yin. Diese Bewegung wird von dem Punkt Magen 9 wesentlich unterstützt.

So ist der Name rén yīng „Den Menschen willkommen heißen", geradezu prädestiniert für die Behandlung bei Kinderwunsch, bedeutet doch Schwangerschaft, einen neuen Menschen willkommen zu heißen.

### Der alternative Name von Magen 9

#### *Die Fünf Treffen des Himmels*, tiān wŭ huì 天五會[96]

Diese Bezeichnung bedeutet, dass an der Pulstaststelle am Hals der Zustand aller fünf *Speicherorgane*, Zàng, von Herz, Lunge, Leber, Milz und Niere ertastet werden kann.

Auch in einem Kommentar aus dem 8. Jahrhundert n. Chr. zum ersten Kapitel des Nánjīng wird darauf hingewiesen, dass bei Magen 9 der Zustand aller fünf Zang gefühlt werden kann.[97] Die Kraft der Fünf Organe entspricht auch dem Zustand des sogenannten postnatalen Qi, welches wir nach der Geburt immer wieder durch gute Ernährung, gute Luft und allgemein gesundes Leben erneuern können.

Dr. Wang Ju-Yi vermittelt in seinem Buch „Applied Channel Theory in Chinese Medicine" eine wichtige Zusatz-Information zu der Bedeutung des Magen-9-Pulses:

*„In der klassischen chinesischen Medizin wurde der Karotis-Arterien-Puls als tastbare Reflextion des generellen Zustands des postnatalen Qi angenommen. Die klinische Erfahrung hat gezeigt, dass die Kontrolle dieses Pulses von besonderer Bedeutung bei der Differenzierung der Endstadien des Lebens ist. Während der in der Chinesischen Medizin als „Trennung von Yin und Yang" (yīn yáng fēn jiě 陰陽分解) bezeichneten letzten Phase vor dem Tod ist der Puls auf Magen 9 deutlich auf der Oberfläche der Haut sichtbar.*

[95] *Elisabeth Rochat de la Vallée, 2020, Milz und Magen sind das Qi der Erde, Qi – Zeitschrift für Chinesische Medizin 01/2020, Verlag Systemische Medizin, S. 4*

[96] *Namensgebung aus dem Zhēnjiŭ Jiăyĭ Jīng*

[97] *s. Unschuld, Paul U., 1986, The Chinese Medical Classics, Nan-Ching, The Classic of Difficult Issues, Kommentar zu Frage 1 des Nán Jīng von Wang, S. 67*

*Die Palpation des Karotis-Pulses zeigt in dieser Zeit oft einen Puls „ohne Wurzel“ – ein Puls mit sehr wenig Widerstandskraft, wenn er kräftig gedrückt wird. Deshalb hängt bei einem schwerkranken Patienten die generelle Diagnose, inwieweit seine Überlebenschancen sind, von bestimmten Veränderungen auf dem Magen 9 Puls ab. Solange ein Patient noch genügend postnatales Qi besitzt, wird noch etwas Kraft und „Wurzel“ auf dem Karotis-Puls verbleiben.“*[98]

## 2.2 Die Bedeutung der Lage von rén yīng

Im Zhēnjiǔ Jiǎyǐ Jīng III.12:

*„Prognose des Menschen (Ren Ying, Magen 9), auch bekannt als Die Fünf Treffen des Himmels (tiān wǔ huì), ist auf dem pulsierenden Hauptgefäß der Kehle, welches auf beiden Seiten des Adamsapfels zu spüren ist, lokalisiert.*
*Es reflektiert das Qi der fünf Zang und gehört zu dem Qi des Fuß Yang Ming. Moxibustion ist verboten und es kann bis 4 Fen tief gestochen werden. Zu tiefes Nadeln kann fatal sein.“*[99]

### Magen 9 als Scharnier zwischen Himmel und Erde

Von seiner Lage her ist Magen 9 der herausragende Punkt, um als Weiche oder Scharnier zwischen Himmel und Erde zu agieren.

Am Hals teilt sich der Meridian des Magens in einen aufsteigenden und einen absteigenden Ast. Während der absteigende Ast nach unten bis zum Fuß zieht, verläuft der aufsteigende Ast nach oben zum Kopf bis zum Punkt Magen 8 an der Schläfe.[100]

Magen 9 liegt genau an der Umschaltstelle, an der die Weichen zwischen oben und unten innerhalb des Meridians gestellt werden. Damit befindet er sich an einem strategisch wichtigen Punkt zwischen Kopf und Körper und kann Yin und Yang ausgleichen. Vor allem reguliert er die Blutzufuhr zum Kopf.

Interessanterweise befindet sich Magen 9 genau über dem Karotis-Sinus-Knoten. Der Sinusknoten stellt auch in der westlichen Medizin eine Kontroll- und Schaltstelle dar, die die Blutzufuhr zum Kopf reguliert. In der Praxis kann hier im Akut-Fall durch starken Druck auf diese der Blutdruck beachtlich gesenkt werden.

Auch Magen 9 kontrolliert, wie viel Yang zum Kopf gelangt, und ist damit ein hervorragender Punkt bei der Behandlung von Hypertonie.

Die Technik des Nach-unten-Drückens wird auch im Zhēnjiǔ Jiǎyǐ Jīng wie folgt beschrieben:

*„Wenn große Hitze sich im ganzen Körper ausbreitet zeigt sich manisches Reden und konfuses Hören und Sehen. Man sollte den Magenmeridian untersuchen. Bei Leere sollte man tonisieren, bei durch Blutstagnation entstandener Fülle sedieren.*

[98] *Wang Ju-Yi, Jason D. Robertson, Applied Channel Theory in Chinese Medicine, S.649*

[99] *The systematic classic of Acupuncture & Moxibustion by Huang-fu Mi, A Translation of the Jia Yi Jing by Yang Shou-Zhong and Charles Chace, S.88, Übersetzung der Autorin*

[100] *Das Zhēnjiǔ Jiǎyǐ Jīng II.1 beschreibt den genauen Verlauf des oberen Astes wie folgt:*
*„Das Magen Qi steigt nach oben um sich mit dem Lungen Qi zu verbinden. Der Qi Anteil, der zum Kopf aufsteigt, fließt die Pharynx hinauf zu den Sinnesöffnungen und über die Verbindungen der Augen zum Gehirn. Von dort aus gelangt es zu dem Punkt Han Yan (Gallenblase 4) und dann zu Ke Zhu Ren (Magen 7). Es fließt dann den Unterkiefer entlang weiter und verbindet sich schließlich mit dem Fuß Yang Ming Meridian bei Prognose des Menschen (Magen 9, rén yīng). Hier, an dieser Stelle, befindet sich ein spezieller Zweig des Magenmeridians, der die Aufgabe hat, dafür zu sorgen, dass Yin und Yang, oberer und unterer Ast (des Magenmeridians) als ein Gefäß pulsieren.“*

*Mit dem Patienten in Rückenlage stellt sich der Behandler vor dessen Kopf und drückt anhaltend mit den vier Fingern beider Hände (beidseitig) auf das pulsierende Gefäß (Magen 9). Danach schiebt er (die Hitze) mit einer rollenden und reibenden Bewegung der Finger nach unten bis zur Supraclavicularen Fossa (Ren Mai 22). Dies sollte man so lange wiederholen, bis die Hitze verschwindet. Diese Technik nennt man „Die Hitze durch Drücken vertreiben."*[101]

**Die Pulstaststelle Magen 9**

Der Punkt Magen 9, rén yīng, liegt direkt auf der Halsschlagader. An dieser Stelle wurde in der chinesischen Medizin von alters her zusätzlich zu dem radialen Puls (cùn kŏu mài) der Magen 9-Puls (rén yīng mài) gemessen.

In den frühen Zeiten der Akupunktur wurde diesem Puls eine wichtige diagnostische Bedeutung zugesprochen. Der rén yīng-Puls am Hals diente im Vergleich mit dem cùn kŏu-Puls am Handgelenk der Bestimmung des Verhältnisses von Yang und Yin im Körper. Hier ließ sich das kraftvolle Strömen von Qi und Blut zwischen Kopf und Körper ertasten.

Im Kapitel 48 des Líng Shū wird dies ausführlich erörtert. Hier heißt es:

*„Die (Gefäßbewegung an der) Zoll Öffnung (cùn kŏu, radialer Puls) wird beherrscht von der (Körper)mitte. Die (Gefäßbewegung an der) rén yīng (Öffnung) wird beherrscht von den Außenbereichen."*[102]

Im Weiteren wird in diesem Kapitel das Verhältnis zwischen dem rén yīng-Puls am Hals und dem cùn kŏu-Puls am Handgelenk diskutiert. War der rén yīng-Puls stärker und/oder schneller als der cùn kŏu-Puls, befand sich die Krankheit in einer der sechs Yang-Meridiane. War hingegen der cùn kŏu-Puls massiver als der rén yīng Puls, wurde eine Krankheit den entsprechenden Yin-Meridianen zugeordnet.[103]

Im Nán Jīng heißt es:

*„Eine vierfach starke Überfüllung auf rén yīng zeigt einen Widerstand der Yang (-Region) gegen den Zustrom von Einflüssen aus der Yin-(Region) an. Eine vierfach starke Überfüllung auf dem cùn kŏu zeigt ein Verschließen der Yin-(Region) gegen den Zustrom von Einflüssen der Yang-(Region) an.*[104]

Leere und Fülle von Qi werden auch im Zhēnjiŭ Jiăyĭ Jīng durch das Verhältnis der zwei Pulse zueinander definiert. Je nach Schwere der Erkrankung wird hier zwischen einem viermal und zweimal stärkeren rén yīng-Puls unterschieden.[105]

So heißt es im Kap. II.1:

*„Der Zustand der Meridiane und Gefäße (jing mai) entscheidet über Leben und Tod. Hunderte Erkrankungen werden durch sie behandelt und Fülle und Leere werden durch sie reguliert"*

[101] *The systematic classic of Acupuncture & Moxibustion by Huang-fu Mi, A Translation of the Jia Yi Jing by Yang Shou-Zhong and Charles Chace, S.48, Übersetzung der Autorin*

[102] *Unschuld, Paul U. , 2015, Antike Klassiker der Chinesischen Medizin, Ling Shu/Zhen Jing, S. 527*

[103] *ebd.. S. 527 ff*

[104] *s. Unschuld, Paul U., 1986, The Chinese Medical Classics, Nan-Ching, The Classic of Difficult Issues, S. 391*

[105] *Im Zhēnjiŭ Jiăyĭ Jīng finden sich Beispiele von vierfach starkem Puls auf S. 40/41, dreifach starkem Puls auf S. 43, für zweifach starken Puls auf S. 44*

Zhang Zhong-Jing bezog sich hingegen auf drei Methoden der Pulsdiagnose: Magen 9 (rén yīng) oben, radialer Puls (cùn kǒu) in der Mitte und Magen 42 (chōng yáng) unten.[106]

Weitere Pulstaststellen des Magenmeridians befinden sich auf Magen 8 (arteria temporalis) und Magen 30 (arteria femoralis). Auch die Punkte Magen 4, 5 und 7 gehören zu den pulsierenden Gefäßen.[107]

Betrachtet man diese hohe Anzahl von Pulstaststellen, kann man sagen, dass der Magenmeridian geradezu spürbar pulsiert. Dadurch steht der Punkt Magen 9 in einem wichtigen Bezug zur Blutzirkulation des gesamten Körpers. Der Magenmeridian, der zusammen mit dem Dickdarmmeridian die Schicht des „strahlenden Yang" (Yang Ming) bildet, hat von allen sechs Meridianschichten den größten Anteil an Qi und Blut.

Dass Magen 9 auf der Hauptpulstaststelle des Magenmeridians liegt, macht ihn zu einem wesentlichen Punkt, um die Zirkulation zwischen Kopf und Körper sowie Yang und Yin zu regulieren.

## 2.3 Qualifikationen

### Einer der fünf großen Punkte (wǔ dà shū, 五 大輸)

Magen 9 zählt nicht von ungefähr zu den „5 großen Punkten" des Zhēnjiǔ Jiǎyǐ Jīng.[108]

Bedingt durch die große Anzahl von Verbindungen, die er eingeht, nimmt er eine zentrale Position im gesamten Meridiansystem ein. Von allen Himmelsfensterpunkten hat er die meisten und mannigfaltigsten Qualifikationen.

### Oberer Vereinigungspunkt von Milz und Magen über den Sondermeridian

Magen 9 ist einer der *sechs* Vereinigungspunkt*e* (liù hé, 六合) der Sondermeridian*e* (jīng bié) am Kopf.[109] An diesem Punkt kann der Milzmeridian, dessen äußerer Verlauf an der Brust endet, bis zum Kopf gelangen. Die befeuchtende Wirkung der Milz kann so genutzt werden, um Trockenheit von Mund und Hals und Heiserkeit zu behandeln.

Außerdem kommt hier die wichtige Funktion der Milz, Schleim umzuwandeln, zum Tragen.

Bei dem direkt benachbarten Himmelsfensterpunkt Dickdarm 18 (fú tú 扶突**)** liegt eine sehr ähnliche Situation vor. Als oberer Vereinigungspunkt von Lunge und Dickdarm verbindet er sich mit dem Lungenmeridian, seinem Yin Partner. Auch dieser Punkt hat die Funktion, Schleim zu transformieren, wobei sein Zugang zur Lunge von Nutzen ist.[110]

### Kombination bei Schleim

Eine gute Kombination bei Schleim in Kehle und Rachen ist: **Magen 9, Dickdarm 18, Lunge 7 und Magen 40.**

Die Verbindung *Unterbrochene Reihenfolge* (Lunge 7, liè quē 烈缺) und *Üppige Fülle* (Magen 40, fēng lóng 豐隆) ist auch unter der Beschreibung „Mit Blitz und Donner den Schleim ausleiten" bekannt.

[106] *Deadman, Peter, Al-Khafaji, Mazin, Baker, Kevin, Handbuch Akupunktur, S. 138*

[107] *Im Zhēnjiǔ Jiǎyǐ Jīng heißt es: „Ma Shi erklärt in seinem Su Wen Zhu Zheng Fa Wei (Ausführung über die Feinheiten des Su Wen): „... bei allen Punkten (einschließlich) chong yang (Ma 42), di cang (Ma 4), da ying (Ma 5), xia guan (Ma 7), ren ying (Ma 9), qi chong (Ma 30) sind pulsierende Gefäße vorhanden und das dort wogende Qi pulsiert in einer ganz bestimmten und deutlich sichtbaren Art ..." Zhēnjiǔ Jiǎyǐ Jīng XI, Endnote 7, S. 403*

[108] *s. Kapitel über Punktkategorien*

[109] *s. Kapitel über Punktkategorien*

[110] *s. Kapitel, Dickdarm 18*

Der Name liè quē ist ein archaischer Begriff für Blitz. Fēng lóng war im Altertum der Name des Donnergottes.[111]

Beide Punkte sind Luo-Punkte und damit mit ihrem Partnermeridian verbunden. Die schleimlösende Wirkung von Magen 40 geht vor allem auf seine Verbindung mit der Milz zurück, deren Funktion des Transports und der Transformation, yun hua, hier aktiviert wird.[112] Ähnlich wird die Wirkung von Lunge 7 durch die Verbindung mit dem Dickdarm über Dickdarm 4 gestärkt.

Durch den zusätzlichen Einsatz der beiden Himmelsfensterpunkte Magen 9 und Dickdarm18 werden bei dieser Kombination alle Verbindungen gut genutzt.

Zusätzlich sind noch bei Verschleimung der Nebenhöhlen der Punkt Magen 3, *Mächtige Knochenhöhle,* jù liáo (居髎) und der Stirnhöhlen der Punkt Magen 8 *Kopfverknüpfer*, tóu wéi (头維), zu empfehlen.

### Oberer Eintrittspunkt des Fuß Yang Ming (Magen)

Im Kapitel Ling Shu 5, „Wurzel und Anbindung“ (gēn jié, 根結) heißt es:

*„Das Fuß-Yang Ming wurzelt in lì duì (Magen 45), fließt zum chōng yáng (Magen 42), fließt weiter zu xià líng (alternativer Name von Magen 36) und tritt bei rén yīng (Magen 9) und fēng lóng (Magen 40) ein.“ s. Punktkategorien*

### Treffpunkt von Magen- und Gallenblasenmeridian

Der Gallenblasenmeridian verläuft seitlich an Kopf, Rumpf und Bein. Über einen Ast des Hauptmeridians zeigt er auch im Gesicht Präsenz, besonders im Bereich des Kiefers. Dort trifft er den Magenmeridian an den Punkten Magen 5, Magen 6 und Magen 7. Bevor er sich wieder mit seinem Hauptmeridian an der supraclavicularen Fossa verbindet, trifft er in der Kehle auf Magen 9.[113]

Als Treffpunkt mit dem Gallenblasenmeridian kann Magen 9 folglich auch auf den Kiefer wirken.

### Kombination bei Kieferschmerzen und Groll

**Magen 9 und Magen 6** ergänzen sich, wenn insgesamt eine angespannte Grundhaltung im Hals-, Nacken- und Kieferbereich vorliegt. Diese geht meistens mit einer Verkrampfung im Zwerchfell und einer eingeschränkten Atmung einher. Der Punkt Magen 6 (Kieferwagen, jiá chē) liegt bei festem Schließen des Mundes auf dem Wulst des Masseters, also dem Zentrum der Anspannung.[114]

Besonders wenn die Anspannung sich nachts z. B. durch Zähneknirschen zeigt, ist Magen 6 ein idealer Punkt. Als Dämonenpunkt von Sun Si Miao trägt er den alternativen Namen *Dämonenbett* (gui chuang 鬼床). Dies ist ein Hinweis auf die meist psychischen Hintergründe dieser Verspannungen. So können Ängste, Sorgen und Ärger, gleich „Dämonen im Bett“, überdimensional groß erscheinen.

[111] *Mitschrift Seminar Elisabeth Rochat de la Vallée*

[112] *Mitschrift Seminar Elisabeth Rochat de la Vallée*

[113] *Der Ast des Gallenblasenmeridians kommt hinter dem Ohr hervor, gelangt über De 17 in das Ohr und kommt bei Dü 19 wieder hervor und verläuft dann über Ma 7 zum äußeren Augenwinkel. Er steigt dann hinunter zum Kieferwinkel bei Ma 5 und wieder hinauf zu Bl 1, wobei er die Leitbahn des Dreierwärmers kreuzt. Von dort verläuft er über Ma 6 zu Ma 9 und verbindet sich in der supraclavicularen Fossa wieder mit dem Hauptmeridian. s. Deadman, Peter, Al-Khafaji, Mazin, Baker, Kevin, Handbuch Akupunktur, S. 418*

[114] *s. Skript Adt-Bauckhage*

Interessant ist, dass sowohl Magen 9 als auch Magen 6 ein unmittelbares Gefühl von „Geerdetsein“ bewirken können.

Lorenzen/Noll berichten, dass Dr. Hu (Chengdu University of Traditional Chinese Medicine, China) den Punkt Magen 6 sehr oft benutzt, um die Mitte zu stärken und so ein tieferes Körpergefühl im Patienten zu verankern.[115]

Als Verbindungspunkt zwischen Holz (Gallenblase) und Erde (Magen) kann Magen 6 emotionale Probleme behandeln, die entstehen, wenn Holz und Erde einander schaden.

Ein blockiertes Holzelement äußert sich in angestauter Wut, eine schwache Erde in wiederkauenden Gedanken. Der Groll, der dadurch entsteht, führt zu einem schwelenden, nachtragenden Ärger, den man als „Feuchte-Hitze der Emotionen“ bezeichnen kann. Hier hilft Magen 6, indem er frischen Wind in die Situation bringt. Zudem befindet er sich genau auf dem Kaumuskel.

### Verbindungspunkt zwischen Yin- und Yang Qiao Mai

Der Extrameridian Yin Qiao Mai ist ein Abzweig des Nierenmeridians und verläuft von der Innenseite der Ferse aus über den Punkt *Leuchtendes Meer,* Niere 6, zhào hăi über die Vorderseite des Körpers nach oben bis zum inneren Augenwinkel. Dabei durchquert er die Kehle, wo er auf Magen 9 trifft.

Der Extrameridian Yang Qiao Mai ist ein Abzweig des Blasenmeridians und verläuft von der Außenseite der Ferse aus über den Punkt Blase 62 (*Gefäß der Ausdehnung*, shēn mài), an der Körperseite entlang bis zum inneren Augenwinkel, wo er sich mit dem Yin Qiao Mai vereinigt. In der Kehle trifft er ebenfalls auf Magen 9.[116]

Die Verläufe von Yin- und Yang Qiao Mai werden auch bei dem *Großen himmlischen Kreislauf (*dà zhōutiān 大周天), einer Übung des inneren Qi Gongs der daoistischen Tradition, genutzt. Über ihre Visualisierung wird ein Ausgleich zwischen Kopf und Fuß sowie Yang und Yin angestrebt.

### Kombinationen bei Schlafstörungen und Halsschmerzen

Die Kombination **Magen 9, Niere 6, Blase 62** beruhigt den Geist, senkt ab und hilft dem Yin, das Yang zu ankern – die Voraussetzung für einen ruhigen Schlaf!

Magen 9 schafft Ausgleich und damit Ausgeglichenheit, indem er das Yang (des Kopfes) wieder mit dem Yin (des Körpers) verbindet. Dabei bekommt er wesentliche Unterstützung durch die Extrameridiane Yin- und Yang Qiao Mai.

Die Kombination **Magen 9, Niere 6** wirkt bei chronischen Halsentzündungen oder Heiserkeit. Niere 6 ist u. a. verantwortlich für die Befeuchtung der Kehle und unterstützt damit Magen 9, der die Hitze aus dem Hals ableitet.

### Transportpunkt des „Meer des Qi“

Im Líng Shū 33 heißt es:

> *"Das Tan Zhong (Mitte der Brust) entspricht dem „Meer des Qi“. Das „Meer des Qi hat zwei besondere Punkte am Rücken und an der Vorderseite: Blase 10 auf der Rückseite, Magen 9 auf der Vorderseite.“*

[115] *s. Lorenzen, Udo; Noll, Andreas, 1998, Die Wandlungsphasen der traditionellen chinesichen Medizin, Band 4, Wandlungsphase Feuer, S. 79*

[116] *Lorenzen, Udo, 2016, Mikrokosmische Landschaften, Übergreifende Konzepte in der Chinesischen Medizin, Band, S. 275 u. 305*

Elisabeth Rochat de la Vallée beschreibt das „Meer des Qi“ folgendermaßen:

*„Es ist eine Funktion, welche die volle Kraft des qi empfängt und durch den gesamten Körper zirkuliert. Die spezifische Aufgabe des tan zhong ist der Bezug und die Verbindung zum Herz, da durch dieses Qi, dessen Rhythmus durch die Lungen gewährt wird, dass die Anordnungen des Herzens weitergegeben werden, genauso wie der Geist des Herzens das Blut unsichtbar durchdringt. Das qi, das im Körper omnipräsent ist, ist ein Faktotum des Herzens. Es ist überall dort präsent, wo ein Austausch stattfindet, angefüllt mit der lebensspendenden Direktive des Herzens. Vielleicht ist es wegen dieser Kraft des Herzens und des oberen Erwärmers, dass das qi Einheit und Treue zu dem Wesen, das jeder von uns ist, findet.“* [117]

*Mitte der Brust,* tàn zhōng 膻中ist der Name des Punktes Ren Mai 17.

An dieser Stelle befindet sich auch das *mittlere Zinnoberfeld,* das zhōng dāntián, als Sitz des Qi.

Das Qi der Brust wird zudem als *anzestrales Qi,* zōng qì, bezeichnet. Es unterstützt Lunge und Herz und kontrolliert sowohl die Ein- und Ausatmung als auch den Rhythmus des Herzschlags.

Hinzu kommt, dass Ren Mai 17 der Anfangs- und Mu-Punkt des Perikardmeridians ist. Von hier aus verteilt er, gemeinsam mit seinem Jue Yin-Partner Leber, Qi und Blut überall hin.

Magen 9 und Ren Mai 17 ist gemeinsam, dass sie rebellierendes Qi, Enge-Gefühl in der Brust, Schleim, Atemnot und Pflaumenkern-Qi behandeln. Bei dem Pflaumenkern-Qi, méihéqì 梅核氣[118], handelt es sich um ein Kloßgefühl in der Kehle.

Beide Punkte gewährleisten eine freie Zirkulation in Brust und Hals. Als „Transport“-Punkt des *Meers des Qi*, qì hăi, agiert Magen 9 in Synergie mit dem Brustzentrum.

## 2.4 Funktionen

### Öffnet die Brust

Magen 9 hat als Transportpunkt des „Meer des Qi“ einen besonderen Bezug zu der Mitte der Brust. Er senkt rebellierendes Qi nach unten und hilft dadurch der Atmung. Indem er die Kehle befreit, kann auch der Atem wieder freier strömen.

### Löst Knoten und Schwellungen (Struma (Kropf) und Schleimblockaden

Magen 9 hat einen ganz besonderen Einfluss auf die Schilddrüse und deren regulative Aufgabe, sowohl bei Unterfunktion als auch bei Überfunktion. Er reguliert das Verhältnis von Yin und Yang auch auf der lokalen Ebene. Kommt es zu einer Ansammlung von Yin, sprich einem „Struma“, im Volksmund Kropf genannt, kann eine aktivierende Nadelung von Magen 9 helfen, diese Blockade zu lösen.

### Klärt Hitze

Indem Magen 9 das Yang absenkt, hilft er in den Kopf gestiegene Hitze abzusenken. Ein chronisches Hitzegefühl im Kopf, in der Regel verbunden mit einer ständigen Rötung des Gesichts, ist ein Zeichen von aufsteigen-

[117] *Rochat de la Vallée, Elisabeth, 1992, Heart Master, Triple Heater, S. 17*

[118] *s. Kapitel 3, Dickdarm 18*

dem Feuer, welches psychisch bedingt sein kann. Oft leiden diese Menschen auch unter Schlafstörungen. Magen 9 eignet sich daher gut, um Behandlungen von Durchschlafstörungen zu unterstützen.

### Reguliert den Blutdruck

Indem er aufsteigendes Yang absenkt, ist Magen 9 ein wichtiger Punkt bei der Behandlung von Blutdruck. Magen 9 liegt direkt über einem fühlbaren Puls, der bei Fülle des Yang verstärkt ist. Die Nadelung von rén yīng kann direkt den Blutdruck senken. Wie alle Himmelsfensterpunkte kann hier eine Akutbehandlung erfolgen. Bei chronischer Hypertonie ist es allerdings ratsam, Punkte wie Magen 36 oder Magen 42 und Herz 7 ergänzend einzusetzen, um eine langzeitliche Beruhigung zu bewirken.

Der Blutdruck senkende Effekt ist auch in der westlichen Medizin bekannt. Hier erklärt sich seine Wirkung dadurch, dass an dieser Stelle der Karotis-Sinus-Knoten liegt, der eine Weiche bei der Durchblutung zwischen Oben und Unten darstellt.

### Gleicht Qi Fluss zwischen Kopf und Körper aus

Im Zhēnjiǔ Jiǎyǐ Jīng heißt es über Magen 9:

> *„Hier, an dieser Stelle, befindet sich ein spezieller Zweig des Magenmeridians, der die Aufgabe hat, dafür zu sorgen, dass Yin und Yang, oberer und unterer Ast (des Magenmeridians) als ein Gefäß pulsieren.“*[119]

Wie bereits oben ausgeführt ist Magen 9 der herausragende Punkt, um Oben und Unten und Kopf und Körper auszugleichen.

### Reguliert rebellierendes Lungen-Qi und Magen-Qi

Magen 9 hat grundsätzlich eine absenkende Wirkung. Einerseits hat er einen direkten Einfluss auf den Thorax und damit die Lunge und als Punkt des Magenmeridians auch auf den Magen. Bei rebellierendem Magen-Qi lässt er sich gut mit Ren Mai 15, Magen 36 oder Magen 43, kombinieren. Magen 43 kann als Holzpunkt insbesondere auf saures Ausstoßen wirken.

## 2.5 Indikationen

### Indikationen aus den Klassikern

### Zhēnjiǔ Jiǎyǐ Jīng – *Der Klassiker des ABC der Nadelung und Moxibustion*

IX.1:

> *„Bei Kopfschmerz durch Gegenläufigkeit des Yang, Fülle in der Brust und Atembeschwerden nehme „Prognose des Menschen“ rén yīng (Magen 9).“*[120]

[119] *The systematic classic of Acupuncture & Moxibustion by Huang-fu Mi, A Translation of the Jia Yi Jing by Yang Shou-Zhong and Charles Chace, S. 48*

[120] *The systematic classic of Acupuncture & Moxibustion by Huang-fu Mi, A Translation of the Jia Yi Jing by Yang Shou-Zhong and Charles Chace, S. 325*

IX.1:

*Bei Kieferschmerzen oder Schmerzen in diesem Bereich steche den Punkt auf dem Fuß Yang Ming (Magenmeridian), der an der Biegung liegt (Magen 6 oder Magen 5?), und der Patient wird sofort kuriert; wenn nicht, drücke man auf den Meridian und nadele gleichzeitig Magen 9 und der Patient wird dann sofort geheilt.“*[121]

IX.4:

*„Bei Fülle Oben (Kopf), sediere rén yīng, (Magen 9), tiān tū (Ren Mai 22) und das Zentrum der Kehle (lián quán, Ren Mai 23).“*[122]

IX.4:

*„Bei Fülle in der Brust, asthmatischer Atmung, gebeugtem Körper mit Atemnot, nadele rén yīng 4 Fen*[123] *tief. Falsches Nadeln wird den Patienten töten.“*[124]

XI.4:

*„Bei durch Gegenläufigkeit des Yang ausgelöster „Aufruhr“ (huò luàn) (gemeint ist plötzliches Erbrechen und Durchfall), nadele rén yíng (Magen 9) mit einer Tiefe von 4 Fen.“*[125]

VIII.4, Fußnote 120:

*„Wasser rebelliert gegen die Erde. Erde bedeutet Fuß-Yang Ming (Magenmeridian), der über rén yíng (Magen 9), auf dem ein starkes Pulsieren zu spüren ist, bis in das Innere des Abdomens verläuft. Dies zeigt sich als heftiger Puls am Hals mit gleichzeitig geschwollenem (ödematösem) Abdomen.“*[126]

X.2:

*„Die Symptome bei „Magen-Wind“ beinhalten Schwitzen am Nacken, Aversion gegen Wind, Unfähigkeit, Nahrung und Getränke abzusenken, Blockade des Zwerchfells, häufiges Völlegefühl und Durchfall nach kalten Speisen. Es wird als „Abmagerung mit aufgedunsenem Bauch“ diagnostiziert“*

X.2 Kommentar, Endnote 37:

*„Prognose des Menschen, rén yíng (Magen 9) ist hier der Schlüsselpunkt.“*[127]

[121] *ebd. S. 326*

[122] *ebd. S. 331, s. auch Kap.1*

[123] *1 Fen entspricht einem Zehntel Cun*

[124] *ebd. S. 331*

[125] *ebd. S. 389*

[126] *ebd.., S. 321*

[127] *ebd. S. 364/S. 377*

**Huángdì Nèijīng 黃帝內經 *Des Gelben Kaisers innerer Klassiker***

Líng Shū 21:

> *„Wenn die Yang-(Qi) nach oben ziehen und Kopfschmerz bewirken, wenn man in der Brust ein Völlegefühl verspürt und nicht atmen kann, dann entferne man die (üblen Qi) an der rén yīng(-Öffnung).“*[128]

Ling Shu 48:

> *„Der radiale Pulse meistert das Innere (Zhong), Magen 9 das Äußere.“*

**Handbuch Akupunktur**

Im **Handbuch Akupunktur** von Deadman & Al-Khafaji wird die besondere Wirkung von Magen 9 auf rebellierendes Qi betont.

**Indikationen:**

- Kopfschmerz, Schwindel, visuell bedingter Schwindel, gerötetes Gesicht, Völlegefühl in der Brust, Kurzatmigkeit, Asthma, plötzliche tumultartige Erkrankung, Erbrechen, Pulslosigkeitssyndrom, Hypertonie, Hypotonie.
- Schwellungen und Schmerzen des Rachens, Skrofula, Struma, Schluckbeschwerden, Lumbalschmerzen.[129]

## 2.6 Der Bezug zu den Fünf Elementen

### Eine Transformation von Feuer in die Erde

Magen 9 befreit den Kopf, indem er die Energie vom Kopf in den Körper und damit vom Feuer in die Erde bringt.

In dem System der Fünf Elemente repräsentieren Kopf und Körper die Elemente Feuer und Erde. Das Feuer hat die Tendenz, nach oben zu lodern und unseren Körper zu verlassen. Die Erde ankert das Feuer, indem sie es an den Körper bindet. Das Symboltier des Feuers ist der rote Phönix. Auch ein Vogel muss zurück zur Erde kommen, wenn er überleben will.

In einer Schocksituation, die eine extreme Trennung von Feuer und Erde darstellt, wird mit den Punkten Milz 3 (Erde in der Erde) und Herz 7 (Erde im Feuer) das Feuer wieder in der Erde geankert. Milz 3 und Herz 7 beidseitig genadelt, entspricht auch der sedierenden 4-Nadel-Technik der Fünf-Elemente-Akupunktur, welche das Feuer in die Erde bringt.

Feuer ist Yang und entspricht – abgesehen von körperlicher Hitze – auch geistiger und emotionaler „Überhitztheit“, die durch gedankliche und emotionale Aktivität im Kopf verursacht wird. Nimmt diese Aktivität überhand, sind wir nur noch „Kopf“ und nicht mehr „Körper“.

Wir kommen nicht mehr zur Ruhe und verlieren den Zugang zu uns selbst.

[128] *Unschuld, Paul U., 2015, Antike Klassiker der Chinesischen Medizin, Ling Shū/Zhen Jing, S. 304*

[129] *Deadman, Peter, Al-Khafaji, Mazin, Baker, Kevin, Handbuch Akupunktur, S. 137*

Viele Menschen sehen sich selbst als „Kopfmenschen“ und haben wenig Kontakt zu dem Rest ihres Körpers. Dies entspricht durchaus den Anforderungen unserer modernen Gesellschaft, die sehr hohe Ansprüche an die Funktionsfähigkeit der Menschen stellt und wenig Zeit und Raum für eine Kultivierung des Körpers und der Seele lässt.

Die Abspaltung von Geist und Körper spiegelt sich ebenfalls in der neuesten Entwicklung der Neurowissenschaften wider. Hier wird bereits an den Möglichkeiten geforscht, das Gehirn des Menschen unabhängig von seiner Biologie, das heißt von seinem Körper zu machen. Der Körper ist nur dazu da, dem Gehirn zuzuarbeiten. Unter diesem Gesichtspunkt ist es ein logischer Schritt, angesichts der vermeintlichen Unzulänglichkeiten des Körpers, nach einem künstlichen Ersatz zu suchen, der länger lebt und berechenbarer ist.[130]

Auf der emotionalen Ebene bedeutet „in die Erde kommen“ einen Zugang zu der eigenen Körperlichkeit zu erlangen. Das Gefühl, geerdet zu sein, hängt eng mit unserem Körperbewusstsein zusammen. Patienten schildern häufig als unmittelbare Reaktion auf die Nadelung von Magen 9, dass sie sich auf der Liege schwer fühlen und ihren Körper erstmals als Ganzes spüren. Sie beschreiben diese Empfindung als ein sehr angenehmes Gefühl der Einheit von Körper und Geist, von Ausgeglichenheit zwischen Oben und Unten und einem Zur-Ruhe-Kommen.

### 2.6.1 Blockaden in Kopf, Kehle und Thorax

#### 1. Kopf

Eine Ursache für eine Blockade im Kopf ist der Verschluss des Yang. Das Yang im Kopf kann nicht mehr absteigen, um sich mit dem Yin zu verbinden. Die Trennung von Yang und Yin, von Oben und Unten kann die Ursache für viele weitere Erkrankungen sein und stellt somit eine grundsätzliche Gefahr für die Gesundheit dar.

Ist das Yang verschlossen, kann gleichzeitig das *klare Yang*, (qīng yáng 清陽), nicht in den Kopf gelangen.

Eine Patientin erlebte während einer Behandlung mit Magen 9 ein Gefühl von Helligkeit und Klarheit. Spontan beschrieb sie ihren vorherigen Zustand als ein Gefühl von „wie unter Wasser zu sein“ oder „als ob alle Fensterläden geschlossen sind und nichts heraus oder herein kommt“.

Im Laufe der Jahre habe ich immer wieder Patientinnen und Patienten mit Magen 9 behandelt, die permanent unter einem starken Druck im Kopf litten und schon alle möglichen Untersuchungen hinter sich hatten, welche keine medizinische Ursache erbrachten. Hier liegen die Gründe oft in andauernden extremen Belastungen in Beruf und Familie. Die Menschen fühlen sich in ihrer Situation eingesperrt, ihr Kopf ist voll Sorgen und sie sehen keinen Ausweg. Das „gefangene“ Yang im Kopf spiegelt das Gefangensein im Hamsterrad wider.

Magen 9 als Himmelsfensterpunkt kann hier buchstäblich die Tür zu einer neuen Sicht der Dinge öffnen.

Das eingeschlossene Yang kann sich auch aus einem aufsteigenden Yang entwickeln.

Zu den daraus resultierenden Erkrankungen zählen vor allem chronische Kopfschmerzen und hoher Blutdruck. Besonders auf den Blutdruck hat Magen 9 eine gute Wirkung.

Es kann aber auch zu voller Hitze und Entzündungen im Kopf kommen. Dazu zählen rasende Kopfschmerzen sowie Entzündungen, wie z. B. die sogenannte „Großzellenarteriitis“, eine Autoimmunerkrankung der Arterien im Bereich der Schläfen, die zur Erblindung führen kann und die mit Cortison behandelt werden muss.

[130] *s. Nano: „...wollt ihr ewig leben?“ Juni 2018*

**Hier ist Vorsicht geboten:**

Ohne ärztliche Abklärung sollte keine Behandlung erfolgen. Magen 9, als Himmelsfensterpunkt, kann auch plötzlich auftretende Symptome behandeln. So könnte er in akuten Fällen z. B. bei Entzündungen des Gehirns herangezogen werden. Bei allen schwerwiegenderen Erkrankungen sollte aber auf jeden Fall eine ärztliche Behandlung erfolgen. Akupunktur alleine kann in solchen Fällen kein Ersatz für Kortison oder Antibiotika sein.

Eine weitere Symptomatik im Kopfbereich ist die akute oder chronische Verschleimung von Stirn- und Nebenhöhlen. Hier empfinden die Patienten ein „wattiges" Gefühl im Kopf und eine eingeschränkte Sinneswahrnehmung. Im Englischen gibt es für diese Art von Schleimblockade den passenden Ausdruck "Stuffiness". Zu diesem Symptombild zählen auch dumpfe Kopfschmerzen und das Gefühl von einem einengenden Band oder Helm um den Kopf.

Magen 9 kann hier die Wirkung von schleimlösenden Punkten verstärken.[131]

Die Kieferverspannungen, die auch zu den Blockaden des Kopfes zählen, wurden bereits unter Qualifikationen besprochen.

## 2. Kehle

### Druck in der Kehle

Hier handelt es sich häufig um eine subjektive Empfindung. In der chinesischen Medizin geht man dabei von einer Blockade des Qi aus. Das Qi ist weder sichtbar noch tastbar, aber dennoch als eine Art Spannung spürbar, wenn es gestaut ist.

Das Gefühl, keine Luft zu bekommen, kann zu diesen Wahrnehmungen zählen. Es ist oft mit Unruhe und Schlafstörungen verbunden. Außerdem zählen zu diesem Bereich Empfindungen von Einschnürung, Widerstand beim Schlucken und Pflaumenkerngefühl.[132]

Konkreter Druck kann auf der Schilddrüse empfunden werden, wenn diese vergrößert ist.

### Schleim und Schwellungen im Bereich der Kehle

Die Verschleimung im Hals steht meistens im Zusammenhang mit einer Erkältung.

Sie kann auch das Resultat von Zigarettenkonsum sein.

Eine chronische Verschleimung kann durch die Überforderung der Milz durch falsche Ernährung entstehen. Darunter fallen unter anderem Fastfood, zu viel kaltes Essen, zu schnelles Essen, zu viel Milchprodukte und zu wenig Flüssigkeit.

Auch Schwellungen werden in der chinesischen Medizin als „Schleim" bezeichnet.

Hierzu zählt die Skrophulose, eine Hauterkrankung mit Halsdrüsengeschwulsten und einer Vergrößerung der Lymphknoten. Außerdem der sogenannte Kropf (Struma), eine Vergrößerung des Schilddrüsengewebes.

[131] *s. Qualifikationen*

[132] *Erläuterungen s. Kapitel 3, Dickdarm 18*

### 3. Thorax

In vielen Fällen besteht eine gleichzeitige Verschleimung der Bronchien und der Kehle.

Diese akute oder chronische Verschleimung behindert die freie Atmung. Die chronische Verschleimung findet man häufig bei Menschen, die beruflich viel reden müssen, wie zum Beispiel bei Dozentinnen oder Dozenten. Hier liegt eine andauernde Überforderung des Lungen-Qi vor. Magen 9 hat auch als direkter Nachbarpunkt von Ren Mai 22 einen besonderen Einfluss auf die Brustregion. Bei der Behandlung ist es zweckmäßig, beide Punkte zusammen einzusetzen.

## Fallbeispiel: Blockade im Kopf

Die Patientin ist 26 Jahre alt und steht unter großem Lerndruck in der Abschlussphase ihres Studiums.

Sie ist wegen des Studiums in eine andere Stadt gezogen. Ihr Freund hat sich dort von ihr getrennt und ist jetzt mit ihrer besten Freundin zusammen.

Sie leidet unter starken Verspannungen des Kiefers, den sie morgens kaum bewegen kann. Ihre Schultern sind verspannt. Sie hat das Gefühl, als würde ein „Helm" ihren ganzen Kopf einschnüren. Ihr Gesicht ist oft heiß und schmerzhaft. Sie hat häufig Halsschmerzen.

Ihre Perioden sind schmerzhaft und mit Brustspannungen verbunden. Sie hat ständig ein Säuregefühl im Bauch, Magenschmerzen und Blähungen. Joggen hilft gegen die Spannungen.

Sie bezeichnet sich als „generell hippelig", steht ständig unter Strom und kann schlecht durchschlafen.

Zunge: sehr blass, geschwollen, feucht, manchmal livide; gestaute Unterzungenvenen

Pulse: generell eher leer und besonders schwach auf der Nieren- und Blasenposition

Diagnose: Zunge und Puls zeigen eine unterliegende Qi-Schwäche. Gleichzeitig läuft ihr Kopf heiß, ihre Mitte und der untere Erwärmer „rebellieren".

Die Patientin befindet sich in einem Zustand extremer Anspannung. Ihr Kopf ist in vielfacher Hinsicht „voll" und zeigt entsprechende Symptome. Die Emotionen der Wut, Angst und Trauer, die sie über den „Kopf" in den Griff zu bekommen versucht, zeigen sich als ein Chaos von körperlichen Symptomen.

Ein Ausgleich zwischen Oben (Feuer) und Unten (Erde) ist erforderlich, damit sie wieder Kraft schöpfen und zu sich kommen kann. Letzteres ist besonders wichtig, um sie aus der psychischen Abwärtsspirale herauszubringen.

Viele ihrer Symptome weisen auf Magen 9 hin. Dazu zählen: Kieferspannung, Druck im Kopf („wie ein Helm"), Hitze und Schmerzen im Gesicht, Unruhe und Schlafstörungen, aber auch das rebellierende Qi des Magens.

### Behandlungen

- Aufgrund ihrer generellen Anspannung behandle ich die Patientin mit **Leber 3, Leber 5, Leber 14 und Gallenblase 40**

  Danach war sie etwas entspannter und hat drei Nächte gut geschlafen.

- **Magen 9, Magen 36, Magen 25 und Milz 6** Während der Behandlung empfindet sie ein angenehmes Schweregefühl: „als ob sich etwas wieder zurechtrückt und ich wieder schnell ich selbst sein kann."

- In der dritten Behandlung berichtet sie, dass ihre Kieferschmerzen besser sind und sie wieder besser essen kann, da sich auch der Magen beruhigt hat.
  Sie trainiert jetzt jeden Morgen für den Halbmarathon.
  **Magen 9, Magen 25, Ren Mai 12, Magen 36 und Moxa auf Ren 4** erzielt schon während der Sitzung eine Entspannung des gesamten Körpers.
  Die weiteren Behandlungen waren entsprechend darauf gerichtet, Feuer und Erde zu harmonisieren.

Bereits nach dem ersten Behandlungszyklus entschied sich die Patientin, wieder in ihre alte Umgebung zurückzukehren. Sie beendete ihr Studium, empfand aber ihre Arbeit als zu „verkopft". Stattdessen entdeckte sie ihre Leidenschaft für die alternative Medizin und entschloss sich zu einem Berufswechsel. Sie ist inzwischen verheiratet und Mutter eines Sohnes. Die Behandlungen setzten wir über die Jahre in Abständen fort. Wann immer sie kommt, genügt eine dezente Handbewegung zum Hals, um mich an ihren Behandlungswunsch zu erinnern. Magen 9 ist genau der Punkt, bei dem sie immer wieder eine tiefgreifende Regulation und Stärkung verspürt.

### 2.6.2 Kinderwunsch

Die Schwangerschaft ist dem Element Erde zugeordnet.

Eine schwangere Frau zeigt alle typischen „Symptome" des Elements Erde. Der Schwangerschaftspuls entspricht dem der Erde zugehörigen *schlüpfrigen Puls*, huá mài).[133]

Er fühlt sich so an, als ob unter der Fingerkuppe eine Perle oder Kugel hinwegrollen würde. Insgesamt sind die Yin Pulse kräftiger, da sich alle Kräfte nach innen konzentrieren.[134] Alles kehrt sich somit zum Yin.

Die schwangere Frau ist rund und schwer und lagert Feuchtigkeit ein. Je nachdem, wie ihre Einstellung und Bedürftigkeit in Bezug auf das Element Erde ist, wird eine Frau diesen Zustand genießen oder aber hassen.

Schwanger zu werden erfordert eine Transformation vom Feuer in die Erde, vom Yang zum Yin. Diese wird von dem Punkt Magen 9 hervorragend unterstützt.

#### Wie kann sich hier eine Blockade zwischen Feuer und Erde zeigen?

**1. körperlich**

Viele Frauen, die vergeblich versuchen, schwanger zu werden, sind zu stark in ihrem Kopf verhaftet und haben zu wenig Bezug zu ihrem Körper. Sie haben im wahrsten Sinne des Wortes kein „Bauchgefühl". Der Unterbauch ist oft kalt bei Berührung, während der Kopf vor lauter Gedanken heiß läuft. Sie sind nervös und unruhig und neigen häufig zu Herzklopfen. Ausbildung, Beruf und Karriere fordern ihren Tribut. Sie leiden unter ständigem Mangel an Zeit, ein typisches Zeichen für eine Feuerproblematik. Dabei kommt auch die Selbstfürsorge zu kurz, was sich z. B. in einem schlechten Essverhalten zeigt.

**2. emotional**

Es können aber auch Emotionen sein, die eine ständige Unruhe erzeugen. Gerade der unerfüllte Schwangerschaftswunsch kann ein emotionales Inferno verursachen, welches einen großen Leidensdruck erzeugt.

[133] *Gemäß Ma Shi (16.Jahrh. ) zeigt sich ab dem dritten Schwangerschaftsmonat ein schlüpfriger und zu schneller Puls. s. Elisabeth Rochat de la Vallée, Pregnancy and Gestation in Chinese classical texts, S. 4*

[134] *s. Elisabeth Rochat de la Vallée,, Pregnancy and Gestation in Chinese classical texts, s. 5*

Dieser wird durch das Ticken der biologischen Uhr verstärkt. Hier geht es darum, auf der emotionalen Ebene auszugleichen.

### 3. lebensgeschichtlich

Der Wunsch, Kinder zu bekommen und eine Familie zu gründen, ist auch lebensgeschichtlich ein Ausdruck der Transformation von der „Feuerphase" des Lebens in die Phase der Erde. Dies trifft auch auf Männer zu.

Die Phase des Feuers beginnt mit der Pubertät. Die Themen des Feuers sind das Reifen der Persönlichkeit und die Auseinandersetzung mit der Sexualität, wozu auch das „Sich verlieben" gehört. Die Zugehörigkeit zu einer Gruppe ist von großer Bedeutung. Freude und Spaß und Ausgelassenheit prägen diese Zeit, wenn sie gut verläuft, und es wird viel gefeiert. Das überragende Thema des Feuers aber ist sicherlich der Wunsch nach Liebe und Partnerschaft.

Die Phase der Erde entspricht dem Erwachsensein und leitet die Mitte des Lebens ein. Sie ist im Allgemeinen mit dem Bedürfnis nach Zugehörigkeit, Geborgenheit und Sesshaftigkeit verbunden. Haben wir unseren Platz gefunden, sind wir bereit, andere zu nähren und zu unterstützen. Es entsteht bei vielen Menschen der Wunsch, eine Familie zu gründen.

Besonders für Männer ist diese Transformation nicht immer einfach. Aber auch Frauen sind oft ambivalent, wenn es darum geht, den Schritt in die vermeintliche „Unfreiheit" und „Gebundenheit" zu gehen.

Die Behandlung zielt darauf, das Bedürfnis in die Erde zu kommen zu unterstützen, indem man das Feuer in die Erde führt und gleichzeitig das Feuer beruhigt und die Erde stärkt.

Abschließend ist zu beachten, dass es viele weitere Gründe geben kann, die eine Schwangerschaft verhindern. Diese sollten vor einer Behandlung mit der Fünf-Elemente-Akupunktur abgeklärt sein. Dazu können u. a. Verwachsungen im Unterleib, genetisch bedingte Ursachen und die Unfruchtbarkeit des Mannes gehören.

In diesem Zusammenhang sollte nicht unerwähnt bleiben, dass auch Männer in der chinesischen Medizin gegen Unfruchtbarkeit behandelt werden. Akupunktur kann die Qualität und vor allem die Beweglichkeit der Spermien positiv beeinflussen. Hier hat schon eine Moxa-Behandlung auf Ren Mai 6 gute Ergebnisse erzielt.

### Fallbeispiel: Kinderwunsch

Eine 30-jährige Patientin und ihr 38-jähriger Partner kommen wegen Kinderwunsch parallel zur Behandlung (sie ins Fünf-Elemente-Ambulatorium, er in meine Praxis).

Sie leben seit acht Jahren zusammen. Beide sind groß und schlank und haben eine lebhafte Ausstrahlung. Beide lieben ihren Beruf, sie als begeisterte Wissenschaftlerin, er als selbstständiger Inhaber einer erfolgreichen Agentur. Sie sind sehr gesellig und feiern gerne.

Insgesamt scheinen beide eine gute Verankerung in der Partnerschaft sowie im Elternhaus und im Freundeskreis zu haben.

Grundsätzlich wünschen sie sich mehr Ruhe und versuchen Zeit zu finden, um zu meditieren. Gemeinsam möchten sie sich darauf vorbereiten, etwa in einem halben Jahr schwanger zu werden.

### Symptome der Patientin

Sie leidet seit zwei Jahren unter Amenorrhoe (Ausbleiben der Periode), die sie nicht mehr mit Hormonen behandeln möchte. Davor litt sie lange Jahre an Bulimie (Ess-Brechsucht), aus der sie mit therapeutischer Hilfe herausgefunden hat.

Weiterhin klagt sie über Herzklopfen vor dem Einschlafen.

Sie hat oft Magenbeschwerden mit Übelkeit und Völlegefühl nach dem Essen, mit häufig aufgeblähtem Bauch. Sie wirkt leicht untergewichtig. Da sie oft unter extremen Zeitdruck steht, isst sie sehr unregelmäßig und nimmt nur wenig warme Mahlzeiten zu sich.

Sie möchte jetzt mehr für ihre körperliche und geistige Gesundheit tun – und schwanger werden.

### Diagnose und Behandlung der Patientin nach Fünf Elementen

Eine gute „Erde" zeigt sich in einer guten Ernährung und Selbstfürsorge. Die Erde spielt eine wichtige Rolle bei der Fruchtbarkeit, indem sie einen neuen Menschen empfängt, hält und ihm eine nährende Umgebung bereitstellt.

Zu Beginn der Behandlung war bei der Patientin diese Voraussetzung durch die Amenorrhoe, die unregelmäßige Ernährung und die fehlende Ruhe nicht gegeben. Zudem war ihr Feuerelement übererregt und konnte sich nicht in die Erde transformieren. Da die Erde über lange Zeit unter anderem durch die Bulimie geschwächt wurde, wurde auch das Wasserelement, das die Grundvoraussetzungen für die Produktion des Lebens liefert, beeinträchtigt.

In der Behandlung galt es also, die Erde zu stärken, das Feuer zu besänftigen und das Wasser zu unterstützen.

Zur Behandlung wurde der Chong Mai insgesamt zweimal geöffnet. Der Chong Mai hat über seinen Anfangs- und Endpunkt (Milz 4/Perikard 6) Bezug zu Feuer und Erde und ist besonders bei Amenorrhoe und Unfruchtbarkeit angezeigt.[135] Punkte wie **Magen 28 und Niere 13** (beide haben entsprechend den alternativen Namen *Tor der Kinder* (zǐ hù 子戶) wurden unterstützend verwendet. Die Erde und das Wasser wurden mit Punkten wie **Magen 36, Milz 6, Milz 3 und Moxa auf Ren Mai 4** gestärkt. Vor allem wurde das Feuer in die Erde gebracht, z. B. mit der Kombination **Ren Mai 15, Magen 40, Milz 4 und Perikard 7**. In einer der letzten Behandlungen wurde dann der Himmelsfensterpunkt Magen 9 **zusammen mit Magen 25 und Magen 36** eingesetzt.

### Symptome des Patienten

Seine Gesichtsfarbe ist auffallend rot. Er leidet seit 6 Jahren an Extrasystolen, die vermehrt abends nach dem Essen auftreten. Die Symptome nahmen vor zwei Jahren ein beängstigendes Ausmaß an. Untersuchungen wie EKG, Langzeit-EKG, kardiologische Untersuchung und Blutbild waren jedoch ohne Befund.

Sein Großvater und sein Vater hatten/haben beide Herzerkrankungen.

Gleich zu Beginn der Behandlung berichtet er, dass er bereits in seiner Jugend und auch während seiner Studienzeit gerne exzessiv mit Freunden feierte.

Außerdem trinkt er viel Kaffee und hat viel geraucht, wobei er dies in letzter Zeit auf 2-3 Zigaretten pro Abend reduziert hat. Er sieht selbst einen Zusammenhang zwischen all diesen Gewohnheiten und seinen Herzsymptomen.

[135] *Bedeutung des Chong Mai s. Glossar*

Sport (Boxen, Joggen – er mochte schon immer Kampfsport) und regelmäßige Meditation seit vielen Jahren helfen erheblich.

Ängste hat er wenige, am meisten vor öffentlichen Auftritten. Sein Schlaf ist gut.

Pulse: gespannt und voll und leicht schnell

Zunge: groß, rot, trocken, gelber, trockener Belag

**Behandlungen:**

- **Niere 10, Herz 3, Ren Mai 22, Yin Wei Mai (Perikard 6, Milz 4), Ren Mai 15**
  Nach der Behandlung fühlte er sich sehr gut. Er hatte seit Jahren keine Extrasystolen, selbst wenn er Kaffee getrunken hatte. Er ist ganz erstaunt, dass die Akupunktur einen solchen Effekt hatte. Er möchte aufhören zu rauchen und muss am Abend eine öffentliche Rede bei seiner eigenen Ehrung halten, weshalb er Stärkung möchte.
- **Ren Mai 22, Yin Wei Mai, Lunge 1, Herz 7**
  Er ist insgesamt ruhiger, aber die Extrasystolen sind wieder, wenn auch milder, aufgetreten.
- **Du Mai 24, Magen 9, Ren Mai 15, Herz 7**
  Er war eine Woche auf einer Hütte gewesen und hat tagelang gefeiert und Karten gespielt. Die restlichen Tage hatte er sich aber ruhig gefühlt.
- **Perikard 7, Raucherentwöhnung mit Leber 4, Leber 14, Lunge 8, Lunge 1**
  Der Herzschlag ist noch leicht unregelmäßig. Er schafft es aber besser zur Ruhe zu kommen. Die letzte Nacht hat er natürlich gefeiert (Fußball WM-Finale).

Ich bespreche mit ihm seine Lebenssituation, die eine Transformation vom Feuer in die Erde beinhaltet. Ihm fällt ein, dass ihm, als er 22 Jahre alt war, eine Wahrsagerin prophezeit hatte, dass er erst mit 38 erwachsen werden würde. Nun, im August wird er 39 und er möchte jetzt gerne ein Nest bauen.

**Erläuterung des (Doppel)-Falles**

Ich habe dieses sympathische Paar als Beispiel gewählt, um zu veranschaulichen, wie körperliche Symptome und lebensgeschichtliche Zusammenhänge oft miteinander einhergehen. Beide befinden sich auf ihre Art auf der Schwelle vom Feuer in die Erde.

Beide zeigen viel „Feuer". Sie feiern gerne, sie sind begeistert von ihrer Arbeit, sie haben wenig Zeit. Die „Erde" kommt (noch) zu kurz, ist aber in Ankündigung. Die körperlichen Symptome bei beiden zeigen ein übererregtes Feuer, das sich nicht in die Erde transformieren kann. Beide spüren, dass, wenn sie Eltern werden wollen, mehr Ruhe und Fürsorge für Körper und Geist von Nöten ist. Tatsächlich kündigte sich nach einem halben Jahr der Behandlung Nachwuchs an.

### 2.6.3 Depressive Verstimmung

**Hier ist Vorsicht geboten:**

„Depression" ist ein sehr weit reichender Begriff und wird zur Bezeichnung einer großen Anzahl von psychischen und physischen Symptomen herangezogen.

Bei der Behandlung von depressiven Verstimmungen ist es wichtig, den Schweregrad zu beachten. In der westlichen Medizin wird zwischen leichter, mittelschwerer und schwerer Depression unterschieden. Eine Depression kann sehr schwerwiegend und lebensbedrohlich sein. Menschen, die sich in einer solchen Depression mit suizidalen Tendenzen befinden, sind nicht über Akupunktur allein behandelbar. **Ärztliche Unterstützung ist unabdingbar!** Die Akupunktur kann und darf auch in solchen schweren Fällen die verordneten Medikamente nicht ersetzen.

**Verschiedene Begriffe für Depression in der chinesischen Medizin**

- **Yù 鬱 – Obstruktion, Depression**

  Das Schriftzeichen bezeichnet nach Elisabeth Rochat de la Vallée einen tropischen Wald, in dem alles überwuchert ist. Man fühlt sich erstickt, erschöpft, frustriert und wütend.

  Die Ursache ist in der Regel unterdrückter Ärger. Das Leber Qi befindet sich in totaler Blockade, was ein stagniertes Gefühl bedingt und ein Gefühl, „platzen" zu können.

  Yù wird dem Holzelement zugeordnet und entsprechend behandelt.

- **Yōu 憂 – Kummer, Bedrücktheit, Traurigkeit**

  Das Schriftzeichen zeigt oben den Kopf und in der Mitte das Herz. Der unten stehende, schleppende Gang weist daher auf einen mit Sorgen belasteten Geist (respektive Kopf und Herz) hin. Laut Elisabeth Rochat de la Vallée kann yōu sich mit allen fünf Emotionen der *fünf Speicherorgane*, wŭ zàng, verbinden.[136]

- **Diān kuáng 癲狂 – Yin und Yang Verrücktheit (Bipolare Störung)**

- **Diān 癲 – Depression**

  Das Schriftzeichen zeigt außen das Zeichen für Krankheit (jemand, der im Bett liegt), darunter zweimal das Zeichen für Kopf. Es handelt sich um eine Krankheit des Kopfes.

  Diān entsteht durch langanstehende Angst und Frustration, die zu Leber-, Herz oder Milz-Qi Stagnation führt. Es entsteht Schleim, der den Shén (Geist) im Herzen blockiert.

  Diān ist eher eine Erkrankung des Yin und zeigt sich als Schwere, Rückzug und Apathie.[137]

[136] *S. Elisabeth Rochat de la Vallée, The Seven Emotions, S. 145*

[137] *s. Líng Shū 22, das Kapitel Dian kuang über Geisteskrankheiten*

- **Kuáng 狂 – Manie**

  Das Schriftzeichen zeigt links einen Hund und rechts das Zeichen für König. Wie bei einem tollwütigen Hund äußert sich diese Krankheit in Gewalt und einem mächtigen, furiosen Zorn. Großer Ärger führt zu einem aufsteigenden Leber-Yang. Auch das Gallenblasen-Qi geht nach oben. Das Leber-Feuer trocknet aus und es entsteht heißer Schleim. Das erregte Feuer äußert sich in „Geister-Gerede" und man spricht wie im Delirium.

  Der Begriff **diān kuáng** bezeichnet ein starkes emotionales Ungleichgewicht bis hin zu einer schwerwiegenden psychiatrischen Störung, zu der unter anderem auch die Schizophrenie zählt. Laut Elisa Rossi wird er als "ruhige und agitierte Verrücktheit" oder als „manische Depression" übersetzt.[138] Diese schwerwiegende Störung des Feuers wird in der Regel nicht mit Akupunktur behandelt.

- **Bù lè** 不樂 – Mangel an Freude

  „Lè" bezeichnet eine tiefe innere Lebensfreude. Sie ist unabhängig von äußeren Stimuli oder Bedingungen. In ihr zeigt sich unsere Verbundenheit mit dem Shen, unserer Seele, die mit dem Licht des Kosmos und der göttlichen Liebe verbunden ist und in unseren Augen leuchtet.

  Ist dieses Licht schwach oder gar erloschen, spürt man eine große Verlorenheit und innere Leere.

  Bù lè wird dem Feuerelement zugeordnet. Besonders Punkte, die auf den Shen wirken, kommen hier zum Einsatz.

Im Folgenden möchte ich eine Behandlung vorstellen, die grundsätzlich bei allen Arten von depressiver Verstimmung angewandt werden kann und die sich besonders gut mit dem Punkt Magen 9 kombinieren lässt:

### Die „7 Drachen gegen die 7 Teufel"

Die unter diesem Namen bekannten Kombinationen wurden zuerst durch J.R. Worsley bekannt.

Es handelt sich hierbei um mündlich überlieferte Punktkombinationen, die er bei seinen Studien in Asien kennengelernt hat. Es wurde aber berichtet, dass ein Arzt in Yunnan diese Kombinationen als eine Verschreibung gegen Manie aus der Tang-Dynastie wiedererkannt hatte.[139]

### Exkurs über die Dämonenmedizin

Bis zu den Anfängen der chinesischen Medizin, markiert durch das Huángdì Nèijīng, war die Austreibung von Geistern und Dämonen (guǐ 鬼) als Ursache für Erkrankung ein wichtiger Bestandteil des schamanischen Heilens.

> *„Das antike Standardwerk der chinesischen Medizin aus dem 2./1. Jh. v. Chr., Des Gelben Kaisers innerer Klassiker, Huángdì Nèijīng 黃帝內經, markiert zeitlich „den Übergang von der Dämonenmedizin (wonach eine Krankheit durch einen Angriff böser Geister verursacht wird) zu einer Naturmedizin (wonach eine Krankheit infolge eines unangemessenen Lebenswandels auftritt)."*[140]

[138] *s. Rossi, Elisa, Shen, Psycho-Emotional Aspects of Chinese Medicine, S.126*

[139] *s. Hicks, Angela, Hicks, John, Mole, Peter „Konstitutionelle Akupunktur nach den fünf Wandlungsphasen, S.296*

[140] *Maciocia, 2013, Grundlagen der chinesischen Medizin Pos.2201,*

*„Wenn die Behandlung nach den Gesetzen von Himmel und Erde [d. h. den Naturgesetzen] erfolgt und flexibel modifiziert wird, wird die Heilung auf die Behandlung folgen wie der Schatten auf den Körper. Das dao 道 hat nichts mit Geistern [guǐshén 鬼神] zu tun.“*[141]

Die Verbreitung der Erkenntnisse, die dem Huángdì Nèijīng zugrunde liegen, waren damals im Grunde eine Sensation für die nicht medizinisch gebildete Schicht dieser Zeit. Zum ersten Mal wurde nicht eine äußere Macht, sondern die Kultivierung beziehungsweise die Nicht-Kultivierung des eigenen Qi für Gesundheit oder Krankheit verantwortlich gemacht. Donald Harper wertet in seinem Buch die im Grab von Mawangdui (168 v. Chr.)[142] gefundene Literatur dieser Zeit entsprechend aus.[143]

Dennoch bleibt bis heute im chinesischen Denken die Vorstellung präsent, dass böse Mächte, seien es Dämonen, Geister oder übelmeinende Mitmenschen, einen Menschen besetzen können und erkranken lassen.

Depression ist eine Erkrankung, bei der eine Person sich wie von einer dunklen Macht ergriffen fühlt.

Wesentlich für die Indikation der „7 Drachen gegen die 7 Teufel“-Methode ist die Frage, ob man sich von etwas kontrolliert fühlt, das man selbst nicht mehr kontrollieren kann.

### Die einzelnen Kombinationen der 7 Drachen-Punkte

Die jeweils 7 Punkte der Kombinationen repräsentieren die Macht des Drachens, das Böse zu bekämpfen. Die „guten Drachen“ werden geweckt, um die „bösen Teufel“ zu vertreiben.

*„Der Drache ist im Osten nicht das grausame Monster unserer mittelalterlichen Vorstellung, sondern ein Genie voll Kraft und Güte. Er ist der Geist der Veränderung und damit des Lebens selbst. Versteckt in den Höhlen undurchdringlicher Wälder oder zusammengerollt in den unvorstellbaren Tiefen des Meeres, wartet er auf seine Zeit, um zur Aktion geweckt zu werden. Er entfaltet sich in den Sturmwolken; er wäscht seine Mähne in der Schwärze von brodelnden Wasserstrudeln. Seine Krallen sind in der Gabelung des Blitzes, seine Schuppen glitzern in der Rinde von regennassen Pinien. Seine Stimme erklingt im Orkan, die welken Blätter des Waldes zerstreuend und den neuen Frühling herbeirufend.“*[144]

### Es gibt drei verschiedene Behandlungsansätze:

1. Die **7 Inneren Drachenpunkte** – bei „Besessenheit“ (insbesondere mit Angst)
   - Extrapunkt (0,25 Cun) unterhalb von Ren Mai 15
   - Magen 25 (beidseitig)
   - Magen 32 (beidseitig)
   - Magen 41 (beidseitig)

2. „In den siebziger und frühen Achtzigerjahren wurde von J.R. Worsley eine weitere Punkte-Kombination der 7-Drachen-Punkte kreiert, die sich gut für Patienten mit depressiven Zuständen eignet:

[141] *Su wen 25, aus Cobos Schlicht, Carlos, Das Lied der 13 Dämonenpunkte des wahrhaften Sun, S. 11*

[142] *s. Glossar*

[143] *s. Harper, Donald, 1998, Early Chinese Medical Literature, the Mawangdui Medical manuscripts, S. 69*

[144] *Williams, C.A.K., 1974, Chinese Symbolism and Art Motifs, S. 145 (Übersetzung Sigrid Klain)*

- Extrapunkt (0,25 Cun) unterhalb von Ren Mai 15
- Magen 25 (beidseitig)
- Ein Extrapunkt auf halber Strecke zwischen Ma 36 und Ma 37
- Magen 41 (beidseitig)

3. Die **7 Äußeren Drachenpunkte** – bei Traumatisierung durch äußere Ursachen, wie z. B. Drogen oder Unfälle

- Du Mai 20
- Blase 11 (beidseitig)
- Blase 23 (beidseitig)
- Blase 61 (beidseitig)

Die 7 Punkte werden jeweils von oben nach unten gesetzt. Die Stichtiefe sollte nicht tiefer als 3-4 Fen sein und es sollte beim Einstechen ein De Qi-Gefühl vorhanden sein. Die Nadeln bleiben dann in der Regel 20 Minuten liegen.

Im Kontext der Diskussion Feuer/Erde möchte ich vor allem auf die „Inneren Drachen"-Kombination und deren Abwandlung zur unterstützenden Behandlung von Depressionen eingehen. Die „äußeren Drachen" werden im Kapitel „Blase 10" Thema sein.

Beide „Inneren Drachen"-Kombinationen enthalten einen Feuerpunkt (Punkt unterhalb von Ren Mai 15) und sechs Erdpunkte (auf dem Magenmeridian). Diese Zusammenstellung entspricht einer Behandlung, die darauf abzielt, das Feuer in die Erde zu bringen.

### Erläuterung zu den 7 Inneren Drachenpunkten

Der Extrapunkt unterhalb Ren Mai 15 liegt zwischen Ren Mai 15 und Ren Mai 14. Beide Punkte beruhigen das Herz und damit das Feuer.

- **Ren Mai 15, *Schwanz der Turteltaube*, jiū wěi** 鳩尾

  Der Phönix, der der Sage nach wieder aus der Asche geboren zu wurde, ist das Emblem des Feuerelementes.

  Auch der Brustkorb, der über die Organe Herz, Perikard und Lunge mit dem Himmel in Kommunikation steht, wird mit einem Vogel, der Turteltaube, verglichen. Das Brustbein stellt den Körper, die Rippen die Flügel und der Schwertfortsatz (Xiphoid) den Schwanz dar. Wenn unser Brustkorb frei und das Herz leicht ist, können wir zuweilen das Gefühl haben, als würden wir schweben, ein bekanntes Phänomen bei Verliebten.

  Als Luo-Punkt des Ren Mai verteilt der *Schwanz der Turteltaube*, jiū wěi, das Qi vom oberen Erwärmer in den mittleren Erwärmer fächerförmig (wie der Schwanz eines Vogels) nach allen Richtungen. Ren Mai 15 wirkt sehr beruhigend, besonders wenn der Vogel in Panik ist.

- **Ren Mai 14, *Großer Wachturm*, jù què** 巨闕 **(der verbotenen Stadt)**

  Als *Alarmpunkt,* mù xué 募穴, des Herzens ist dieser Punkt sehr stark mit dem Herzen selbst verbunden.

  Schon der Name besagt, dass Ren Mai 14 den Kaiser (das Herz) bewacht. Der Turm wird auch im Yìjīng, dem Buch der Wandlungen, als Symbol für die erhabene Haltung des Monarchen beschrieben, der sich zum Himmel hin orientiert, alles überblicken und von allen gesehen werden kann.[145]

*Großer Wachturm*, jù què, reguliert das Herz und erleichtert Schmerzen, befreit den Brustkorb, transformiert Schleim, beruhigt den Geist und harmonisiert den Magen.

- **Magen 25, *Himmelsachse*, tiān shū 天樞**

Dieser Punkt wie ein Scharnier zwischen Himmel und Erde und beruhigt den Geist, indem er ihn in der Erde verankert.

- **Magen 32, *Der kauernde Hase*, fú tù 伏兔**

Fú tù ist auch eine Bezeichnung für den vorderen Oberschenkel, auf dem sich der Punkt Magen 32 befindet.

*„In einer kauernden Position besteht größtmöglicher Kontakt zum Boden, Erde und Kraft aus der Erde werden getankt; nach Schock und Schreck kann diese Position der Versuch sein, sich zu schützen und zu beruhigen, oder gar im Boden zu versinken ... Der kauernde Hase kann also zu einer mehr bodennahen Haltung verhelfen, wenn die Sicherheit verloren gegangen ist ...“*[146]

Magen 32 ist auch ein guter Punkt bei Schwäche der Beine.

Das Hinkauern und die schwachen Beine können beides Zeichen für Angst sein.

In jedem Fall hat dieser Punkt einen stabilisierenden und erdenden Effekt. Die Erde kontrolliert über den Kè-Zyklus (Kontrollzyklus) der Fünf Elemente das Wasser und damit die Emotion Angst.

- **Magen 41, *Befreiter Gebirgsbach*, jiě xī 解溪**

Der Punkt *Befreiter Gebirgsbach*, jiě xī, hat, wie bereits in Kapitel 2.6 beschrieben, u. a. die Funktion, „die Aufruhr zu beruhigen und den Geist zu stabilisieren“ (zhèn jìng níng shén 鎮靜凝神).[147]

Als Feuerpunkt hat er Bezug zum Herzen und senkt auflodernde Feuer in die Erde ab. Aufgeregte Verrücktheit mit Visionen von Dämonen und Feuer zählen zu den Indikationen von Magen 41. Diese ursprüngliche Kombination hat sich meiner Erfahrung nach sehr bei depressiven Zuständen mit starken Ängsten bewehrt.

### Die „7 Drachen gegen die 7 Teufel“ bei depressiver Verstimmung

(Extrapunkt unter Ren Mai 15, Magen 25, Extrapunkt Magen 36/37, Magen 41)

Bei dieser Kombination wird der Punkt Magen 32 durch einen Extrapunkt zwischen Magen 36 und Magen 37 ersetzt. Er liegt etwa in der Hälfte zwischen diesen beiden Punkten.

- **Magen 36, *Drei Weiler am Bein*, zú sān lǐ 足三里**

Im Schriftzeichen für *Weiler*, lǐ 里, setzt sich zusammen aus den beiden Schriftzeichen für *Erde* tǔ 土 und *Feld* tián 田. Laut Wieger 149 D bedeutet es das kleinste Dorf mit acht Familien um einen Brunnen und eine (altertümliche) chinesische Meile von ungefähr 600 m.

[145] *s. Wilhelm, Richard, 1986, I Ging, Das Buch der Wandlungen, Hexagramm 20, S. 19*

[146] *s. Skript Adt-Bauckhage, Friedlinde, Auswahl einiger Akupunkturpunkte zur Erde*

[147] *s. Mitschrift Elisabeth Rochat de la Vallée*

Magen 36 ist der Erdpunkt auf dem Magenmeridian.

Die Zahl 3 entspricht der Zahl des Qi. Als Erdpunkt in der Erde ist zú sān lǐ der wichtigste Punkt im Meridiansystem, um das Qi der Erde insgesamt zu stärken.

Er ist nährend, stärkend, beruhigend, befriedend und „nach Hause" bringend.

Laut Elisabeth Rochat de la Vallée repräsentiert Magen 36 die Ebene des Menschen auf dem Treffpunkt zwischen Himmel und Erde.[148]

- **Magen 37, *Obere Große Leere,* shàng jù xū 足三里**

***Obere Große Leere,*** shàng jù xū ist der untere He-Punkt des Dickdarms.

Diese von J.R. Worsley entwickelte Kombination wirkt gleichzeitig stabilisierend und erhellend.

**Anwendung in der Praxis**

In meiner Praxis kommen oben genannte Kombinationen oft zum Einsatz. In den Jahrzehnten ihrer Anwendungen habe ich nie erlebt, dass es dabei zu einer negativen Reaktion kam. Nur in seltenen Fällen zeigten sich keine nennenswerten Ergebnisse.

Die Kombinationen der „Inneren Drachen gegen Besessenheit" und der „7 Drachen gegen die 7 Teufel bei Depression" enthalten keine Punkte, die zu stark bewegen, absenken oder aufrühren würden. Es handelt sich eher um ein sanftes Bewegen des Feuers in die Erde.

Oft kommen Patientinnen und Patienten, die unterschwellig an einer mehr oder minder starken depressiven Verstimmung leiden, zunächst nicht aus diesem Grund zur Akupunkturbehandlung. Es stehen eher Symptome wie Erschöpfung, Schlafstörungen, Schwindel usw. im Vordergrund. Wird im Gespräch dann der Zusammenhang zwischen Seele und Körper klar, kann die Anwendung der „7 Drachen gegen die 7 Teufel"-Punkte durchaus schon nach einigen Behandlungen sinnvoll sein, da sie die Wurzel der Beschwerden behandelt.

Stehen bei den Patienten Ängste im Vordergrund, ziehe ich die Behandlung mit Magen 32, *d*em *Kauernden Hasen*, vor.

Im Fall von allgemeiner Niedergeschlagenheit mit dem Gefühl, sich in einer dunklen Wolke zu befinden, ist die von J.R,Worsley abgewandelte Version gegen Depressionen oft sehr wirksam.

Es hat sich gezeigt, dass in beiden Fällen Magen 9 als „Kopf-befreiender" Himmelsfensterpunkt zusätzlich die Wirkung verstärkt. Er unterstützt die Befreiung von Blockaden und bringt als Himmelsfensterpunkt wieder Licht ins Dunkel.

In der Regel bespreche ich mit den Patienten nicht, welche Behandlung ich durchführe, sondern warte ihren Bericht beim nächsten Termin ab.

Wie bei Angela und John Hicks und Peter Mole ausgeführt, die diesem Thema ein ganzes Kapitel widmen, genügt in manchen Fällen eine Behandlung. Es kann aber vorkommen, dass die Behandlung wiederholt werden muss.

In vielen Fällen erleben die Patienten eine eindeutige Veränderung ihres Gemütszustandes in Form einer inneren Befreiung und einer neuen Sichtweise auf ihr Leben.

Zugegebenermaßen erschien es mir immer wieder wie ein kleines Wunder, welchen positiven Effekt diese Behandlung auf die Stimmung und im Nachhinein sogar auf das Leben der Patienten hatte.

---

*[148] s. Mitschrift Seminar mit Elisabeth Rochat de la Vallée*

## Fallbeispiel: depressive Verstimmung

Eine 21-jährige Musikstudentin kommt wegen ihrer depressiven Zustände in die Behandlung. Bereits vor dem Abitur hat sie über längere Zeit Antidepressiva eingenommen.

Sie ist sehr schlank und hat einen eher jungenhaften Körperbau. Ihr Blick ist frisch und intelligent und ihre Augen leuchten, wenn sie über Musik spricht.

Sie ist eine begabte Musikerin, die viel auftritt und auch komponiert. Trotzdem hat sie wenig Selbstvertrauen. Während unseres Gesprächs wirkt sie überwiegend traurig, resigniert und verzweifelt.

Sie spürt „emotionale Lücken", fällt „immer wieder in ein Loch", leidet dann unter „Müdigkeit, Erschöpfung sowie Antriebslosigkeit und fühlt sich „wie verloren", „unruhig" und „getrieben". Ihre psychischen „Durchhänger" begannen mit der Pubertät. Sie leidet seither „vor allem unter selbst gemachten Druck".

Sie lebt allein, ist gerne unabhängig und lehnt generell gesellschaftliche Normen und Zwänge ab.

Mit 14 Jahren litt sie an Bulimie, mit 17 Jahren durchlebte sie eine Phase von Magersucht. Sie hat auch jetzt wenig Appetit, kocht sich nur ab und zu Gemüse und isst Salat. Sie leidet chronisch unter Magenschmerzen und neigt zu Obstipation.

Unfruchtbarkeit: Sie leidet unter einer genetisch bedingten Erkrankung, die verhindert, dass Östrogen produziert wird, sodass sie wahrscheinlich niemals eine Periode haben wird.

Sie trinkt Alkohol, um „loszulassen", und raucht 10-12 Zigaretten täglich.

Sie tanzt gerne, trifft sich ab und zu mit Freunden und geht auch auf Partys.

Zunge: ist rot und trocken, im hinteren Drittel zeigt sich ein weißer Belag.

Pulse: sind leicht schnell und oberflächlich und schwach auf Niere und Perikard.

### Diagnose und Behandlung der Patientin

Das „Feuer" der Patientin zeigt sich in ihrer Liebe für Musik, ihrer Inspiration, ihrer Kreativität und ihrer spürbaren Lust auf das Leben. Ihr Feuer ist aber nicht beständig, sondern wie eine Flamme, die immer wieder erlöschen kann, was zu ihrer Verzweiflung führt. Sie ist nicht in der Lage, das Feuer, das sich in ihrer Genialität zeigt, in ihr Leben zu übertragen.

Sie erlebt sich als getrennt vom Leben, ihrem Körper, ihrer alltäglichen Existenz. Dabei mag auch das bei der Erkenntnis ihrer Unfruchtbarkeit erlittene Trauma eine Rolle gespielt haben. Sie leidet unter einem grundsätzlichen Mangel an Selbstvertrauen, der sie immer wieder in den Rückzug treibt.

Ihre „Erde" ist seit der Pubertät, in der das Feuer eingesetzt hat, zu kurz gekommen und braucht Unterstützung.

### Behandlungen:

- **„7 Drachen gegen die 7 Teufel" bei Depression**

  Über ihre Reaktion auf die erste Behandlung berichtet sie: „Frau Klain, was haben Sie mit mir gemacht! Als ich aus Ihrer Tür herausging, spürte ich eine extreme Bewusstseinsveränderung: ich habe mich so geerdet gefühlt, so ruhig und ganz anders wahrgenommen. Ich hatte das Gefühl, ich würde zum ersten Mal überhaupt richtig wahrnehmen, all die anderen Menschen auf der Straße, meine Umgebung. Dann sagte ich zu mir selbst: „Jetzt lebst Du mal!".

- **Magen 9, Magen 28, Perikard 7, Magen 40**

  Sie hat die Woche zuvor eine wichtige Prüfung bestanden. Ihre Energie ist weiterhin sehr gut und sie fühlt sich ausgeglichen. Sie schläft gut. Die Verdauung ist nicht optimal. Nach dem Essen hat sie das Gefühl von „einem Stein im Magen“.

- **Ren Mai 12, Magen 25, Magen 37, Perikard 6**

**Essstörungen**

Magen 9 ist besonders bei den Krankheitsbildern Magersucht (Anorexia nervosa) und Ess-Brechsucht (Bulimie) indiziert, da beiden eine Feuer/Erdproblematik zugrunde liegt.

Diese Krankheiten treten hauptsächlich bei Mädchen in der Pubertät und jüngeren Frauen auf. Sie werden als psychische Erkrankungen mit beträchtlichen körperlichen Folgen eingestuft.

Besonders die Anorexie gehört zu den am schwierigsten zu behandelnden Erkrankungen und sollte in schweren Fällen nur stationär behandelt werden.

In die Praxis für chinesische Medizin kommen eher Patientinnen, die bereits medizinisch und psychologisch behandelt wurden oder sich noch in Behandlung befinden. Die Akupunktur kann als gute Ergänzung dienen.

Die wichtigste Voraussetzung für eine erfolgreiche Behandlung ist, dass die Patientinnen sich eingestehen, überhaupt ein Problem zu haben. Negierung und Verdrängung sind – wie bei allen Süchten – Bestandteil des Krankheitsbildes. Obwohl Magersucht nach außen hin nicht zu verbergen ist, reagiert die betroffene Person meistens mit kompletter Verleugnung.

Schwieriger ist die Bulimie zu erkennen, da die Konsequenzen des Essens und Erbrechens nicht einmal sichtbar sind.

Wenn die Patientinnen bereit sind, sich auf eine Behandlung einzulassen, kann die Akupunktur auf der emotionalen Ebene sehr unterstützend sein.

Die emotionalen Hintergründe, die zu dem gestörten Essverhalten einer Patientin führen, sind oft sehr unterschiedlich und von der individuellen Lebenssituation abhängig. Themen können u. a. sein: eine gestörte Beziehung zum Essen, wenn dies in der Kindheit mit Strafen oder mit Kompensation für mangelnde emotionale Zuwendung verbunden war; Ablehnung der weiblichen Formen des eigenen Körpers, Ablehnung der Mutter als Identifikationsfigur, Suche nach Identität.

Gemeinsam ist beiden Erkrankungen, dass ein Kampf des Intellekts gegen den eigenen Körper vorliegt. Der Kopf will die Oberhand behalten. Bei der Anorexia nervosa dient Nahrungsverweigerung als Kontrolle. Die dabei aufgebrachte Disziplin vermittelt ein Gefühl von vermeintlicher Unabhängigkeit und Stärke. Keine Hilfe zu brauchen oder annehmen zu wollen, gehört auch zu den typischen Verhaltensweisen einer gestörten Erde.

Unter dem Gesichtspunkt der Fünf-Elemente-Lehre ist die Verbindung zwischen Feuer und Erde gekappt. Die Erde (das Kind) wird nicht von der Mutter (dem Feuer) genährt. Unruhe und Nervosität zählen oft zu den Begleiterscheinungen bei Essstörungen.

Zudem ist in vielen Fällen das Holzelement gestaut. Die dem Holz zugeordneten Eigenschaften von Aggression und Durchsetzungsvermögen werden in diesem Fall zu selbstzerstörerischen Tendenzen. Über den Ke (Kontroll)-Zyklus greift das Holz die geschwächte Erde zusätzlich noch an.

In der Behandlung gilt es die Patientinnen dabei zu unterstützen, wieder ein gutes Verhältnis zu ihrer „Erde“ zu finden. Dies bedeutet, sich selbst und den eigenen Körper akzeptieren zu können. Zudem ist es wichtig, das Feuer in die Erde zu bringen und das Holz zu harmonisieren.

## Fallbeispiel: Essstörungen

Die 37-jährige Patientin lebt in einer Patchwork-Familie zusammen mit ihren drei Kindern und den beiden Kindern ihres Mannes.

Ihre Sprache und Gestik sind sehr lebhaft und ausdrucksvoll.

Ihr Körper ist sehr abgemagert. Sie wiegt nur 41 kg bei 1,64 m Größe.

Sie hat seit längerer Zeit keine Periode mehr.

Sie hat Durchschlafstörungen und oft Nachtschweiß.

Ihre Verdauung ist selten gut, der Stuhl in der Regel hart.

Während der Schwangerschaften, in denen sie sehr glücklich war, hatte sie nur wenig zugenommen. Sie fühlt sich ausgelaugt und schafft es nicht, alles zu bewältigen. Sie bekommt wenig Unterstützung von ihrem Mann, der beruflich oft auswärts ist. Wenn sie sich überfordert fühlt, entwickelt sie ein sehr rigides Verhalten hinsichtlich ihrer Essgewohnheiten. Dies ist das Einzige, was sie glaubt, vermeintlich unter Kontrolle zu haben. Sie kompensiert damit ihre Anspannung und ihren inneren Druck. Ihr fehlen gemeinsame Essenszeiten mit der Familie, da sie oft erst nachmittags von ihrer Praxis nach Hause kommt.

Eigentlich isst sie gerne gut und genießt es, in Gesellschaft und auswärts zu essen.

Ihre Ernährung besteht aus einem Frühstück mit Kaffee, Brötchen, Quark und Marmelade; zu Mittag isst sie erst spät und abends oft gar nicht.

Geschichte: Bereits als Jugendliche litt sie schon unter Magersucht.

Ihre Mutter war sehr rigide und unflexibel; sie selbst war ein „Mittelkind“, und hat als solches wenig Aufmerksamkeit bekommen. Alles ging über Leistung. Emotional hat sie ihre Mutter als eher kränkend erlebt. Sie beginnt gerade wieder eine Psychotherapie mit gleichzeitiger Partnertherapie.

Pulse: rau

Zunge: hellrosa, trocken, leicht aufgerollte Ränder

**Behandlungen:**

- **Milz 6, Magen 36, Magen 25 und Moxa auf Ren Mai 4**

- **Magen 9, Magen 40, Herz 7, Moxa auf Ren Mai 12, Ren Mai 6 und Magen 25**

  Danach war sie ruhiger, hat aber seither Kopfschmerzen und fühlt sich depressiv. Sie berichtet, dass sie seit ihrem 16. Lebensjahr latent Depressionen hat und jetzt auch wieder Antidepressiva einnimmt. Ihr Appetit ist etwas besser. Sie isst jetzt gerne Suppen mit Brot.

- **Magen 9 und die „7 Drachen gegen die 7 Teufel bei Depression“**

  Danach geht es ihr seelisch viel besser. „Ich fühle mich stärker“, „weniger zaghaft“.

**Die weiteren Behandlungen waren:**

- **Magen 9 und Moxa auf den „Mittepunkten" (Ren Mai 12, 6, Magen 25 beidseitig)**

- **Chong Mai, Magen 30, Magen 36** und **Magen 9, Magen 40, Milz 4, Moxa auf den „Mittepunkten".**

Ihr Schlaf wird besser. Sie macht weitere Termine für Paar- und Einzeltherapie aus. In ihrem Urlaub nimmt sie 3 kg zu. Ihre Periode setzt wieder ein.

Sie sieht, dass sie sich nicht ständig „beweisen muss" und denkt über „Selbstfürsorge" nach. Sie isst gerne auswärts und mit Genuss und ist insgesamt im Alltag mehr entspannt.

## 2.7 Wichtige Punkte und Punktkombinationen aus der Praxis

Zunächst kann die 4-Nadel-Technik zur Lösung einer Blockade innerhalb des Fünf-Elemente-Zyklus angewandt werden.[149]

Bei einer Blockade zwischen Feuer und Erde kann das Feuer nicht in die Erde transformieren, weil es übermäßig erregt ist.

Diese „Aufregung" verhindert das Absinken und das „auf die Erde kommen".

Sie kann sich im Herzen oder im Perikard befinden.

Ist das Herz erregt, zeigt sich dies in innerer Unruhe, Ängstlichkeit und Schlafstörungen. Befindet sich das Perikard in Aufregung, ist man nervös, immer in Eile und schnell erregbar. Man „tanzt auf allen Hochzeiten" und befindet sich auch mal in einer emotionalen Achterbahn.

**4-Nadel-Technik bei der Blockade zwischen Feuer und Erde:**

**Es gibt vier Möglichkeiten:**

- Herz 7 neutral, Milz 2 tonisieren
- Herz 7 neutral, Magen 41 tonisieren
- Perikard 7 neutral, Milz 2 tonisieren
- Perikard 7 neutral, Magen 41 tonisieren

Als Sedierungs- und Erdpunkte bewegen Herz 7 und Perikard 7 das Feuer über den Sheng-(ernährenden) Zyklus automatisch in Richtung Erde. Sie werden in der Regel neutral genadelt, da es sich um das kaiserliche und ministerielle Feuer handelt, das mit Respekt behandelt werden sollte.

Die Tonisierungs- und Feuerpunkte Milz 2 und Magen 41 ziehen, tonisierend genadelt, von unten das Feuer hinab auf die Erde.

**Magen 9, Perikard 7, Magen 25 und Magen 41**

Diese Kombination hat sich für mich als sehr gut in der Behandlung einer Blockade zwischen Feuer und Erde bewährt, da alle Punkte sich gegenseitig dabei unterstützen, das Feuer in die Erde zu bringen.

[149] *s. Kap... Behandlungstechniken der Fünf-Elemente-Akupunktur*

## Die einzelnen Punkte

- **Perikard 7 (*Großer Grabhügel*, dà líng 大陵)**

  Dà líng, der Erdpunkt des Perikardmeridians, ist besonders bei aufgeregten Menschen angezeigt. Er wirkt sehr ausgleichend, sodass heitere Gelassenheit anstatt exaltierter Freude entsteht. Auch als fünfter Dämonenpunkt von Sun Si Miao mit dem Namen *Dämonenherz*, guǐ xīn 鬼心, beruhigt er ein aus den Fugen geratenes Feuer und bringt es in die Erde.

- **Magen 25 (*Himmelsachse*, tiān shū 天樞)**

  Magen 25 liegt auf der zentralen horizontalen Achse des Menschen.
  Im Su Wen, Kap. 74 heißt es:

*„In der oberen Körperhälfte gibt es drei Qi. Das ist der Abschnitt des Himmels. Er wird vom Qi des Himmels regiert. In der unteren Körperhälfte gibt es drei Qi. Das ist der Abschnitt der Erde. Er wird vom Qi der Erde regiert."*

Laut Unschuld bezieht sich „Hälfte" hier auf die Himmelsachse, tiān shū.[150] Dieser Punkt wirkt wie ein Scharnier zwischen Himmel und Erde und beruhigt den Geist, indem er ihn in der Erde verankert. Er vermittelt Stabilität, wenn wir das Gefühl haben, aus unserer Mitte gekommen zu sein.

- **Magen 41 (*Befreiter Gebirgsbach*, jiě xī 解溪)**

  Der Punkt *Befreiter Gebirgsbach,* jiě xī wirkt sehr dynamisch und, wie der Name sagt, befreiend. Er hat u. a. die Funktion, „die Aufruhr zu beruhigen und den Geist zu stabilisieren" (zhèn jìng níng shén 鎮靜凝神).[151]

  Außerdem wirkt Magen 41 auf Gegenläufigkeit durch Mangel an korrektem Qi, unter anderem auf extreme Kopfschmerzen, auf Schwindel und Gesichtsröte. Als Feuerpunkt hat er Bezug zum Herzen und senkt aufloderndes Feuer in die Erde ab. Aufgeregte Verrücktheit mit Visionen werden ebenfalls als Indikationen angegeben.

  Wie im oben besprochenen Kinderwunschfall liegt sehr oft das Problem in einem überagierenden Perikard. Magen 41 wiederum kombiniert sich gut mit Magen 9.

  Als Verstärkung der Intention, das Feuer in die Erde zu bringen, kann noch der Punkt Magen 25 hinzugefügt werden.

## Eine weitere Kombination bei Feuer/Erde

Geht es mehr darum, das Herz zu beruhigen oder auch einen ruhigen Geist in die Erde zu bringen und damit mehr Konzentration und Klarheit des Denkens zu bewirken, wird man eher die **Kombination Herz 7 und Milz 2** anwenden.

- **Herz 7 (*Tor des Geistes*, shén mén 神門)**

  Shén mén ist der „Kaiser" aller Punkte. Er öffnet er die Tore des Herzens für den Shén, den Geist und die Freude. Er erdet das Feuer, verlangsamt den Puls und beruhigt den Geist.

[150] *s. Unschuld, Antike Klassiker der Chinesischen Medizin, Huang Di Nei Jing Su Wen, Nán Jīng, S. 562/563*

[151] *s. Mitschrift Elisabeth Rochat de la Vallée*

- **Milz 2 (*Große Hauptstadt*, dà dū 大都)**

  Als Feuerpunkt hat Milz 2 Einfluss auf das Herz. Im Líng Shū 23 heißt es: „Wenn der Bauch aufgebläht ist und im Brustkorb ein Völlegefühl ist, und wenn das Herz ganz besonders schmerzt, dann handelt es sich um einen *Magen-Herzschmerz*, wèi xīn tòng 胃心痛. Man entferne die (Krankheit) über die dà dū und tài bái (Öffnungen) (Milz 2 und Milz 3)."[152]

  Der Punkt Milz 2 beruhigt somit das Feuer im Herzen.

### Kombinationen bei Blockaden in Kopf, Kehle und Brust

| | |
|---|---|
| Magen 9, Ren Mai 22 | Fülle Oben (Kopf) |
| Magen 9, Perikard 6, Dreierwärmer 1, Milz 6, Magen 36 | Plötzliche „Aufruhr", Kopfschmerzen, Schmerzen im Thorax und Dyspnoe mit Keuchatmung |
| Magen 9, Ren Mai 22, Milz 9, Milz 6, Ren Mai | Schleim/Feuchtigkeitsblockade im Kopf |
| Magen 9, Dickdarm 18, Magen 40 und Lunge 7, s. Qualifikationen | Schleim in Kehle und Rachen |
| Magen 9, Magen 25, Perikard 7, Magen 41 | Bluthochdruck |
| Magen 9, Ren Mai 17, Leber 14, Perikard 6, Leber 3, s. Qualifikationen | Bluthochdruck |
| Magen 9, Lunge 9, Milz 20, Milz 3, Lunge 1 | Asthma (Erde/Metall) |
| Magen 9, Niere 6, Blase 62 | Unruhe und Schlafstörungen |

### Punkte und Punktkombinationen bei der Behandlung von Kinderwunsch

| | |
|---|---|
| Magen 9, Magen 25, Perikard 7, Magen 41 | Kinderwunsch bei Feuer + und Erde – |
| Magen 9, Chong Mai | Kinderwunsch bei Feuer + und Erde – |

### Einige Fünf Elemente Kombinationen

| | |
|---|---|
| Magen 9, Lunge 9, Milz 20, Milz 3, Lunge 1 | Erde/Metall-Asthma |
| Magen 9, 7 Drachen, Moxa Ren 12, Ren 4 | Anorexie mit depressiven Phasen |
| Magen 9, Ren Mai 22, Milz 9, Milz 6, Ren Mai 9 | Feuchtigkeitsblockade im Kopf |
| Magen 9, Magen 25, Perikard 7, Magen 41 | Schwangerschaftswunsch bei zu viel Feuer (+ Chong Mai) |
| Magen 9, Magen 25, Magen 41, Perikard 6, Leber 3 | Hoher Blutdruck |
| Magen 9, Magen 36, Milz 6 | Mangelnde Erdung |

[152] *s. Unschuld, Paul U., 2015, Antike Klassiker der Chinesischen Medizin, Ling Shu/Zhen Jing, Unschuld, S. 338*

## Einige Punktkombinationen aus den Klassikern

| | |
|---|---|
| Magen 9, Magen 5 (Da Ying – Großer Empfang) | Abweichender Mund |
| Magen 9, Magen 12 | Lungen Qi absenkend |
| Magen 9, Ren Mai 22 | Schweres Atmen |
| Magen 9, Blase 62, Niere 6 | Hyperthyreose (reguliert endokrines System) |
| Magen 9, Perikard 6 | Palpitationen mit Fülle in der Brust |
| Magen 9, Dickdarm 11, Magen 36, Leber 3 | Vertigo |

# 3 扶突

## 3. DICKDARM 18 – Fú Tū

### Unterstützung des Kamins

Lage:

auf der Höhe der Spitze des Adamsapfels, zwischen den beiden Köpfen des musculus sternocleidomastoideus

Qualifikationen:

- Einer der fünf großen Punkte
- Oberer Vereinigungspunkt des Jing Bie (Sondermeridians) der Lunge mit dem Hauptmeridian des Dickdarms
- Oberer Eintrittspunkt des Hand Yang Ming (Dickdarm)
- Der Hauptpunkt bei gegenläufigem Husten mit rasselnden Geräuschen in der Kehle.

Funktionen:

- Befreit die Kehle von einer Qi Blockade
- Hilft bei Stimmverlust
- Transformiert Schleim
- Klärt Hitze
- Reguliert den Blutdruck
- Gleicht Qi Fluss zwischen Kopf und Körper aus
- Reguliert rebellierendes Lungen-Qi und Magen-Qi

Fünf Elemente Einordnung:

- Metall
- Erde-Metall
- Metall-Wasser

## 3.1 Die Bedeutung des Namens fú tū

**fú 扶**: anfassen, auflegen von vier Fingern, assistieren, helfen, retten[153], unterstützen, unterstützend die Hand auf jemandes Schulter legen, jemandem eine helfende Hand geben[154].

Das Schriftzeichen von **扶 fú** zeigt links einen Mann mit einer Spange im Haar, rechts befindet sich das Zeichen für „eine helfende Hand".[155] Heiner Frühauf erklärt dies noch genauer: eine Hand, die man mit vier Fingern auflegt. Es könnte seiner Ansicht nach auch „eine Kralle machen" bedeuten, zum Beispiel um Schleim auszuleiten.[156]

**tū 突**: plötzlich, unerwartet, ungestüm, impulsiv, hinein- oder hinausströmen, hervorstürzen, herausragen, vorspringend sowie Kamin, Schornstein oder Vorwölbung.

Im Schriftzeichen sehen wir oben eine Hütte und darunter einen Hund.

Ein Hund springt plötzlich aus seiner Hütte, um einen Eindringling anzugreifen.

Eine ausführlichere Erklärung von tū 突 findet sich auch in Kapitel 1.

Das Bild des plötzlich herausbrechenden Hundes kann in Bezug auf Dickdarm 18 im übertragenen Sinne einem akuten heftigen Hitzeangriff bei einer Infektion mit Fieber gleichgesetzt werden.

Um im Einklang mit der Übersetzung von Ren Mai 22 tiān tū (天突) als *Himmlischen Kamin* zu bleiben, sollte fú tū (扶突) meines Erachten nach als „*Unterstützer des Kamins*" übersetzt werden. Der gemeinsame Bezug auf tū, Kamin, legt die Vermutung nahe, dass beide Punkte in einer besonderen Beziehung zu einander stehen.

Seinem Namen „*Unterstützer des Kamins*" entsprechend hilft demnach Dickdarm 18 dem Punkt Ren Mai 22 dabei, den Kamin, sprich die Kehle freizuhalten. Er assistiert dem „*Himmlischen Kamin*" *(*Ren Mai 22) durch seine reinigende Kraft. Als Punkt des Yang Ming ist Dickdarm 18 bestens geeignet, Hitze zu kühlen, bevor es zu einem „Kaminbrand" kommt. Ein Kaminbrand kann verheerende Folgen haben. Das ganze Haus kann Feuer fangen und sogar gänzlich abbrennen.

Auf den menschlichen Körper bezogen bedeutet dies, dass, wenn es im Hals „brennt", sich dieses Feuer auf den gesamten Organismus übertragen kann, ein Feuer, das dann eventuell nicht mehr zu bändigen ist.

Diese Art von sich extrem verbreitender Hitze spielt sich vor allem in der Schicht des Yang Ming ab. Entsprechend dem Modell der 6 Schichten (liu jing) entsteht die größte Hitze in der Yang Ming Schicht mit seinen zugehörigen Funktionskreisen Dickdarm und Magen. Eine solche Yang-Ming-Hitze, die im Grunde hohes Fieber bedeutet, wird daher auch in der chinesischen Medizin grundsätzlich als lebensbedrohlich angesehen.

Die Fähigkeit dieses Punktes, bei akuter Hitze (Infektionen, Fieber, Entzündung) das Schlimmste zu verhindern, ist sicherlich auch ein Grund dafür, dass Dickdarm 18 zu den „5 großen Punkten" zählt!

An dieser Stelle ist es interessant zu erwähnen, dass in China *Fu* auch der Name des mythologischen Maulbeerbaumes *Fu Sang* ist. „Gemäß dem Shuowen 說文 ist der Fu Sang „ein heiliger Baum, von dem aus die Sonnen aufsteigen", so Sarah Allan in ihrem Buch „The Shape of the Turtle".[157]

Sarah Allan gibt verschiedene Versionen der Geschichte über den Maulbeerbaum und seine 10 Sonnen aus dem Altertum wieder:

[153] *Frühauf, Heiner, 2016, Die Symbolik der Akupunkturpunkte, mp4, Aku_1.1*

[154] *Pleco dictionary*

[155] *Mitschrift Elisabeth Rochat de la Vallée*

[156] *Frühauf, Heiner, 2016, Die Symbolik der Akupunkturpunkte, mp4, Aku_1.1*

[157] *Allan, Sarah, 1991, The shape of the turtle: Myth, Art, and Cosmos in Early China, S.27*

*„Über dem Tang Tal (Tal der warmen Quellen) erhebt sich der Fu Sang. Das Tal befindet sich dort, wo die zehn Sonnen baden. Der große Baum steht im strudelnden Wasser. Neun Sonnen ruhen in seinen unteren Ästen; die zehnte Sonne sitzt jeweils auf dem obersten Ast."*[158]

In einer weiteren Version heißt es:

*„Hoch über dem Tal steht der Fu Baum. Wenn eine Sonne ihn (von unten) erreicht, geht eine andere (dafür oben) heraus; alle werden von Vögeln getragen."*[159]

Vögel fungierten oft als Symbol für die Sonne und viele Darstellungen von Sonnen enthalten das Abbild eines Vogels.

Eine besonders schöne und klare Abbildung dieses Baumes der aufgehenden Sonnen findet sich auf dem Ma Wang Dui Banner, auf dem ein Rabe in einer roten Sonne zu sehen ist.

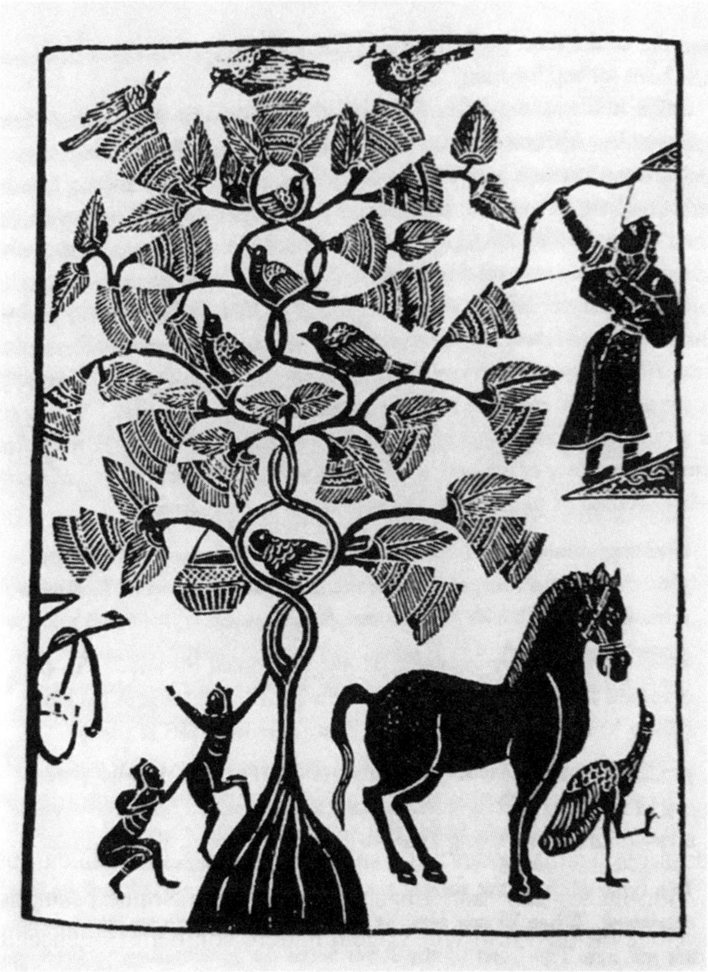

Abb. 4 Der Bogenschütze Yi und der Weltenbaum mit den 10 Vögeln

[158] *ebd, S.28*

[159] *ebd, S.2*

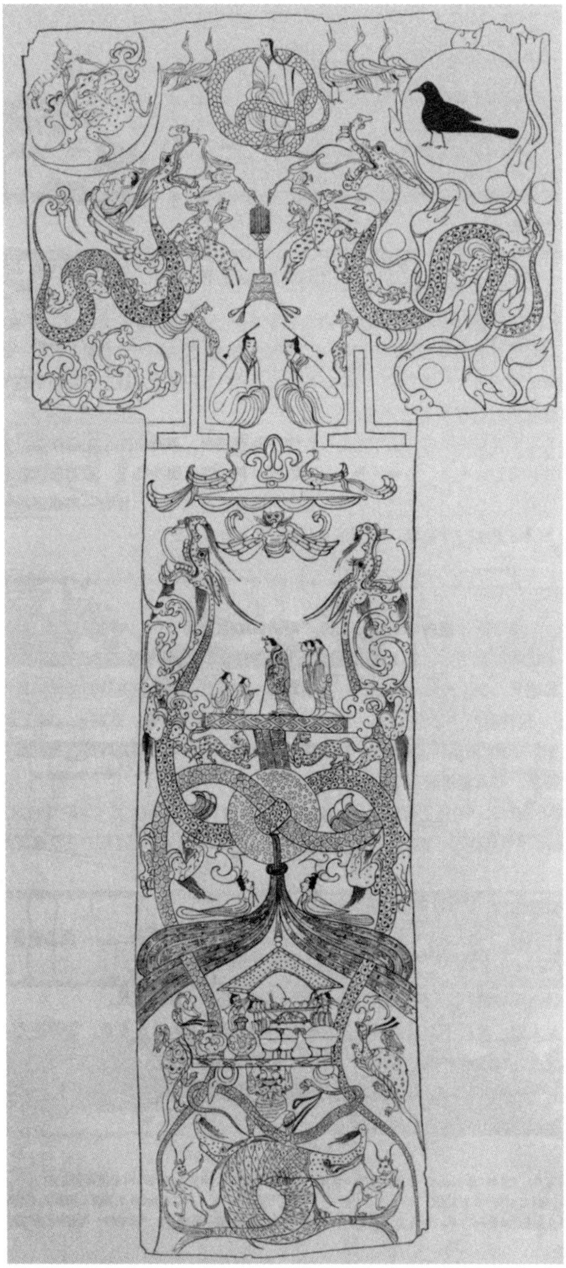

Abb. 5 Seidenbanner vom Grab der Gräfin von Dai, Mawangdui

Sarah Allan vermutet, dass die Tradition des Fu Sang mit seinen zehn Sonnen aus der Shang-Dynastie[160] stammt und erst ab der Zhou-Dynastie[161] das Konzept von nur einer Sonne bestand. Der Sage nach wurden neun der zehn Sonnen, welche oft die Form von Vögeln hatten, von dem Bogenschützen Yi erledigt, um die Welt vor zu viel Hitze zu bewahren.[162]

[160] *1600-1046 v. Chr.*

[161] *1046-771 v. Chr.*

[162] *Allan, Sarah, 1991, The shape of the turtle: Myth, Art, and Cosmos in Early China, S.37*

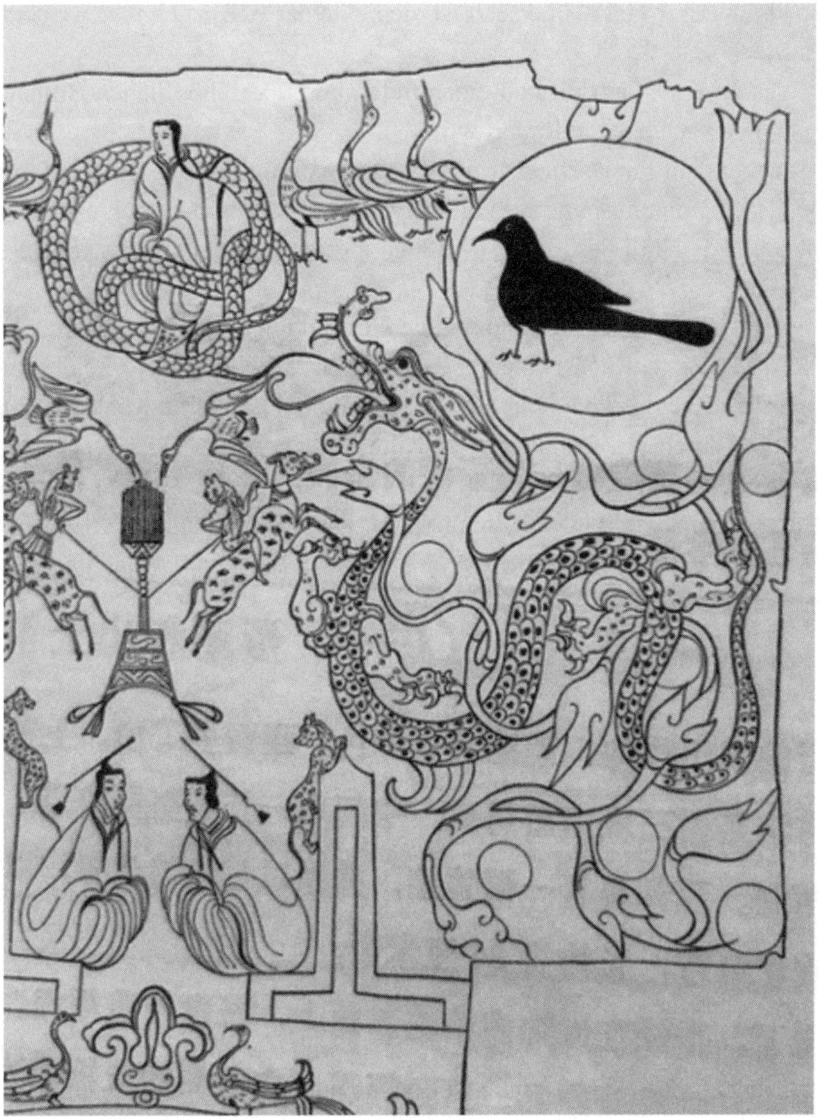

Abb. 6 Ausschnitt aus dem Mawangdui Seidenbanner

Es ist wahrscheinlich kein Zufall, dass ausgerechnet in der Namensgebung von Dickdarm 18 auf eine mythologische Quelle des Sonnenfeuers Bezug genommen wird.

### Der alternative Name von Dickdarm 18

***Wasserhöhle*, *Wasserloch* oder *Wasser-(Akupunktur)-punkt*, shuĭ xué 水穴**

Der alternative Name von Dickdarm 18 weist auf die starke befeuchtende Funktion dieses Punktes hin.

**Shuĭ** 水 bedeutet Wasser, beziehungsweise Fluss oder allgemein Wasserwege.

**Xué** 穴 bedeutet Höhle, Loch oder Aushöhlung und ist auch die Bezeichnung für „Akupunkturpunkt". Damit ist die Vorstellung verbunden, dass Akupunkturpunkte Eingänge zu tieferen Quellen darstellen.

Shuǐ xué könnte also als „Wasserpunkt" übersetzt werden, wie das z. B. auch in der Übersetzung des Zhēnjiū Jiǎyǐ Jīng der Fall ist.

Sieht man es als „Wasserloch", lässt dies an einen tiefen und unerschöpflichen Brunnen denken, aus dem Wasser aus tiefsten Quellen nach oben befördert wird.

Die Assoziation, dass bei dem Punkt Dickdarm 18 Wasser von unten nach oben befördert wird, entspricht auch seiner Funktion als Vereinigungspunkt des Sondermeridians der Lunge, die ja die obere Quelle der Wasserwege ist. Die befeuchtende Kraft der Lunge wird hier angezapft, um ein Feuer im Bereich von Kehle und Kopf zu löschen.

Wenn wir an den oben beschriebenen Kaminbrand denken, könnten wir gedanklich somit mit Dickdarm 18 dem „Kaminfeger" Ren Mai 22 (s. Kap.1) einen „Feuerlöscher" für Notfälle zur Seite stellen.

Dickdarm 18 ist laut dem Zhēnjiū Jiǎyǐ Jīng der Hauptpunkt bei trockener Kehle und insbesondere bei Beeinträchtigung der Stimme durch Trockenheit bis hin zum Stimmverlust.

In der chinesischen Medizin wird zwischen klaren (jīn 進) und trüben (yè 液) Körperflüssigkeiten unterschieden. Dabei produziert der Dickdarm eher die jīn (klaren) und der Dünndarm die yè (trüben) Flüssigkeiten. Über Dickdarm 18 werden die klaren Flüssigkeiten jīn zur Befeuchtung von Mund und Kehle und insbesondere der Stimmbänder bereitgestellt.[163]

Ling Shu 10:

*„Der Dickdarmmeridian übt ja die Herrschaft (Kontrolle) über die Körperflüssigkeiten aus und beherrscht daher auch die mit der Körperflüssigkeit zusammenhängenden Krankheiten wie gelbliche Augenfarbe, trockener Mund, verstopfte Nase, Nasenbluten, ausgetrocknete Kehle, Schmerzen im vorderen Schulterbereich und im Arm, Schmerzen und Versteifung des Zeigefingers. Ist der Dickdarmmeridian aufgrund einer Überschusserkrankung gestört, so zeigen sich folgende Krankheitsanzeichen: Brennendes Gefühl und Schwellungen in den Bereichen, die der Meridian durchläuft. Bei einer Störung des Dickdarmmeridians aufgrund einer Mangelerkrankung zeigen sich folgende Beschwerden: Kältegefühl und Frösteln."*[164]

Ein weiterer vom Namen her verwandter Punkt, ist Magen 10, *Hereinströmendes Wasser* (shuǐ tū 水突), der auch an der Kehle liegt und bei extremer Austrocknung von Mund und Kehle zusätzlich zur Befeuchtung herangezogen werden kann. Hier sollte man besonders auch an die Mundtrockenheit bei sterbenden Menschen denken.

## 3.2 Die Bedeutung der Lage des Punktes fú tū

Zhēnjiū Jiǎyǐ Jīng III.12:

*„Unterstützer der Vorwölbung (Protuberance Assistant) (Fu Tu, Dickdarm 18), auch bekannt als Wasser Punkt (Shui Xue), befindet sich 1 cun und 5 fen seitlich von Prognose des Menschen (Magen 9, Ren Ying) und gehört zu dem Qi des Hand Yang Ming.*
*Lokalisiere in der liegenden Position. Er wird bis zu 4 fen tief genadelt und mit 3 Moxa-Kegeln gemoxt."*[165]

[163] *s. auch die Indikationen aus dem Zhēnjiū Jiǎyǐ Jīng weiter unten.*

[164] *Schmidt, Wolfgang G.A., 2008, Lingshu oder die wundersame Türangel, Klassiker des Gelben Kaisers zur Inneren Medizin, S. 81*

[165] *The systematic classic of Acupuncture & Moxibustion by Huang-fu Mi, A Translation of the Jia Yi Jing by Yang Shou-Zhong and Charles Chace, A Translation of the Jia Yi Jing by Yang Shou-Zhong and Charles Chace, S. 88 (Übersetzung der Autorin)*

Der Punkt Dickdarm 18 befindet sich auf der Höhe des Adamsapfels zwischen den beiden Köpfen des musculus sternocleidomastoideus in einer sehr zentralen Position der vorderen Halsmuskulatur.

Das Yang Ming mit seinen Meridianen Magen und Dickdarm dominiert sowohl die Vorderseite des Halses als auch das Gesicht. Auch der Mikrokosmos Mensch befindet sich in einer Orientierung nach den vier Himmelsrichtungen. Demnach schaut er nach Süden und hat den Norden im Rücken. Seine linke Seite entspricht der aufgehenden und seine rechte Seite der untergehenden Sonne. Das „strahlende Yang" (Yang Ming) befindet sich somit auf der Sonnenseite des Menschen. Hier besteht eine besondere Anfälligkeit für Hitze, im Gegensatz zum Rücken, der auf der Schattenseite liegt und eher durch Kälte angegriffen wird.

### Verbindung zur Zungenwurzel

Der innere und äußere Verlauf des Dickdarmmeridians zeigt zwar keine direkte Verbindung zur Zungenwurzel, aber unter den Punktkombinationen finden wir im Handbuch Akupunktur die Indikation „Bluten im Bereich der Zungenwurzel".[166]

Dickdarm 5, der auch einen Bezug zur Zungenwurzel hat, kann hier unterstützen.

Dickdarm 3 wirkt zusätzlich auf das Herausstrecken der Zunge und Dickdarm 4 und Dickdarm 7 sowohl auf eine steife Zunge als auch auf Stimmverlust.

Die direkte Nähe zur Zungenwurzel könnte zusätzlich die besondere Wirkung auf die Stimme erklären.

## 3.2.1 Dickdarm 18 und Magen 9

Die anatomisch sehr enge Halsregion ist besonders anfällig für Hitzepathologien, da sich hier Energie leicht staut.

Jeder der sieben am Hals gelegenen Himmelsfensterpunkte übernimmt bei der Regulation von Hitze spezifische Aufgaben und wirkt auf spezielle anatomische Bereiche und/oder Sinnesorgane. Je nachdem geht er dabei zur Verstärkung der erwünschten Wirkung mit anderen Himmelsfensterpunktallianzen ein.

Dickdarm 18 kombiniert sich bei der Behandlung von Hitze „natürlicherweise" mit seinem direkt benachbarten Yang Ming Partner Magen 9.

Zusammen bilden sie eine gebündelte Yang Ming-Kraft, um direkt aus der Kehle Hitze auszuleiten. Sie stehen in enger Interaktion, ergänzen sich in ihrer Wirkung und können gut miteinander kombiniert werden. Trotzdem unterscheiden sie sich in ihrer Wirkung

Magen 9 ist von alters her die zentrale Schaltstelle zwischen Yin und Yang im gesamten Meridiansystem.

So hat Magen 9 vorrangig die Aufgabe, generell das Gleichgewicht von Yin und Yang zu gewährleisten, auch wenn dieser Punkt durchaus auch lokal eingesetzt werden kann.

Dickdarm 18 hat eher spezielle Funktionen und Aufgaben und arbeitet vorwiegend im lokalen Bereich.

Magen 9 reguliert eher die Absenkung des Yang, während Dickdarm 18 Hitze ausleitet. Das von Magen 9 behandelte aufsteigende Yang muss nicht unbedingt konkrete Hitze, wie z. B. Fieber, bedeuten. Zu viel zum Kopf steigendes Yang kann auch durch aufwühlende Emotionen wie Ängste oder Ärger entstehen. Dies kann sich unter anderem als zu hoher Blutdruck zeigen, eine wichtige Indikation von Magen 9.

[166] *Deadman, Peter, Al-Khafaji, Mazin, Baker, Kevin, Großes Handbuch der Akupunktur, S. 120*

### 3.2.2 Gemeinsame Indikation Pflaumenkern-Qi

Hierbei handelt es sich um eine Art Fremdkörpergefühl in der Kehle beim Schlucken, wobei der empfundene „Kloß im Hals" nicht wirklich substanziell vorhanden, sondern eine meist emotional bedingte Blockade durch stagniertes Qi ist.

Pflaumenkern Qi gehört auch zu den Indikationen von Ren Mai 22 und Magen 9. Dickdarm 18 ist der dritte Punkt, der dieses Symptom behandelt.

Der Begriff **méihéqì** oder „Pflaumenkern Qi" ist laut Elisa Rossi relativ neu und reicht nur bis zur Qing-Dynastie zurück.[167]

Eine erste Erwähnung findet sich aber bereits im *Jin Gui Yao Lue*, den „Verschreibungen der Goldenen Kammer" von Zhang Zhongjing (ca. 150 n. Chr.).[168]

Dort heißt es: "Eine Frau, die das Gefühl hat, als ob ein Stück gegrilltes Fleisch in ihrer Kehle stecken geblieben ist, sollte Banxia Houpu Tang[169] nehmen." In späteren Kommentaren wurde diese Passage als eine frühe Beschreibung des bis heute als solches bekannten „globus hystericus" gesehen, eine durch „Hysterie", die auch in der chinesischen Medizin mit dem Uterus in Verbindung gebracht wurde, bedingte Stagnation von Qi in der Kehle durch unterdrückte Emotionen.

Der Name „Pflaumenkern Qi" stammt wohl daher, dass das beschriebene Fremdkörpergefühl im Hals sich wie ein Pflaumenkern anfühlen kann.

Generell wird der „Kloß im Hals" auch mit unterdrückter Wut assoziiert. In diesem Zusammenhang ist es interessant, dass in der chinesischen Sprache die Schriftzeichen für Frau (nǔ 女), Sklave, Untertan (nú 奴) und Ärger (nù 怒) sehr verwandt sind.

Alle drei Begriffe heißen „nu", unterscheiden sich aber in der Aussprache durch die drei verschiedenen Töne.

Das Schriftzeichen für Sklave zeigt eine Frau und daneben die Hand der Autorität. Das Zeichen für Ärger zeigt die Emotion (gekennzeichnet durch das Zeichen für Herz darunter), nämlich die Wut als Reaktion auf Unterdrückung.

So scheint es, dass in China seit alters her das Unterdrücken von Wut und die daraus resultierenden Erkrankungen eher mit dem weiblichen Geschlecht in Verbindung gebracht wurde, was nicht wundert, da es Frauen in einer durch und durch patriarchalischen Gesellschaft sicherlich viel weniger erlaubt war, ihren Ärger zu äußern.

Das schließt aber nicht aus, dass auch Männer betroffen sind und dies gerade in unserer von Konkurrenzkampf und Angst geprägten Zeit.

Beim méihéqì liegt häufig eine Leber-Qi-Stagnation mit unterdrücktem Ärger zugrunde.

Die grundsätzliche Behandlung erfolgt dann über Punkte des Lebermeridians wie Leber 14 oder Leber 5.

Genauso kann aber auch Trauer in der Kehle feststecken und sich ganz ähnlich anfühlen. So gibt es auch einen Kloß im Hals durch Trauer, der dadurch entsteht, dass man die Trauer nicht loslassen kann. Ein Zeichen des Loslassens wäre dann ein Tränenausbruch.

Hier wäre unter anderem Lunge 11, der Holzpunkt auf dem Lungenmeridian, ein geeigneter Punkt, zumal das méihéqì zu seinen Indikationen zählt. Andere wichtige Punkte wären Lunge 7, der Luo-Punkt der Lunge.

[167] *Rossi, Elisa, 2007, Shen, Psycho-Emotional Aspects of Chinese Medicine, S. 154*

[168] *Hsu HY und Wang SY (translators), Chin Kuei Yao Lueh, 1983 Oriental Healing Arts Institute, Long Beach, CA*

[169] *eine Rezeptur u. a. bei Obstruktion der Kehle oder auch bei Dyspepsie*

### Chronische Verspannung der Halsmuskulatur und Heiserkeit

Chronische Heiserkeit kann auch das Resultat einer verspannten Halsmuskulatur sein. Diese kann auf Verletzungen oder Operationen im Halsbereich zurückzuführen sein. Oft handelt es sich aber um eine verkrampfte Haltung, die emotional bedingt ist.

Eine jahrelange Unterdrückung des freien emotionalen Ausdrucks zeigt sich in einer tendenziellen Erstarrung der Halsmuskulatur. Meist ist dann auch die Atmung eingeschränkt. Man würgt aufkommende Gefühle ab und hält den Atem an.

Ein extremes Ausmaß dieser „anhaltenden" Haltung findet man bei Schock, wo bekanntlich die Stimme ganz wegbleiben kann.

## 3.3 Qualifikationen

### Einer der fünf großen Punkte

Zusammen mit den Himmelsfensterpunkten Magen 9, Dreierwärmer 16, Blase 10 und Lunge 3 zählt Dickdarm 18 zu den „5 großen Punkten" des Jiǎyǐ Jīng.

Dickdarm 18 hat auf jeden Fall eine einzigartige und unersetzliche Aufgabe im Meridiansystem, ist doch kein anderer Punkt so geeignet, akute oder chronische Hitze aus der Kehle abzuleiten.

### Oberer Vereinigungspunkt des Jing Bie (Sondermeridians) der Lunge mit dem Hauptmeridian des Dickdarms

Dickdarm 18 ist einer der sechs Vereinigungspunkte (liù hé (六合) der Sondermeridiane Jīng Bié am Kopf.[170]

Als oberer Vereinigungspunkt verbindet er sich mit seinem Yin-Partner, der Lunge.

Über den Sondermeridian der Lunge, welche die Quelle der oberen Wasserwege ist, gelangt das Qi der Lunge zu Dickdarm 18. Dies stellt einen wichtigen Beitrag zur Befeuchtung der Kehle dar. Die Verbindung zur Lunge trägt zusätzlich dazu bei, Schleim zu lösen, einer der Hauptindikationen für diesen Punkt.

Im Shang Han Lun werden die Bronchien zum Yang Ming gezählt. Es ist daher einleuchtend, dass die zwei Yang-Ming-Punkte Magen 9 und Dickdarm 18 auch bei einer akuten Infektion mit viel zähem gelbem Schleim in den Bronchien bestens geeignet sind.

### Oberer Eintrittspunkt des Hand Yang Ming (Dickdarm)

„Das Hand-Yang Ming wurzelt in shāng yáng (Dickdarm 1), fließt zum hé gǔ (Dickdarm 4), ergießt sich in yáng xī (Dickdarm 5) und tritt bei fū tú (Dickdarm 18) und bei piān lì (Dickdarm 6) ein."

## 3.4 Funktionen

### Befreit die Kehle von einer Qi Blockade

Eine Blockade des Qi ist im Grunde nicht substanziell, obwohl sie durchaus spürbar ist. Das Pflaumenkern-Qi hat, ist dafür ein typisches Beispiel. Es ist weder sichtbar noch tastbar, aber fühlt sich an wie ein Knoten, den

[170] *s. Kapitel Jīng Bié*

man nicht hinunterschlucken kann. Dickdarm 18 bewegt das Qi und senkt es ab. Als zentraler Punkt auf der Kehle und mit der Kraft des Yang Ming kann er so jegliche Qi-Stauung in der Kehle lösen.

### Hilft bei Stimmverlust

Dickdarm 18 ist der „Erste-Hilfe-Punkt" bei Stimmverlust. Die Ursache hierfür ist in den meisten Fällen eine Halsentzündung mit der damit einhergehenden Trockenheit.

Indem Dickdarm 18 gleichzeitig kühlt und befeuchtet stellt er die Funktionsfähigkeit der Stimme wieder her.

### Transformiert Schleim

Zäher Schleim, der im Hals stecken bleibt und zu ständigem Räusperzwang führt, kann verschiedene Ursachen haben. Meistens liegt eine Erkältung zugrunde, aber auch Allergien, Reflux, Rauchen oder Stress können die Ursache sein.

Dickdarm 18 befreit den Hals und bewegt den Schleim.

### Klärt Hitze

Die Punkte des Yang Ming eignen sich grundsätzlich, um äußere pathologische Hitze zu behandeln. Dickdarm 18 ist der herausragende Punkt, um Hitze im Hals zu kühlen, zu befeuchten und abzusenken.

## 3.5 Indikationen

### Indikationen aus den Klassikern

**Zhēnjiǔ Jiáyǐ Jīng – *Der Klassiker des ABC der Nadelung und Moxibustion***

IX.3:

*„Bei Husten durch gegenläufig aufsteigendes Qi, Rasseln in der Kehle und Dyspnoe, ist Assistent der Vorwölbung (Protuberance Assistent, Fu Tu, Dickdarm 18) der vorherrschende Punkt.*[171]

XII.2:

*„Bei plötzlichem Verlust der Stimme und bei gestautem Qi im Hals, nadele Assistent der Vorwölbung (Protuberance Assistent, Fu Tu, Dickdarm 18) und steche die Zungenwurzel, um Blut zu lassen."*[172]

### Jeremy Ross

Nach Jeremy Ross hat Dickdarm 18 zwei Hauptfunktionen:

- Regulierung des psychischen Gleichgewichts
- Regulierung von Hals und Kehlkopf

[171] *The systematic classic of Acupuncture & Moxibustion by Huang-fu Mi, A Translation of the Jia Yi Jing by Yang Shou-Zhong and Charles Chace, S. 330 (Übersetzung der Autorin)*

[172] *The systematic classic of Acupuncture & Moxibustion by Huang-fu Mi, A Translation of the Jia Yi Jing by Yang Shou-Zhong and Charles Chace, S. 415 (Übersetzung der Autorin)*

### Regulierung des psychischen Gleichgewichts

*„Di 18 bietet sich also an bei Menschen, die einen Verlust erlitten haben, die sich einsam und ausgeschlossen fühlen, aber nicht in der Lage sind, sich aus eigener Kraft aus diesem selbstgeschaffenen Gefängnis zu befreien, die Dunkelheit und Schwere ihrer Depression abzuschütteln und sich Leichtigkeit und Freude wieder zu erschließen."*

### Regulierung von Hals und Kehlkopf

*„Gemeinsam mit Di 4 kann Di 18 beim Schiefhals eingesetzt werden, doch häufiger wird er bei Problemen des Rachens, des Kehlkopfes und der Stimmbänder verwendet, so z. B. bei Halsschmerzen, Asthma, Dyspnoe, Verschleimung der oberen Atemwege, Schluckproblemen, Stimmbandknötchen, Aphasie oder Hypersalivation. Di 18 kann hier mit Di 4, Lu 7, He 5, Ma 40, Dü 17, Ma 9, Ren Mai 22, 23 oder 15 je nach Beschwerden ergänzt werden."* [173]

### Handbuch Akupunktur

- Schwellung und Schmerzen des Halses, plötzlicher Stimmverlust, rasselndes Geräusch im Hals, Struma, Skrophula, Schwierigkeiten beim Schlucken.
- Husten, Husten mit viel Speichel, Keuchen, Asthma Hypotonus.

Weiter heißt es im Handbuch Akupunktur:

*„In der klinischen Praxis wird Di 18 Futu häufig alternativ zu (oder in Kombination mit) Ma 9 Renying zur Behandlung von Schwierigkeiten beim Schlucken (speziell nach Wind-Apoplex) und chronischer Erkrankung der Stimmbänder benutzt."*[174]

### 3.5.1 Hou Bi, die schmerzhafte Blockade der Kehle

Die hóu-bì-Erkrankung wird bereits im Nei Jing Su Wen 74 erwähnt und bildet ein häufig genanntes Begleitsymptom bei allen möglichen Hitzeerkrankungen.

Im Zhēnjiŭ Jiăyĭ Jīng wird Hou Bi insbesondere im Zusammenhang mit Erkrankungen des Yang Ming erwähnt.[175] Im Weiteren auch als Indikation von Dreierwärmer 16, Dünndarm 1 oder Gallenblase 44.[176]
In den „Fundamentals of Chinese Acupuncture" wird Hou Bi folgendermaßen definiert:

*„喉痹: Schwellung, Schmerzen und das Gefühl einer Blockade im Hals, die einen am Schlucken hindert und durch eine lokalisierte Blockade von Qi und Blut bedingt ist. Die Ursachen können Wind-Hitze, Wind-Kälte oder Yin-Mangel sein. Bei einer sehr schweren Halsentzündung werden Zunge und Kehle hart und trocken und es kann dadurch zu Stimmverlust kommen."*[177]

[173] *Ross, Jeremy, 1998: Akupunktur-Punktkombinationen, S. 344*

[174] *Deadman, Peter, Al-Khafaji, Mazin, Baker, Kevin, Großes Handbuch der Akupunktur, S. 120*

[175] *The systematic classic of Acupuncture & Moxibustion by Huang-fu Mi, S. 40-41*

[176] *The systematic classic of Acupuncture & Moxibustion by Huang-fu Mi, S. 251, 253*

[177] *Ellis, Wiseman, Boss, 1991, Fundamentals of Chinese Acupuncture, S. 462, Übers. der Autorin*

Hóu bì entspricht dem akuten Halsschmerz bei einer Erkältung. Dieser ist der in der Regel das erste Zeichen dafür, dass sich die eingedrungene Wind-Kälte in Hitze umgewandelt hat.

Die Ursachen des Stimmverlustes sind also ursprünglich entweder eingedrungene Kälte, die sich in Hitze umgewandelt hat, oder direkte Wind-Hitze, d.h. eine Infektionserkrankung, die sich sofort in Hitzezeichen manifestiert. In beiden Fällen haben wir es mit einem Überschuss von Hitze und vor allem mit Trockenheit zu tun, durch die die für die Stimme wichtigen Strukturen hart und unflexibel werden. So kann sich aus einer anfänglichen Heiserkeit je nach Ausmaß der Hitze ein kompletter Stimmverlust entwickeln.

Handelt es sich um die Funktionsfähigkeit der Stimme, ist Dickdarm 18 der geeignete Punkt, die Hitze auszuleiten und Trockenheit entgegenzuwirken.

### 3.5.2 Die Stimme

#### Behandlung der Stimme in der modernen chinesischen Medizin

Inzwischen ist die chinesische Medizin in den Krankenhäusern auch in Fachbereiche unterteilt. Im Bereich der Hals-Nasen-Ohren-Erkrankungen wird auch speziell über die Behandlung der Stimme geforscht. Dickdarm 18 ist laut dem Zhēnjiū Jiǎyī Jīng der herausragende Punkt, um Erkrankungen der Stimme zu behandeln. Er liegt direkt über dem Kehlkopf (im Englischen auch *voice box* genannt).

In seinem Artikel "Treatment of throat and voice disorders with Chinese Medicine" fasst Subhuti Dharmananda[178] verschiedene Ansätze zur Behandlung der Kehle und der Stimme in der chinesischen Pharmakologie und Akupunktur zusammen.

Demnach haben verschiedene Ärzte aus China und Japan haben inzwischen unter Einbeziehung der heutigen anatomischen Kenntnisse neue Extrapunkte eingebracht, die auch bei Sängern angewandt werden.

Als Hauptpunkte werden vier Extrapunkte an der Kehle: yān sì xué (咽四穴) genannt: Diese vier Extrapunkte wurden von Prof. Sheng Canruo[179] gefunden. Sie liegen 2 cun lateral zum Adamsapfel[180] entlang des Randes des Schilddüsenknorpels. Sie werden *qiangyin* (starker Stimmklang) und *zengyin* (den Stimmklang verstärken) genannt und entsprechen den Extrapunkten von Kopf und Nacken HN-25 und HN-26.

#### Indikationen

Aphasie durch Schädigung der Stimmbänder, Heiserkeit z. B. bei Überanstrengung der Stimme, Lähmung der Stimmbänder, Dysphonie (Stimmstörung) nach Bestrahlung eines Tumors, Knötchen an den Stimmbändern, Funktionsstörungen des glossopharyngealen Nervs (enerviert Zunge und Rachen), hysterische Aphasie (erworbene Sprachstörung z. B. nach Schlaganfall) und akute oder chronische Laryngopharyngitis (Entzündung von Kehlkopf und Rachen).

#### Nadelung

Hier ist wegen der großen Nähe zur Karotis besonders große Vorsicht geboten. Eine Nadelung sollte nur von erfahrenen Behandlern durchgeführt werden.

Man kann auch die Punkte mit gegebener Vorsicht massieren.

[178] *In Deutschland ist Subhuti Dharmananda durch das Buch „Ein Beutel mit Perlen" bekannt geworden.*

[179] *Yao Wenlong, Professor Sheng Canruo's experience in acupuncture treatment of throat diseases with yansixue, Journal of Traditional Chinese Medicine 2000; 20(2): 122-125.*

[180] *Magen 9 liegt 1,5 cun, Dickdarm 18 liegt 3 cun vom Adamsapfel entfernt*

Laut genanntem Artikel wird in der chinesischen Medizin inzwischen bei Sängern auch die Massage der Nackenmuskulatur und der äußeren Kehlkopfmuskulatur empfohlen, um die Stimmbänder zu entspannen.

Über die Funktion der Stimme besteht zudem eine ganz besondere Beziehung zur Lunge.

Die Kraft der Lunge und damit des Atems ist der Motor der Stimme. Die Lunge muss vor allem genügend Luftstrom erzeugen, der die Voraussetzung dafür ist, überhaupt einen Ton hervorbringen. Wir können uns dies vergegenwärtigen, indem wir uns die Nase zu halten und dabei versuchen zu summen – was uns nicht gelingen wird. Wir denken hier an den Himmelsfensterpunkt Ren Mai 22. Sein Name tiān tū kann auch als „machtvolles Strömen zum Himmel" übersetzt werden. Dieser Punkt wird bei der Behandlung der Stimme oft hinzugenommen.

Das Volumen und die Tragweite der Stimme sind einerseits abhängig von einer guten Atemtechnik, andererseits aber auch von Entspannung. Wenn wir entspannt und glücklich sind, singen wir aus vollem Herzen. Umgekehrt kann Singen auch glücklich machen. Zudem ist Singen auch noch gesund. Es vertieft und verbessert die Atmung. Das Singen ist dem Element Erde zugeordnet, das wiederum das Mutter-Element des Metalls ist. Eine gute Erde bringt ein gesundes Metall hervor. Dies ist besonders in der „Metallphase" des Menschen, nämlich im Alter wichtig. In einer Studie in England wurde gezeigt, dass Menschen, die im Alter noch ein Instrument spielen und oder im Chor singen, bessere kognitive Fähigkeiten haben und weniger anfällig für Demenz sind. [181]

### Stimme und Seele

Die Stimme kommt vielleicht am ehesten einer körperlichen Entsprechung unserer Seele nahe. Wie in keiner anderen anatomischen Struktur können hier die Schwingungen unserer Seele eingefangen und übertragen werden.

Der Stimmapparat, dieses so feingliedrige und zerbrechliche, aus fast „luftigen" Elementen bestehende Gefüge ist bereits auf die feinsten Störungen unseres seelischen Befindens anfällig.

Der Klang unserer Stimme ist ein untrüglicher Indikator dafür, ob wir uns in Harmonie befinden oder „verstimmt" sind. In der deutschen Sprache finden sich unter dem Wortstamm „Stimm" etliche Begriffe, die einen Hinweis auf unsere seelische Verfassung und auch auf unsere Kommunikationsstrukturen geben. Wir „stimmen uns ein", d.h. wir öffnen uns für eine neue Erfahrung. Eine Situation oder ein Kontakt kann „stimmig" sein. Etwas „stimmt" oder es „stimmt nicht". Dies kann sich auf „richtig" oder „falsch" beziehen, aber auch auf ein instinktives Gefühl.

Die Stimme ist eine der tiefsten Ausdrucksmöglichkeiten der Seele. Über den stimmlichen Klang eines Menschen erfahren wir viel über seine Gefühlslage. In ihrem Vortrag: „Zur eigenen Stimme finden"[182] spricht die Diplompsychologin und Chorleiterin Dorothea Hald über den Zusammenhang von seelischer und stimmlicher Entfaltung. So entspricht der Weg zur eigenen Stimme auch der Findung der eigenen Ganzheit und des eigenen Wesens. Finden wir unsere eigene Melodie, finden wir auch im übertragenen Sinne unser eigenes Wesen.

> *„Die Stimme erzeugt eine eigene Musik mit ihrem einzigartigen Klang, Rhythmus und ihrer Dynamik. Sie ist bewusst und unbewusst zutiefst mit unserem individuellen Empfinden und unserer sich wandelnden Identität verbunden und will von uns selbst und von anderen achtsam wahrgenommen und gewürdigt werden."*[183]

So führt eine seelische Reifung zu einer gefestigteren und klareren Stimme.

[181] *The relationship between playing musical instruments and cognitive trajectories: Analysis from a UK ageing cohort, first published: 28 January 2024, International Journal of Geriatric Psychiatry*

[182] *Hald, Dorothea, „Jung am Abend – Zur eigenen Stimme finden", C.G.Jung Institut Stuttgart, 17.11.2020, You Tube Vortrag*

[183] *Hald, Dorothea, „Jung am Abend – Zur eigenen Stimme finden", C.G.Jung Institut Stuttgart, 17.11.2020, You Tube Vortrag*

### 3.5.3 Die Einordnung der Stimme als diagnostisches Mittel

Die Stimme wird als Ausdruck der fünf Emotionen Ärger, Freude, Sorge, Trauer und Angst entsprechend der jeweiligen Qi Bewegung der Elemente Holz, Feuer, Erde, Metall und Wasser verstanden. Das genaue Hören auf den Unterton in der Stimme kann uns bereits Informationen darüber geben, welches Element im Ungleichgewicht ist.

Die menschliche Stimme unterliegt starken Schwankungen. In der Diagnostik geht es darum, Muster zu finden, die sich oft über lange Zeit etabliert haben und chronisch geworden sind.

So können wir über den Klang der Stimme eines Menschen viel über seine Gefühlslage und ihn selbst erfahren. Zudem erhalten wir Informationen, welches Element oder welche Elemente aus dem Gleichgewicht gekommen sind.

Folgende „Untertöne" werden den jeweiligen Elementen zugeordnet:

- **Holz – die „schreiende" Stimme**
  Eine laute, eindringliche Stimme ist Ausdruck der im Holzelement vorherrschenden aufsteigenden Qi-Bewegung. Diese liegt auch bei der Emotion Wut vor. Wenn die „Wut im Bauch" „kocht" und nach oben steigt, entspricht dies in der chinesischen Medizin dem aufsteigenden Leber-Yang. Der innere Ast des Lebermeridians steigt die Kehle hinauf, um dann weiter bis zu den Augen und zu dem Punkt Bai Hui, Du Mai 20 am Vertex des Kopfes aufzusteigen. Bei Cholerikern können dann auch mal die Augen durch den immensen Druck im Meridian hervortreten.

  Neigt ein Mensch dazu, seinen Ärger zu unterdrücken, äußert sich seine Stimme eher in einem „Mangel an Schreien". Hier handelt es sich um die Angewohnheit zu flüstern oder zu nuscheln, was wiederum beim Gegenüber Ärger verursachen kann, weil er nicht versteht, was der andere sagt.

- **Feuer – die „lachende" Stimme**
  Eine solche Stimme entspricht mit einem ständigen Drang zum Lachen einem Überschuss an Feuer. Sie ist dabei nicht unbedingt Ausdruck einer unbändigen Freude, wie das in der „Feuerphase" des Lebens, der Pubertät, oft zu beobachten ist, sondern eher einem Mangel an Kontrolle über eine hypernervöse Energie. Dieses nervöse, ständige Lachen kann auch für den Zuhörer anstrengend sein.

  Es gibt auch einen „Mangel an Lachen" in der Stimme. Dieser zeigt sich in einem traurigen und resignierten Unterton, welcher der Abwesenheit von Freude entspricht.

- **Erde – die „singende" Stimme**
  Sie klingt im pathologischen Fall nicht angenehm und munter, sondern monoton, nörgelig und anklagend. Sie entsteht aus einem gefühlten Mangel an erwarteter Fürsorge. Dies ist oft ein Problem von Erdpatienten.

- **Metall – die „traurige" Stimme**
  Sie ist leicht zu erkennen. Es handelt sich hier um einen Ton, der an ein unterdrücktes Schluchzen anmutet.

- **Wasser – die „stöhnende" Stimme**
  Wenn unser Wasser chronisch erschöpft ist, zeigt sich dies in einem „stöhnenden" Klang der Stimme, der signalisiert, dass wir einfach nicht mehr können. Es ist uns alles zu viel.

Ähnlich wie beim Gähnen liegt der stöhnenden Stimme der Versuch zugrunde, durch eine tiefere Atmung wieder Kraft zu sammeln.

Das „Stöhnen“ unterscheidet sich von einem Seufzen, das der Gallenblase zugeordnet wird, dadurch, dass wir die Luft von unten hochholen und danach oft wieder kollabieren, während das „Gallenblasen-Seufzen“ ein Ausstoßen von Luft von oben nach unten und ein Akt der Befreiung ist.

## 3.6 Der Bezug zu den Fünf Elementen

### Metall

Ein großes Thema des Metalls ist das Loslassen. Seine zugeordnete Emotion ist die Trauer.

### Dickdarm 18 und Lunge 3 bei Trauer

Dickdarm 18 und Lunge 3 sind die zwei Himmelsfensterpunkte des Metallelements.

Bei der Behandlung von Trauer spielen beide eine wichtige Rolle und können gut zusammen angewandt werden.

Der Gefühlsausdruck der Trauer, das Weinen und Schluchzen, bricht sich Bahn entsprechend dem inneren Verlauf des Lungenmeridians von der Brust über die Kehle. Das Abwürgen der Gefühle der Trauer passiert dann im Hals. So kann nicht nur Wut, sondern auch Trauer in der Kehle stecken bleiben.

Dickdarm 18 hat vor allem einen befreienden Effekt auf die Kehle und fördert das Loslassen. Er löst die Qi-Blockade im Hals.

Zum richtigen Zeitpunkt in der Behandlung eingesetzt, kann Dickdarm 18 bei Menschen einen Ablösungsprozess fördern, die zu lange in ihrem Trauerprozess verweilen und dadurch nicht mehr in der Lage sind, ihr Leben in die Hand zu nehmen.

Josef Müller drückt dies folgendermaßen aus:

*„Wieso war es einem Menschen nicht möglich, durch Klagen etwas loszulassen, das nicht mehr förderlich für ihn ist? Die Ursache könnte vielleicht darin liegen, dass diese Person nicht glaubt, etwas Neues zu bekommen, indem sie Altes gehen lässt. Dickdarm 18 hilft diese Leere zu unterstützen und zu einem neuen Verständnis durchzubrechen, das nicht mehr durch Angst und Mangel zurückgehalten wird. Als Himmelsfenster öffnet es einer Metallkonstitution die Augen für das fundamentale Gesetz, dass etwas Neues kommen muss, wenn man das Alte hergibt.“*[184]

Nach Jeremy Ross reguliert Dickdarm 18 generell das psychische Gleichgewicht.

Er schreibt hierzu:

*„Di 18 ist ein Himmelsfensterpunkt am Hals, also in einer Region, wo es häufig zu Blockaden der freien Energiezirkulation zwischen Kopf und Körper kommt. Di 18 hat besondere Beziehungen zum freien Fließen und zu der freien Entfaltung der Lungen-Energien, also der Energien, die zuständig sind für zwischenmenschliche Beziehungen, für das Knüpfen und Auflösen von Beziehungen, für das Loslassen, für das Trauern und Verlustbewältigung.*

[184] *Müller, Josef Viktor, 2001, Den Geist verwurzeln, S. 58*

*Di 18 bietet sich also an bei Menschen, die einen Verlust erlitten haben, die sich einsam und ausgeschlossen fühlen, aber nicht in der Lage sind, sich aus eigener Kraft aus diesem selbst geschaffenen Gefängnis zu befreien, die Dunkelheit und Schwere ihrer Depression abzuschütteln, und sich Leichtigkeit Freude am Dasein wieder zu erschließen. Hierzu würde man Di 18 beispielsweise mit Bl 42, Lu 7 und Di 4 kombinieren oder auch mit Di 6, Lu 1, Ren Mai 17 und Ren Mai 22.“*[185]

Nehmen wir wieder das Bild des Herbstes hinzu, der ja dem Metall zugeordnet wird. Dann wäre die Aktion von Dickdarm 18 mit einem Sturm zu vergleichen, der allen Unrat wegfegt und Lunge 3 mit dem Effekt eines Spaziergangs an einem sonnigen Herbsttag in dem Bewusstsein, dass auch alles Vergängliche wieder den Anfang für etwas Neues birgt.

**Fallbeispiel: Trauer**

Eine 62 Jahre alte Patientin ist seit längerer Zeit mit Unterbrechungen bei mir in Behandlung.

Sie ist blass, schlank, sportlich und vielseitig interessiert.

Sie wirkt meist sehr traurig und ist oft schnell am Wasser gebaut. Ihre Hauptbeschwerden sind Depressionen und Angstzustände, weshalb sie bereits früh verrentet wurde.

Sie leidet unter chronischer Heiserkeit und hat eine weinende Stimme. Sie hat häufiger eine Gesichtsneuralgie, einen sensiblen Magen, Verstopfung und Migräne bei Stress.

Als sie die Behandlung wieder aufnimmt, klagt sie über morgendlichen Drehschwindel und über Einschlafstörungen.

Zunge: zittert, leicht trocken, hell, livide

Pulse: schwach und weich

**Behandlungen:**

- **Niere 10, Leber 8, Moxa auf Ren Mai 4, Blase 40, Blase 10**
  Niere 10 und Leber 8 beidseitig tonisiert ankert das Holz im Wasser, Moxa auf Ren Mai 4 stärkt auch die Wasserkraft der Himmelsfensterpunkt Blase 10 zusammen mit dem unteren Vereinigungspunkt des Sondermeridians der Blase wirkt gegen den Schwindel, s. Kapitel 7.

- Der morgendliche Schwindel und die Einschlafstörungen sind wesentlich besser.
  Sie berichtet aber unter Tränen, dass sie eigentlich ständig latent depressiv ist und viel weinen muss. Sie empfindet es immer noch als schwierig, über ihre Trauer zu reden. Sie spürt dabei ständig einen Kloß im Hals.
  Ihre Schwester ist vor einigen Jahren an einem plötzlichen Herztod gestorben, und sie kommt darüber nicht hinweg.
  **Lunge 5, Niere 7, Dickdarm 18, Lunge 11; Leber 14, Leber 4 rechts**
  Die Kombination Lunge 5 (sedieren) und Niere 7 (tonisieren) kann Stagnation im Metall lösen und ins Wasser führen, um im *Zurückkehrenden Strom,* Niere 7 (fù liū 復溜) wieder in den Lebensfluss zu kommen.

[185] *Ross, Jeremy, 1998: Akupunktur-Punktkombinationen - Der Schlüssel zum klinischen Erfolg, S. 344*

- Sie fühlt sich erleichtert. Sie hat herausgefunden, dass, wenn sie Dickdarm 18 drückt, ihre Stimme freier wird.

  **Dickdarm 18, Milz 3, Lunge 9, Magen 13, Ren Mai 6**

  Milz 3 und Lunge 9 (Viernadel-Technik) zusammen mit Magen 13 (*Tür des Qi,* qì hù 氣戶) und mit Ren Mai 6 (*Meer des Qi*, qì hăi 氣海) stärken das Qi und damit auch das Metall.

- Ihre Stimmung schwankt wieder sehr und sie ist wieder oft traurig. Ihr Magen ist sehr „nervös“. Sie hustet oft.

  **Dickdarm 18, Lunge 3, Ren Mai 22, Leber 5, Leber 14**

  Die beiden Himmelsfensterpunkte des Metalls wirken auf die Trauer. Ren Mai 22 behandelt den Husten, Leber 14 mit Leber 5 die Anspannung und den nervösen Magen.

  Bei Lunge 3 hat die Patientin ein blitzartiges De-Qi-Gefühl.

- Sie berichtet, dass sie Lust ha#t zu singen und einen Chor gefunden hat, wo jeder nach Herzens Lust singen kann. Der Kloß im Hals ist nicht mehr zu spüren.

  **Dickdarm 18, Lunge 3, Milz 6 und Lunge 7**

## Fallbeispiel: Knoten im Hals durch Trauer

Die Patientin ist 51 Jahre alt. Sie ist groß, schlank und attraktiv. Auffallend ist ihr müder, kummervoller und ängstlicher Blick. Ihre Stimme hat einen weinerlichen Unterton.

Ihr Schlaf ist sehr schlecht, oft liegt sie nachts 3-6 Stunden wach und kann erst morgens in einen leichten Schlaf fallen.

Sie ist extrem erschöpft und ihre Gedanken gehen ständig im Kreis. Sie spürt schon seit langem einen Knoten im Hals.

Die letzten Jahre waren für sie sehr anstrengend. Die Scheidung von ihrem Mann zog sich hin, da er nicht ausziehen wollte. Ihre beiden Kinder machen ihr Sorgen.

Zunge: geschwollen, hell und trocken

Pulse: insgesamt sehr schwach, besonders auf den unteren Positionen

### Behandlungen

- Sie beschreibt ihren Zustand als den eines „Wachhundes“. Sie macht sich extreme Sorgen um ihre drogensüchtige Tochter und liegt jede Nacht stundenlang wach.

  **Magen 9, Magen 25, Magen 36, Milz 6**

  Die vier Erdpunkte sollen beruhigen und absenken. Die Kombination Magen 36 und Milz 6 hat sich in meinen Behandlungen zudem als gut geeignet bei Durchschlafstörungen erwiesen, da sie über die Erde die gestörte Feuer/Wasserachse ausgleichen kann.

- Sie hatte „ein bisschen mehr Ruhe“ und konnte etwas besser schlafen. Trotzdem bewegt sich ihr Denken weiterhin im Kreis und sie fühlt sich noch immer depressiv.

  **7 Drachen gegen die 7 Teufel, Magen 9 (Erklärung s. Kapitel 2)**

- Sie war nach der Behandlung total entspannt und ruhig, hat an nichts gedacht und ein paar Stunden mittags tief geschlafen. Sie empfand dies als ein Wunder. Seither sind ihre Wachphasen nachts kürzer und sie muss nicht mehr viel grübeln. Sie kann sich mit ihrer Tochter viel klarer verhalten. Auch die Pulse sind kräftiger und klarer.

  **Dickdarm 18, Blase 6, Du Mai 20, Milz 15, Niere 6, Blase 62**

  Blase 6, *Das Licht empfangen*, (cheng guang 承光) und Du Mai 20, *Hundertfaches Zusammentreffen*, (bǎi huì 百會) erhellen den Geist; Milz 15, *große Horizontale*, (dà hēng 大横) stabilisiert. Niere 6 und Blase 62 gleichen über den Yin- und Yang Qiao Mai Yin und Yang aus und wirken auf die Schlafstörungen.

- Während der letzten Behandlung sah sie ein wunderschönes Licht und „schöne bunte Tiere" mit liebevollen Gesichtern, sie war danach extrem entspannt und machte sich Gedanken, was sie in ihrem Leben ändern könnte. Sie schläft jetzt auf jeden Fall 5 Stunden durch und macht weiterhin mit Freude Tai Qi.

  **Dickdarm 18, Blase 6, Du Mai 20, Perikard 7, Niere 6, Blase 62 (s. oben)**

- Sie träumte, dass sich Türen geöffnet haben und sie auf wunderbare Landschaften geblickt hat.

**Fallbeispiel nicht verarbeitete Trauer**

Patientin ist 65 Jahre alt, verheiratet und hat eine Tochter. Sie gehört der 68er Generation an, ist sehr offen und direkt und setzt sich gerne für andere ein.

Ihre Eltern starben schon sehr früh, ihre Mutter, als sie 24 war, ihr Vater, als sie 40 war.

Vor 3 Jahren sind zwei ihrer Brüder kurz hintereinander gestorben. Sie hat dies als sehr traumatisch erlebt und sich seither innerlich abgeschottet. Sie ist antriebslos und nimmt kaum noch am Leben teil, hat keine Urlaubspläne mehr und keine Energie mehr für Familie, Freunde und Arbeit. Anstatt dessen kreisen ihre Gedanken ständig um das Thema Tod.

Sie hat eine chronische Abwehrschwäche, oft Halsschmerzen, der Hals fühlt sich oft eng an, sie friert viel und der Kopf ist dann ganz „zu".

Ihre Hauptbeschwerde ist, dass sie ihre Trauer nicht überwinden kann.

Zunge: lang, blass, leicht schleimiger Belag

Pulse: schwach und leer auf Niere und Lunge, gespannt auf Leber und Gallenblase

**Behandlungen:**

- **Dickdarm 18, Lunge 3, Lunge 5, Niere 7**

  Während der Behandlung hat sie das Gefühl, dass der Hals sich weitet und sich gleichzeitig wie ein unterstützendes Band anfühlt, „wie weiches, aber stützendes Leder".

  Die beiden Himmelsfensterpunkte des Metalls werden hier mit der 4-Nadel-Technik bei einer Blockade des Metalls (Lunge 5 sedieren, Niere 7 tonisieren) kombiniert.

- Nach der letzten Behandlung war sie sehr entspannt und müde und hat viel geschlafen.

  Heute friert sie extrem und hat das Gefühl, gerade eine Erkältung zu bekommen.

  **Moxa auf Du Mai 14, Niere 10, Leber 8**

(Moxa auf Du Mai 14, bei dem sich alle Meridiane des Yang treffen, ist eine Erste-Hilfe-Behandlung bei aufkommender Erkältung. Bei der Moxibustion sollte die Moxa Zigarre nach unten gerichtet sein und die Patientin sollte ein Wärmegefühl den Rücken hinunter verspüren.)

Niere 10 und Leber 8, beide tonisierend gestochen, ist die 4-Nadel-Technik bei Schwäche des Wassers und des Holzes.

- Das „Todesthema“ ist wieder sehr aktuell, da gerade ein guter Freund gestorben ist.

  **Dickdarm 18, Milz 3, Lunge 9, Milz 6, Lunge 1, Moxa auf Ren 4**

  Milz 3 und Lunge 9, beide tonisierend gestochen, entspricht der 4-Nadel-Technik, um die Lunge und das Qi zu stärken. Auch Milz 6 und Lunge 1 dienen diesem Zweck. Moxa auf Ren Mai 4 unterstützt die Wasserkraft von unten, wobei Ren Mai 4 auch der Treffpunkt von Niere, Leber und Milz ist und somit die gesamte Yin Kraft stärkt.

- Nach der letzten Behandlung ging es ihr energetisch sehr gut; ihr geht es mit sich selbst und ihrer Trauer besser.

  **Dickdarm 18, Lunge 1, Lunge 8, Leber 4, Leber 14**

  Lunge 1, Lunge 8, Leber 4 und Leber 14 lösen über den äußeren Umlauf der Meridiane die Blockade zwischen Holz und Metall, sodass das Metall vom Angriff des Holzes befreit wird. s. Kapitel 9

- Es geht ihr weiterhin besser, aber jetzt hat sie Ängste um ihren Mann, der Diabetes hat. Sie hat Angst, wieder in eine Depression hineinzukommen.

  **7 Drachen gegen 7 Teufel mit Magen 32 (s. Kapitel 2), Du Mai 23**

  Du Mai 23 *Oberer Stern* (shàng xīng 上星) erhellt, ist einer der 13 Dämonenpunkte von Sun Si Miao und macht Platz für den Shen und die Freude.

- Sie hatte einen Traum, in dem sie sich statt wie vorher als zusammengerolltes Kind als einen „Rotzbengel“ gesehen hat, der ganz frech auf einem Baum saß.

## 3.7 Wichtige Punkte und Punktkombinationen

### Die 4-Nadel-Technik bei der Blockade im Sheng-Zyklus zwischen Metall und Wasser

Hier wird der Wasser- und Sedierungspunkt auf der Lunge beidseitig sediert, sodass das durch Trauer blockierte Qi in Richtung Wasser fließen kann. Gleichzeitig wird der Metallpunkt auf der Niere beidseitig tonisiert, um vom Metall ins Wasser zu holen. So wird der Fluss im Sheng-Zyklus wieder hergestellt. Damit befreien wir die Lunge und stärken das Wasser.

### Die einzelnen Punkte

- **Lunge 5 , *Sumpf an der Ellenbeuge* ( chǐ zǐ 尺泽)**

  Wasser Punkt, Sedierungspunkt

In der Fünf-Elemente-Akupunktur ist Lunge 5 als Sedierungs- und Wasserpunkt der Hauptpunkt, um eine Erstarrung im Metall zu lösen und den Übergang zum Wasser und einen potentiellen Neuanfang zu ermöglichen.

Lunge 5 ist generell ein befreiender und entspannender Punkt für das Qi und die Atmung.

Im Ling Shu Kapitel 71 „Eindringen des krankmachenden Qi" heißt es:

*"Krankmachendes Qi, welches die Lungen und das Herz angreift, macht sich in den beiden Ellenbogen breit."*

So empfiehlt Meister Li Jia Cheng, auf Lunge 5 und Magen 36 zu klopfen, um die Abwehr zu stärken. Diese Wirkung kann ich bestätigen.

- **Niere 7 (*Zurückkehrender Strom*, fù liū 復溜)**

  Metall Punkt, Tonisierungspunkt

  **fù** bedeutet: retten, wieder herumdrehen; "Zurückkehren lassen, was ausfließt"

  **liū** bedeutet: gleiten, fließen; glatt, schneller Wasserstrudel
  Das Hexagramm **fù** 復 symbolisiert die Wintersonnenwende. Wenn das Yin, sprich die Dunkelheit am größten ist, kündigt sich schon die Wiederkehr des Lichtes an, das durch den von unten eindringenden Yang-Strich repräsentiert wird. So wie die Sonne von unten aufgeht.

  Niere 7 steht für den aufsteigenden Fluss der Nierenenergie, der die gesamte Kraft des bisherigen Flusses zusammenfasst. Hier findet auch ein Rückkehren zum Hauptmeridian nach der Abzweigung von Niere 6 in den Yin Qiao Mai statt.

  Sowohl der Name als auch die Lage des Punktes deuten darauf hin, dass er Kraft vermittelt und eine solide Basis für einen Neuanfang schaffen kann, da diese im Wasserelement verwurzelt ist.

  Als Tonisierungspunkt stärkt er auch die Willenskraft Zhi 志 und die Motivation.

**Weitere wichtige Punkte bei der Behandlung von Trauer**

- **Lunge 2 (*Wolkentor*, yún mén 云門)**

  Im Kap.1 des Ling Shu heißt es:

  *„Die Wirksamkeit der Akupunktur ist vergleichbar mit dem Wiedererscheinen des blauen Himmels, wenn der Wind die Wolken zerstreut hat."*[186]

  Als Wolkentor kann Lunge 2 die dunklen Wolken abregnen lassen. Meiner Erfahrung nach ist Lunge 2 ein sehr sanft, fast erweichend wirkender Punkt und fühlt sich für Patienten sehr angenehm an, sodass sie wieder damit behandelt werden wollen.

- **Lunge 8 (*Entwässerungsgraben, Kanal, Abfluss*, jīng qú 經渠)**

  Metall- und Ben-Punkt

[186] *Übersetzung Lorenzen, Udo; Noll, Andreas, Die Wandlungsphasen der traditionellen chinesischen Medizin, Band 2, Wandlungsphase Metall S. 358*

**Jīng:** Das Schriftzeichen zeigt links den Seidenfaden und rechts ein Netzwerk von Flüssen und Bächen.

Als **Qú** wurden die im Altertum von Menschen geschaffenen Kanäle zur Regulation der Wasserwege bezeichnet.

Dieser Punkt hat mit Struktur, Geradlinigkeit und Regulierung zu tun. Er tonisiert und reguliert das Lungen Qi und hilft damit, die Brust zu befreien. So wirkt er auch befreiend und regulierend bei Trauer. Im Jia Yi Jing VIII.1 ist er zusammen mit Lunge 3 bei Spannungsgefühl oder Schwellung im Brustkorb, mit dem Sehen Visionen, Druck in der Brust mit Unruhe, „man presst die Hand auf die Brust“, Dyspnoe und gegenläufigem Qi indiziert.[187]

- **Lunge 7 (*unterbrochene Reihenfolge*, liè quē** 列缺**)**

  Luo Punkt

  **Liè** bedeutet Messer, schneiden, trennen

  **Quē** bezeichnet einen Sprung in der Schüssel

  **Liè Quē**, die ***unterbrochene Reihenfolge*** hat auch die Bedeutung von **„Blitz“.** Hier kommt die Macht des Himmels wie ein Blitz an.

  Luo Punkte sind sehr bewegend und dynamisch und sind Träger der Emotionen. Als Luo Punkt behandelt Lunge 7 besonders die Emotion Trauer und kann sehr befreiend bei unterdrückter Trauer wirken. Dies in dem Sinne, dass sich lang angestaute Trauer durch einen Tränenausbruch entladen kann.

## Einige weitere Kombinationen

| | |
|---|---|
| Dickdarm 18, Lunge 7 | Atemprobleme und angespannter Nacken bei unterdrückter Trauer |
| Dickdarm 18, Lunge 3, Lunge 8, Leber 4 | Unterdrückte Trauer, Konflikt Trauer und Wut, der nicht losgelassen werden kann |
| Dickdarm 18, Lunge 5, Niere 7 | Lungenschwäche bei unterdrückter Trauer |
| Dickdarm 18, Lunge 3 | Unterdrückte Trauer, Konflikt Trauer und Wut, der nicht losgelassen werden kann (Kloß im Hals) |
| Dickdarm 18, Ren Mai 22, Niere 4 | Asthma, Bronchitis, Angst Thematik |
| Dickdarm 18, Ren Mai 15 | Schmerzhafte Schluckbeschwerden, Globulus Hystericus, Hou Bi (Blockade in der Kehle) |
| Dickdarm 18, Ren Mai 23, Niere 6 | Bei Austrocknung der Kehle |
| Dickdarm 18, Du Mai 16 | Bei Apoplex mit Stimmverlust |
| Dickdarm 18, Dickdarm 4 | Halsschmerzen |
| Dickdarm 18, Ren Mai 23 (Ben She), Niere 2 | Mundtrockenheit |

[187] *s. Kapitel 9*

# 4 天窗

## 4. DÜNNDARM 16 – Tiān Chuāng

### Fenster zum Himmel

Lage:
Auf der Höhe der Spitze des Adamsapfels, am hinteren Muskelrand des m. sternocleidomastoideus

Funktionen:

- Hilft dem Gehör
- Hilft Kehle und Stimme
- Beruhigt den Wind
- Stabilisiert den Shen
- Klärt Hitze vom Gesicht
- Hilft bei Nacken- und Schulterschmerzen und Drehen des Kopfes

Fünf Elemente Einordnung:

- Feuer

## 4.1 Die Bedeutung des Namens tiān chuāng

**tiān** 天: Himmel, Universum, Himmelsgewölbe, Tag, himmlisch, kaiserlich

**chuāng** 窗: Fenster
Das Schriftzeichen setzt sich aus zwei Zeichen zusammen.
Oben im Schriftzeichen befindet sich das Zeichen für Höhle (xué 穴).
Der untere Teil (囱 chuāng) stellt ein Fenster oder einen Fensterladen dar.

Bei chuāng 窗 handelt es sich um die Urform eines Fensters, welches sich über der Feuerstelle einer Höhle befand. Dies stellte oft die einzige Öffnung nach außen dar, wohin man über eine Leiter gelangte, die direkt auf der Erde stand.

Das Licht des Himmels drang von oben in die Behausung hinein und die Bewohner konnten so mit dem Himmel kommunizieren. Wir haben also hier ein wahrhaftiges „Fenster zum Himmel". Viele alte Häuser in China haben noch ein Atrium, in dem ein *tiān chuāng,* ein „Himmelsfenster", eingebaut ist. Der englische Begriff *Skylight* (Licht zum Himmel) oder auch der deutsche Begriff „Oberlicht" kommen dem chinesischen Begriff wohl am nächsten.

Laut Heiner Frühauf wird chuāng im alten chinesischen Wörterbüchern mit cōng 聰 gleichgesetzt. In dem Schriftzeichen befindet sich auf der linken Seite das Zeichen für Ohr und rechts unten das Zeichen für Herz. Dies bedeutet soviel, dass man sich mit dem Himmel verbindet, wenn man mit dem Herzen hört. Weiter führt er aus, dass der Begriff cōng míng 聰明 bis heute Intelligenz bedeutet, wobei cōng die Ohren und míng die Augen repräsentiert.

Ein Fenster ist dazu da, um Licht hereinzulassen. Hier wird das Fenster als die Ohren dargestellt, mit denen man mit dem Herzen zuhört.

Wenn man mit dem Herzen zuhört, hört man nicht von innen nach außen, sondern von außen nach innen.

Es ist, als ob man ein Fenster zum Intuitiven und Erleuchtenden aufmachen würde. [188]

Im Unterschied zu yǒu (牖), dem Begriff des Fensters, der für die gesamte Gruppe der Himmelsfenster namensgebend ist, handelt es sich hier um ein Fenster, durch das Licht von oben kommt und Helligkeit in eine ansonsten dunkle Höhle bringt.

Die Fähigkeit das Reine vom Unreinen zu trennen, die dem Dünndarm zugeschrieben wird, bedarf auch dieses Lichtblicks. Wenn man nicht in der Lage ist, Prioritäten zu setzen, tappt man quasi im Dunkeln seiner ungeordneten Gedanken und Möglichkeiten. Man wünscht sich nichts sehnlicher, als dass einem wieder ein Licht aufgehen würde. Tiān chuāng, das Fenster zum Himmel, steht sinnbildlich für dieses Licht, das von oben kommt.

### Die alternativen Namen von Dünndarm 16

**1. chuāng sōng 窗嵩 – *Hohes, erhabenes Fenster***

Sōng Shān 嵩山 ist auch der Name eines der fünf heiligen Berge des Daoismus, der sich in Yunnan befindet und seit alters her viele Klöster beherbergt.

Der Punkt Dünndarm 16 ist besonders mit der Fähigkeit des Hörens assoziiert. Die Bezeichnung sōng,

[188] *Frühauf, Heiner, Classical Chinese Medicine.org, Spirit of the Points: Small Intestines Channel*

erhaben, spielt auf die Meditationspraxis des „inneren Hörens" an und die Verbundenheit mit dem kosmischen Klang.

**2. chuāng lóng 窗聾 – *Fenster der Taubheit***

Setzt man unter das Schriftzeichen für lóng 龍 (Drache) das Zeichen für Ohr 聾 so heißt dies auch lóng, bedeutet aber Taubheit.

Der Drache mit seinem starken Qi steht unter anderem für die Kraft des Hörens.

Der Dünndarmmeridian ist eng mit der Fähigkeit des Hörens verbunden, endet er doch am Punkt tīng gōng, dem *Palast des Hörens* direkt auf dem Tragus des Ohres, dem sogenannten Ohrendeckel, der auch eine wichtige Funktion bei der Ton-Weiterleitung hat.

**3. chuāng lóng 窗籠 – *Fensterkorb***

Lóng als Drache mit dem Zeichen für Bambus oben 籠 bedeutet Korb. Laut Heiner Frühauf stellt man sich dabei am besten einen Vogelkäfig ähnlichen Korb mit einer Öffnung oben vor, der der Ohröffnung entspricht, worüber sich ein Korb befindet.

**4. tiān kǒng 天孔 – *Himmlisches Loch*** oder besser: ***Himmlische Leere***

Kòng 孔 bedeutet soviel wie leerer Raum oder Öffnung. Das Schriftzeichen ist auch Bestandteil des Namens von Konfuzius, Kǒng Zĭ (孔子).

Der Begriff des himmlischen leeren Raumes lässt an die Praxis der Meditation denken, wo in tiefer Stille dem Klang des Universums gelauscht werden kann.

Mit dem Ohr als Öffnung des Herzens sind wir über das Hören mit dem Himmel verbunden.

## 4.2 Die Bedeutung der Lage von tiān chuāng

*„Himmlisches Fenster (Celestial Window) (tiān chuāng, Dünndarm 16), auch bekannt als Fensterkorb (chuāng lóng), befindet sich unterhalb des Kieferwinkels hinter Unterstützung der Vorwölbung (Dickdarm 18) in einer Vertiefung, in der ein pulsierendes Gefäß spürbar ist. Er gehört zu dem Qi des Hand Tai Yang. Er wird bis zu 6 Fen tief genadelt und mit 3 Moxa-Kegeln gemoxt. Zhēnjiŭ Jiăyĭ Jīng III.12."*[189]

Der Verlauf des Dünndarmmeridians geht durch die Schulter nach innen und kommt auf der Vorderseite bei Dünndarm 16 wieder hervor. Hier vom seitlichen Hals aus beginnt der Aufstieg zum Ohr, der in dem Punkt Dünndarm 19, *Palast des Hörens* (tīng gōng 聽宮) mündet.

Sowohl im Jia Yi Jing als auch im Ling Shu wird Dünndarm 16 als der Punkt der Wahl bei Beschwerden des Ohres genannt.[190]

Mit Dünndarm 17, der in einer Linie über Dünndarm 16 in Richtung Ohr liegt, gibt es gleich zwei Himmelsfensterpunkte auf dem Dünndarmmeridian, die das Ohr unterstützen.

[189] *The systematic classic of Acupuncture & Moxibustion by Huang-fu Mi, A Translation of the Jia Yi Jing by Yang Shou-Zhong and Charles Chace, S. 88 (Übersetzung der Autorin)*

[190] *s. Indikationen*

## 4.3 Funktionen

### Hilft dem Gehör

Dünndarm 16 hat einen direkten Einfluss auf das Gehör. Dies ist bedingt durch seine Lage direkt am Anfang des zum Innenohr aufsteigenden Astes des Dünndarmmeridians. Er kann die Hörfähigkeit stärken und ist in beiden Klassikern, dem Huángdì Nèijīng und dem Zhēnjiǔ Jiáyǐ Jīng, als der Hauptpunkt bei Schwerhörigkeit genannt.

Weiterhin kann er die Differenzierungsfähigkeit des Ohres positiv beeinflussen. Dies ist eine sehr wichtige Indikation, da der Dünndarm für die Differenzierungsfähigkeit steht, die oft als erstes im Alter nachlässt, wenn man die einzelnen Stimmen in einer Gruppe nicht mehr differenzieren kann.

Gleichzeitig kann er auch unkontrolliert aufsteigendes Yang, das sich als Tinnitus zeigt, beruhigen.

### Hilft Kehle und Stimme

Indem er Hitze aus dem Bereich der Kehle ausleitet, hat Dünndarm 16 auch auf den Stimmapparat Einfluss. Dies ist besonders bei Halsschmerzen und bei plötzlichem Stimmverlust der Fall.

### Beruhigt den Wind

Der Wind greift immer oben und seitlich an. Dünndarm 16 kann, wie auch Dünndarm 17, Dreierwärmer 16, Blase 10 und ganz besonders Du Mai 16 akute Wind-Kälte beziehungsweise Wind-Hitze ausleiten, besonders, wenn diese im Bereich des Kehlkopfs angreift.

### Stabilisiert den Shen

Bei den Indikationen im Handbuch Akupunktur finden wir bei Dünndarm 16 „manisches Geister-Reden“ und das „Manisch-depressive-Syndrom“, heute als „Bipolares-Syndrom“ bezeichnet.

Weiterhin heißt es im Handbuch Akupunktur: „In der modernen Medizin beziehen sich diese Indikationen auf eine Vielfalt schwerer mentaler Erkrankungen, einschließlich Schizophrenie.“[191]

Ist die Funktion des Dünndarms unsere Umwelt einzuordnen gestört, kann dies im extremen Fall auch zu einer starken geistigen Verwirrung führen.

In seiner Eigenschaft als Himmelsfensterpunkt kann Dünndarm 16 zu mehr Klarheit des Geistes verhelfen.

### 4.3.1 Das Ohr

Dünndarm 16 ist der Hauptpunkt für das Ohr und das Hören.
Das Ohr ragt von allen Sinnesorganen durch seine Fähigkeit der genauen Differenzierung heraus. Es sortiert und filtert unermüdlich die für uns relevanten Klänge aus der Menge der in uns eindringenden Geräusche heraus.

So schreibt Joachim E. Berendt in seinem Buch: Nada Brahma – Die Welt ist Klang:

*„Der Gehörsinn aber ist der reichste und differenzierteste unserer Sinne. Experimente haben gezeigt, dass kein anderes Organ auf so minimale Impulse anspricht wie das Ohr. Reize gleich geringer Stärke werden von anderen Sinnen – etwa dem Auge – gar nicht mehr wahrzunehmen.“*

[191] *ebd. S. 244*

Er zitiert weiterhin aus George Leonards „Der Rhythmus des Kosmos“:

*„Unser Gehörsinn ist in der Tat ein Wunder und übertrifft das Sehvermögen in vielerlei Hinsicht. Wenn ein Maler beispielsweise drei Farbtöne vermischt, kann unser Auge das Resultat nur als eine einzige neue Farbe wahrnehmen. Wenn Klarinette, Flöte und Oboe zusammen erklingen, kann unser Ohr die resultierende Mischung sowohl als neuen Klang wahrnehmen, wie auch die drei Instrumente, die diesen Klang hervorbringen, voneinander unterscheiden.“*[192]

Diese Funktion ist vergleichbar mit der des Dünndarms als Organ.

Als Himmelsfensterpunkt öffnet das *Fenster zum Himmel*, Dünndarm 16 das Hören und Verstehen auch auf einer seelischen Ebene.

Kung Dsi (Konfuzius) sprach:

*"Dein Ziel sei Einheit! Du hörst nicht mit den Ohren, sondern hörst mit dem Verstand; du hörst nicht mit dem Verstand, sondern hörst mit der Seele. Das äußere Hören darf nicht weiter eindringen als bis zum Ohr; der Verstand darf kein Sonderdasein führen wollen, so wird die Seele leer und vermag die Welt in sich aufzunehmen. Und der SINN ist's, der diese Leere füllt. Dieses Leersein ist das Fasten des Herzens." Zhuang Zi IV.1*[193]

Weiter heißt es im Kapitel IV:

*„Er gebraucht sein inneres Auge, sein inneres Ohr, um die Dinge zu durchdringen und bedarf nicht verstandesmäßigen Erkennens.“*[194]

Wenn wir eine tiefe seelische Empfindung haben, schließen wir unsere Augen und hören in uns hinein.

Im Vergleich zum Auge, das gerichtet und aktiv ist, ist das Ohr ein Sinnesorgan, das passiv und aufnehmend ist.

Das Ohr ist als Sinnesorgan dem Wasserelement zugeordnet. Es ist eher „Yin“ und „weiblich“ und aufnehmend. Es gleicht in seiner Form den Nieren und auch der Vagina.

Die Qualität unseres Gehörs ist abhängig von der Kraft der Nieren. So wie das Wasserelement den Lebenszyklus von der Zeugung bis zum Tod regiert, ist auch das Hören die erste Sinneswahrnehmung in der Gebärmutter und die letzte beim Sterben.

Das Wasser stellt die grundsätzliche Fähigkeit des Hörens zur Verfügung. Die Ohren werden von der Niere versorgt und ihre gute Funktion hängt von der Nierenkraft ab. Die Niere regelt auch zusätzlich die Lautstärke der eindringenden Geräusche. Nachts ist es die Niere, die die „Schotten“ dicht macht, sodass wir durch keine Geräusche gestört werden. Umgekehrt ist extreme Geräuschempfindlichkeit ein Zeichen für eine schwache Nierenkraft.

Wenn wir erschöpft sind, kann uns schon das kleinste Geräusch stören.

Dünndarm und Niere arbeiten zusammen. Die Niere ankert das Yang von unten und der Dünndarm senkt es von oben ab.

Hören und Verstehen liegen sehr nahe beieinander. Das Hören ist ein wichtiger Faktor bei unserer Orientierung im Raum. Wer schlecht hört, wirkt oft desorientiert und verwirrt. Wenn man etwas nicht richtig verstan-

[192] *Berendt, Joachim E., Nada Brahma – die Welt ist Klang, S. 224*

[193] *Wilhelm, Richard, 1994 (8. Auflage), Dschuang Dsi, Das wahre Buch vom südlichen Blütenland, S. 62*

[194] *ebd. S. 62*

den hat, erzeugt dies eine Unsicherheit im Kontakt. Dünndarm 16 als spezieller Himmelsfensterpunkt für das Ohr kann sowohl Hitze aus dem Ohr ableiten, z. B. bei einer Entzündung, als auch aufsteigendes Yang, das wir als Tinnitus kennen, behandeln.

## 4.4 Indikationen

### Indikationen aus den Klassikern

**Zhēnjiǔ Jiáyǐ Jīng – *Der Klassiker des ABC der Nadelung und Moxibustion***

XII.2:

*„Bei Halsschmerzen und Verlust der Stimme ist das Fenster des Himmels (tiān chuāng, Dünndarm 16) der Punkt der Wahl.*[195]

XII.5:

*„Bei Taubheit ist das Fenster zum Himmel (tiān chuāng, Dünndarm 16) der Punkt der Wahl.“*[196]

XII.5:

*„Bei Ohrgeräuschen sind Hundert Vereinigungen (bai hui, Du Mai 20), Fülle im Kiefer (hān yān, Gallenblase 4), Schädel Ruhe (lú xī, Dreierwärmer 19), Fenster zum Himmel (tiān chuāng, Dünndarm 16), Großer Hügel (dà líng, Perikard 7) und Schräge Verbindung (piān lì, Dickdarm 6)*[197] *die Punkte der Wahl.“*[198]

XII.9:

*„Bei Kropf sind Fenster zum Himmel (tiān chuāng, Dünndarm 16), Himmlische Contenance (tiān róng, Dünndarm 17), Schatzhaus des Himmels (tiān fu, Lunge 3) und Tür zum Gehirn (nào huì, Dreierwärmer 13) die Punkte der Wahl.“*[199]

**Huángdì Nèijīng 黃帝內經 *Des Gelben Kaisers innerer Klassiker***

Ling Shu 52:

*„Der chuāng lóng aber bezieht sich auf das Ohr.“*

**Handbuch Akupunktur**

- Taubheit, Tinnitus, Ohrenschmerzen.
- Plötzlicher Stimmverlust, Plötzlicher Stimmverlust nach Wind-Apoplex, Heiserkeit durch Kälte im Hals/ Rachenraum, Kiefersperre, Zusammenbeißen der Zähne bei Wind- Apoplex., Kopfschmerz.

[195] *The systematic classic of Acupuncture & Moxibustion by Huang-fu Mi, A Translation of the Jia Yi Jing by Yang Shou-Zhong and Charles Chace, S. 415 (Übersetzung der Autorin)*

[196] *ebd. S. 422 (Übersetzung der Autorin)*

[197] *ebd. S. 422 (Übersetzung der Autorin)*

[198] *ebd. S. 422 (Übersetzung der Autorin)*

[199] *ebd. S. 426 (Übersetzung der Autorin)*

- Halsschmerzen, Struma, Schwellung und Schmerzen der Wange, Hitzegefühl der Haut im Gesicht, Urtikaria.
- Manisches Geisterreden, manisch-depressives Syndrom. Schulterschmerzen, die in den Hals ausstrahlen, Schulterschmerzen, die zu Steifheit des Halses führen mit Unfähigkeit den Kopf zu drehen, Nackenschmerzen.[200]

## 4.5 Der Bezug zu den Fünf Elementen

### Der Dünndarm als Organ des Feuerelementes

Dünndarm und Herz bilden zusammen das kaiserliche Feuer (jūn huǒ 君火).

Indem er das Reine vom Unreinen trennt, ist der Dünndarm sowohl in der westlichen als auch in der östlichen Medizin ein sehr wichtiges Organ, um den Körper mit reiner Energie beziehungsweis Qi zu versorgen. Bereits im Zwölffingerdarm wird die Nahrung mit Bauchspeicheldrüsenenzymen und Galle versetzt, und die Magensäure verringert sich. Hier ist die Beteiligung der Gallensäfte sehr wichtig. Es ist interessant, dass beiden Organen, Dünndarm und Gallenblase, in der chinesischen Medizin die Funktion des Aussortierens und Entscheidens zugesprochen werden.

Im Dünndarm wird das Gute vom Schlechten getrennt. Dies entspricht der alchemistischen Funktion des Feuers, Materie in Energie zu verwandeln. Das Herz wird dadurch einerseits mit guten Nährstoffen versorgt und andererseits freigehalten, indem die Nahrung nach unten geführt wird.

Bei einer guten Funktion des Dünndarms wird selbst bei der schlechtesten Ernährung noch Gutes herausgefiltert, bei einer schlechten Funktion kann auch bei der besten Ernährung ein Mangel bestehen.

### Die psychischen Aspekte des Dünndarms

Die Fähigkeit, das Gute vom Schlechten zu trennen, ist auch für unsere geistige und emotionale Gesundheit von Bedeutung.

Inwieweit wir auch in den widrigsten Umständen noch das Gute sehen können und uns nicht in schwierigen Zeiten zu einer generell negativen Sicht der Welt verleiten lassen, ist auch abhängig von diesem geistigen Filter.

Auf der emotionalen Ebene ist diese dem Herzen direkt zuarbeitende Instanz besonders wichtig. Hier geht es um Entscheidungen, von denen zum großen Teil abhängt, ob wir ein glückliches, auf emotionaler Klarheit gegründetes Leben führen können.

Menschen mit einer gestörten Dünndarmfunktion tun sich hier oft schwer. Sie haben ihr natürliches Urteilsvermögen verloren. Dies kann unter anderem durch eine zu rigide und strenge religiöse Erziehung bedingt sein, in der die vorgegebene Moral das natürliche Empfinden von Gut und Böse unterdrückt hat.

Lebensentscheidungen bedürfen gründlicher und ordnender Überlegung, vor allem aber der Verbindung zu unserem Herzen. Nur durch diese erlangen wir emotionale Unabhängigkeit.

Tatsächlich haben wir es hier oft mit Patienten zu tun, die immer wieder die falschen Entscheidungen in ihrem Leben getroffen haben, z. B. den Beruf, Wohnort oder Partnerschaft betreffend.

Die Fähigkeit, Entscheidungen zu treffen, wird in der chinesischen Medizin der Gallenblase zugesprochen. Die Aufgabe des Dünndarms ist es, den letztendlichen Entscheidungsprozess vorzubereiten.

[200] *Deadman, Peter, Al-Khafaji, Mazin, Baker, Kevin, Handbuch Akupunktur, S. 244*

Da wir es hier mit dem Feuer Element zu tun haben, spielt die Ratlosigkeit und mangelnde Entschlussfähigkeit vor allem in Beziehung zu anderen Menschen eine Rolle. Man fühlt sich schnell durch die Komplexität von Kontakten überfordert und zieht sich zurück. Eine Flamme, die anfangs noch entfacht war, kann so durch Zaudern und Zweifel schleichend erlöschen. Der gestörte Dünndarm wird zum eigenen Feind und sabotiert den spontanen Versuch des Herzens, sich zu öffnen.

Auf der körperlichen Ebene zeigt sich ein interessantes Phänomen. Beide Meridiane, Dünndarm und Gallenblase dominieren den Bereich der Schultern. Typisch für eine Schwäche im Bereich Dünndarm sind tatsächlich häufig auch Schulterschmerzen und Schmerzen im Bereich der Schulterblätter. Hier können sich auch Hautausschläge zeigen.

Eine weitere Gemeinsamkeit ist, dass sie nicht geradlinig, sondern in einem Zickzack-Kurs verlaufen. Als ob sich hier das Hin und Her der Entscheidungsprozesse physisch manifestiert hätte.

Patienten mit einer Dünndarmschwäche haben häufig die Angewohnheit, eine Schulter oder beide im Wechsel hochzuziehen. Unbewusst zeigen sie dadurch eine gewisse Ratlosigkeit. Sie wirken wie ein wandelndes Fragezeichen. Insgesamt machen sie einen konfusen Eindruck. Sie beklagen sich darüber, dass sie unfähig sind, Prioritäten zu setzen. Sie fühlen sich dadurch sehr eingeschränkt. Ihr ständiges Zaudern macht sie unfähig, ihr Leben zu gestalten.

So sind sie auch meistens unzufrieden und unausgeglichen. Sie haben das Gefühl, im Leben im Vergleich zu anderen nicht Glück gehabt zu haben. Erst die Erkenntnis, dass dies vor allem ihnen selbst zuzuschreiben ist, kann eine positive Veränderung bewirken.

Auffallend ist auch, dass bei vielen Patienten, die Probleme mit ihrer Klarheit und Sortierfähigkeit haben, auch das Hörverstehen eingeschränkt ist. Dies zeigt sich darin, dass sie oft darum bitten, das Gesagte zu wiederholen.

Zuletzt hat der Dünndarmmeridian auch eine Verbindung zum Zwölffingerdarm und zum Dünndarm selbst. Menschen mit psychischen Problemen tendieren auch zu Verspannungen in diesem Bereich, sodass sie unter Schmerzen und Appetitlosigkeit leiden. In der Praxis hat sich gezeigt, dass durch die Behandlung mit dem Feuerpunkt des Dünndarmmeridians, Dünndarm 5, eine unmittelbare Entspannung dieses Bereiches mit einem gleichzeitigen Erleichterungsgefühl erfolgen kann.

## Fallbeispiel: Konfusion

Ein 62-jähriger Patient kommt nach einigen Jahren wieder zur Behandlung.

Er wirkt locker und unkompliziert, quält sich aber immer noch mit denselben Themen:

Schusseligkeit, Konfusion, quälende Gedanken darüber, ob er etwas falsch gemacht haben könnte, wenig Vertrauen in sich selbst und seine Handlungen.

Außerdem leidet er unter cholerischen Anfällen, die fast immer aus seinem Umgang mit Werkzeugen resultieren und in dem Zerbrechen von Gegenständen enden.

Seit einiger Zeit hört er schlechter, vor allem, wenn mehrere Menschen zusammen sind.

Seine aktuellen Beschwerden sind in den Arm ausstrahlende Schmerzen der rechten Schulter, die bei Belastung (Maus, Umzugskisten tragen, Bretter streichen etc.) schlimmer werden und verstärkt nachts auftreten. Der Schmerz verbreitet sich bis zu dem Punkt Dünndarm 11 auf dem Schulterblatt. Zudem sind seine Hand- und Fingergelenke sehr steif und es kommt schon zu Verdickungen der Gelenke.

Weitere Beschwerden sind Astigmatismus, Verkrampfung der Speiseröhre, zu viel Magensäure, sehr vernarbte Haut im Gesicht und am Rücken und Entzündungen der Haut entlang des Dünndarmmeridians.

Er leidet auch unter Tinnitus, welcher kommt und geht, und hört seit einiger Zeit schlechter, vor allem, wenn mehrere Menschen zusammen sind.

Zunge: blass, trocken, Risse im mittleren Areal, aufgewölbte Ränder, gestaute UZV

Pulse: schwach auf Niere/Blase, leicht gespannt auf Leber/Gallenblase

**Behandlungen:**

- Er kann wegen Schulterschmerzen kaum schlafen und er fühlt sich leicht „dizzy". Er berichtet, dass er oft unüberlegt handelt, wie „ferngesteuert", was ihm peinlich ist.
  **Dünndarm 16, Dreierwärmer 16, Gallenblase 21, Gallenblase 34, Dreierwärmer 3**
  Dünndarm 16 behandelt die Differenzierungsfähigkeit sowohl auf der mentalen Ebene als auch das Ohr betreffend, Dreierwärmer 16 befreit das Ohr, Gallenblase 21 und 34 entspannen zusammen mit Dreierwärmer 3 die Schultern.

- Ihm geht es besser, das „Dizzy"-Gefühl ist weg. Er hat Sachen gemacht, die er sonst liegen gelassen hätte.
  **Dünndarm 16, Gallenblase 24, Gallenblase 21, Gallenblase 34, Dünndarm 3, blutiges Schröpfen der Schultern**
  Vom Namen her hat Gallenblase 24, *Sonne und Mond* (rì yuè 日月) auch die Eigenschaft, Licht und Klarheit zu bewirken und lässt sich daher gut mit dem Himmelsfensterpunkt Dünndarm 16 kombinieren.

- Die Schulterschmerzen sind viel besser, er ist aber sehr gestresst von seiner Arbeit, fühlt sich wieder konfus und hat öfter Zornausbrüche.
  **Dünndarm 16, Dünndarm 5, Gallenblase 34**
  Dünndarm 5 (*Tal des Yang*, yáng gŭ 陽谷) lässt sich sehr gut mit dem Himmelsfensterpunkt Dünndarm 16 kombinieren. Als Feuer- und Ben-Punkt des Dünndarmmeridians stellt er Yang zur Verfügung und unterstützt Sortierfähigkeit und Klarheit.

- Nach der letzten Behandlung fühlt er sich ruhiger, klarer und sortierter. Er konnte sogar seiner erwachsenen Tochter, die er auch als sehr unstrukturiert erlebt, gute Ratschläge geben.
  **Dünndarm 16, Dünndarm 5, Gallenblase 40**
  Gallenblase 40 unterstützt die Kombination Dünndarm 16 und Dünndarm 5 im Hinblick auf die Entscheidungsfähigkeit.

**Fallbeispiel: Unfähigkeit Prioritäten zu setzen**

Eine 54 Jahre alte Patientin ist seit 10 Jahren in Abständen bei mir in Behandlung.

Sie ist attraktiv, schlank und sportlich und macht einen offenen Eindruck. Allerdings deuten ihre hängenden Schultern, der leicht geneigte Kopf und ihr etwas verzweifelter Blick darauf hin, dass sie sich emotional nicht sehr gut fühlt.

Seit einem Jahr leidet sie unter Durchschlafstörungen, Beklemmungsgefühlen und Herzklopfen (auch nachts) und einem Druck auf der Brust. Außerdem sind ihre Schultern ständig verspannt und schmerzen Tag und Nacht.

Sie hat Angst vor der Zukunft.

Seit Jahren hat sie Schwierigkeiten, ihre Praxis aufrechtzuerhalten und, da sie auch ansonsten im Augenblick keiner anderen Tätigkeit nachgeht, große Probleme, ihre Tage zu strukturieren.

Die Beziehung zu ihrem Lebenspartner, bei dem sie wohnt, steht auf sehr wackeligen Füßen. Sie haben ständig Streit. Er wirft ihr immer wieder Nichtstun vor.

Zunge: blass, trocken, rötere Spitze, manchmal livide, UZV leicht gestaut

Pulse: sehr schwach auf 3. Positionen, leicht gespannt auf Leber und Gallenblase

**Behandlungen:**

- **Perikard 6, Leber 3, Ren Mai 17, Gallenblase 21, Gallenblase 34**

  Die Schultern sind „hart“ und verspannt. Sie fühlt sich „steif“ und erschöpft.

  Perikard 6 und Leber 3, die „Vier Tore der Frau“ dienen der allgemeinen Entspannung des Qi; Perikard 6 und Ren Mai 17 öffnen die Brust; Gallenblase 21 und 34 wirken auf die Schulterschmerzen.

- Sie fühlt danach weniger Stagnation, der Druck auf der Brust ist besser geworden, sie arbeitet an einem Vorhaben, das sie lange liegen gelassen hat.

  **Perikard 6, Leber 5, Leber 14**

  Die beiden Luo-Punkte von Perikard und Leber öffnen eher auf der psychischen Ebene des Jue Yin in Hinblick auf die Fähigkeit zu kommunizieren, zu planen und sich durchzusetzen.

- **(3 Wochen später)**

  Sie empfindet wieder Unruhe und Herzklopfen, fühlt sich dünnhäutig und kann sich schlecht abgrenzen. „Ich blockiere mich selbst.“ Sie kann nicht planen und ihr fehlt die Struktur von außen. „Ich vergesse einiges, alles entgleitet mir.“

  **Dünndarm 16, Dünndarm 5, Niere 4, Herz 5, Moxa auf Ren Mai 4**

  Dünndarm 5 (*Tal des Yang*, yáng gǔ 陽谷) lässt sich sehr gut mit dem Himmelsfensterpunkt Dünndarm 16 kombinieren. Als Feuer- und Ben-Punkt des Dünndarmmeridians stellt er Yang zur Verfügung und unterstützt Sortierfähigkeit und Klarheit.

  Niere 4 und Herz 5, die beiden Luo-Punkte von Niere und Herz stärken die Feuer/Wasserachse und den Bezug auf sich selbst. Außerdem hilft die Stärkung der Wasser/Feuerachse bei Durchschlafstörungen; Moxa auf Ren Mai 4 wirkt auf die Nieren-Kraft

  In einer SMS beschreibt sie ihre Reaktionen folgendermaßen:

  *„Während der Nadelung bekam ich ein De Qi-Gefühl (Ankommen des Qi) im Unterkiefer. Das Gefühl von „dicken Wangen“ hielt noch den ganzen Tag an. Am nächsten Morgen hatte ich das Gefühl, als wäre ein Schalter umgelegt worden. Die „Bematschtheit“ und Verworrenheit im Kopf ist viel besser. Ich habe mehr Klarheit und mehr Antrieb und Handlungsfähigkeit, als ob die blockierte Energie jetzt verfügbarer wird. Ich habe mich entschieden, eine Therapie zu machen.“*

## Fallbeispiel: Lebenskrise

Eine 53-jährige Therapeutin kommt in die Praxis, weil sie sich in einer Lebenskrise befindet. „Ich weiß nicht weiter" und „Ich stehe mir selbst im Weg" sind einige ihrer Sätze.

Sie hat ihre Praxis bereits eingerichtet, kommt aber damit nicht voran.

Sie ist verheiratet und hat zwei Kinder von 15 und 18 Jahren.

Ihre Ehe war lange Zeit ein Problem und sie wollte sich letztes Jahr von ihrem Mann trennen, weil sie sich von ihm eingeengt fühlte.

Inzwischen wollen sie es doch noch einmal zusammen probieren und ihr Mann gibt ihr mehr Raum.

Trotzdem fühlt sie sich blockiert. Sie hat das Gefühl, dass sie in ihrem Leben zu oft die falschen Entscheidungen getroffen hat. Sie wollte immer gerne reisen, in die Entwicklungshilfe gehen oder eine andere interessante Arbeit im Ausland machen, konnte sich aber dem Druck ihrer Eltern nicht widersetzen. Das von den Eltern gewünschte Medizinstudium hatte sie dann abgebrochen und geheiratet. Aus Frust erkrankte sie später an Bulimie, die sie nur während der Schwangerschaften unterbrach. Inzwischen leidet sie nicht mehr darunter.

Die letzte Zeit spielt oder surft sie 3-4 Stunden am Tag am Computer und ist dann frustriert.

Sie kann ihren Tag einfach nicht strukturieren.

Sie hat Angst vor einem Neuanfang. Sie ist im Grunde nicht sicher, was sie eigentlich machen möchte.

Seit der Ehekrise im letzten Jahr ist ihr Blutdruck erhöht.

Zunge: blass, leicht livide mit abgepellten Stellen

Pulse: gespannt auf Leber und Gallenblase und Perikard, insgesamt dünn

**Behandlungen:**

- **Magen 9, 7 Drachen gegen die 7 Teufel**
  Dies ist eine Kombination gegen depressive Verstimmung, die bereits im Kapitel 2 besprochen wurde.

- Ihre Laune war nach der Behandlung besser. „Ich bin mir selbst gegenüber konzilianter".
  Trotzdem hält die „Arbeitsverweigerung" an. Sie hat aber wieder Ideen für die Praxis.
  **Dünndarm 16, Dünndarm 5, Gallenblase 40, Niere 1**
  Die Kombination Dünndarm 16, Dünndarm 5 und Gallenblase 40 stärkt die Entscheidungsfähigkeit. Niere 1 (*Sprudelnde Quelle,* yǒng quán 湧泉) stärkt die aufsteigende Kraft und kann einen Neuanfang unterstützen.

- Sie fühlt sich besser. „Ich erkenne mich gar nicht wieder". „Ich bin fast zu ehrlich zu mir und anderen. Ich spüre gleichzeitig eine Akzeptanz allem gegenüber. Ich bin dabei meine Listen abzuarbeiten". Sie ist verschleimt und fühlt eine Blockade in Brust und Kehle, der Schleim läuft den Rachen herunter.
  **Dünndarm 16, Dünndarm 7, Ren Mai 22, Ren Mai 12, Niere 20; rechts: Magen 40, Lunge 7**
  Dünndarm 7 (*Ast zum „Geraden" (Herzen)*, zhī zhèng, 支正), hilft dabei, Entscheidungen im Einklang mit dem Herzen zu treffen. Ren Mai 22 befreit die Kehle und wirkt zusammen mit Lunge 7 und Magen 40 gegen den Schleim. Auch Niere 20 (*Vereinigendes Tal*, fù tōng gǔ 腹通谷) befreit die Brust, löst Schleim und harmonisiert zusammen mit Ren Mai 12 den mittleren Erwärmer.

- Sie fühlt sich wieder in der Krise. Sie hat zurzeit ein schwieriges Verhältnis zu ihrer Tochter, die ihrer Meinung nach so „völlig anders“ und zu materiell fixiert ist.
  Sie bräuchte mehr Ruhe. Meditation geht aber gerade gar nicht. Die Verschleimung ist zurückgegangen.
  **Dünndarm 16, Dünndarm 5, Leber 3, Perikard 6, Du Mai 23**
  Am nächsten Tag schrieb sie folgende E-Mail:

*„... ich wollte Dir nur mitteilen, dass es mir schon am Abend nach der Behandlung anfing, viel besser zu gehen, und dass ich mich seither fühle, als ob eine riesige Last von mir gewichen ist und ich kontinuierlich wieder zurück zu einem (meinem) heiteren Wesen finde. Diese Entwicklung fing so unvermittelt an, dass ich sie doch zum großen Teil Deiner Behandlung zuschreibe – vielen Dank dafür!“*

## 4.6 Wichtige Punkte und Punktkombinationen

### Dünndarm 16 mit Dünndarm 5 und Gallenblase 40 bei Entscheidungsproblemen

- **Dünndarm 5 (*Tal des Yang*, yáng gǔ 陽谷)**

  Feuer- und Benpunkt

  Als Feuerpunkt des Dünndarms hat er eine besonders starke und reinigende Kraft bei der Transformation und hilft zu sortieren. Das Tal des Yang wird hier auch mit der aufgehenden Sonne in Verbindung gebracht. Die Sonne wird im chinesischen auch Tai Yang, das „große Yang“, genannt und kann bei Konfusion zu einem Lichtblick verhelfen.

- **Gallenblase 40 (*Hügelige Einöde*, qiū xū 丘墟)**

  Ein natürlicher Hügel hat sich mit Kraft nach oben aufgerichtet.
  Gallenblase 40 hat auch ein starkes Qi und eine aufrichtende Kraft.
  Er drückt das Yin ins Yang.
  Wenn man verzagt ist, kann dieser Punkt wieder Mut machen und helfen Probleme anzugehen.
  Zudem zieht Gallenblase 40 als Yuan-Punkt aus dem Yuan-Qi Kraft. Außerdem ist er über die Yuan/Luo-Verbindung mit der Leber verknüpft und kann auch noch auf deren Qi bauen.

### Kombinationen aus der Praxis

| | |
|---|---|
| Dünndarm 16, Dünndarm 5, Gallenblase 37 | Entscheidungsprobleme |
| Dünndarm 16, Gallenblase 9, Gallenblase 37, Dünndarm 5 | Entscheidungsprobleme |
| Dünndarm 16, Dreierwärmer 16, Dünndarm 4, Dreierwärmer 4 | Unklarheit, Konfusion |
| Dünndarm 16, Gallenblase 41, Dünndarm 3 | „Mutter-Kind-Behandlung“ bei Mutlosigkeit und Unklarheit und angespannter Schulter |

| | |
|---|---|
| Dünndarm 16, Ren Mai 22, Herz 5 | Stimmverlust bei Trauma |
| Dünndarm 16, Blase 10, Blase 40 | Schwindel, der mit Augen und Ohren verbunden ist |
| Dünndarm 16, Blase 12, Basel 60, Ren Mai 4 | Vertigo |
| Dünndarm 16, Dreierwärmer 16, Dreierwärmer 1 | Vertigo |
| Dünndarm 16, Dreierwärmer 16, Dickdarm 20 | Laufende Nase, kein Geruchsinn |

# 5 天容

## 5. DÜNNDARM 17 – Tiān Róng

### Antlitz des Himmels

Lage:

Auf der Höhe des Unterkieferwinkels am vorderen Muskelrand des m. sternocleidomastoideus

Funktionen:

- Befreit die Kehle (Globusgefühl im Hals), reduziert Schwellungen in der Kehle
- Befreit das Gesicht von Hitze und Schwellung
- Unterstützt die Ohren
- stellt Klarheit des Hörens wieder her (Taubheit, Tinnitus)
- Bei Gegenläufigkeit mit Blockade des Brustkorbs und der Atmung
- Meisterpunkt bei Gegenläufigkeit im Brustkorb
- Reguliert das Qi und beruhigt den Geist

Fünf Elemente Einordnung:

- Feuer
- Feuer/Erde/Metall

## 5.1 Die Bedeutung des Namens tiān róng

**tiān** 天: Himmel, Universum, Himmelsgewölbe, Tag, himmlisch, kaiserlich

**róng** 容: Gesichtsausdruck, Aussehen, Erscheinung, Contenance, Figur, Form, Kapazität, Volumen, enthalten, tolerieren, erlauben

Das Schriftzeichen besteht aus dem Radikal für Dach, unter dem sich das Zeichen für Tal (gu 谷) befindet.

Laut Elisabeth Rochat de la Vallée bedeutet róng „etwas aus dem Vollen heraus zu empfangen, es aber auch gleichzeitig zu beherrschen", in dem Sinne, dass der Mensch alles Qi, das von außen eindringt, durch seine Körperhaltung und seinen Gesichtsausdruck zügeln kann.[201]

Dies bedeutet mit anderen Worten, dass wir in der Lage sind, über unseren Gesichtsausdruck unsere Contenance in Bezug auf unsere Emotionen zu behalten. Das „Gesicht zu wahren" ist bekanntlich gerade in China eine sehr wichtige Eigenschaft.

Das Gesicht heißt miàn 面 und miàn róng 面容 bedeutet Gesichtsausdruck.

Der erste Eindruck eines Menschen ist sein Gesicht. Wir können darin bewusst oder unbewusst seinen Charakter lesen. Wir registrieren, ob ein Gesicht harmonisch oder disharmonisch ist. Auch ein Gesicht kann, wie die Augen, shén míng 神明, den Glanz des Geistes ausstrahlen.

Die Gesichtsdiagnostik der chinesischen Medizin ist zudem sehr hilfreich, wenn es darum geht, über Furchen, Falten und Farbveränderungen Schlüsse auf überstandene oder akute Erkrankungen zu ziehen.

Laut Heiner Frühauf lässt das Schriftzeichen mit dem Dach über der Quelle auch auf ein Opfergefäß schließen, in dem etwas dem Himmel dargebracht wird. Daher seine Übersetzung als „Divine Resonance" (göttliche Resonanz).[202]

Róng wird auch als Toleranz übersetzt. Im Zusammenhang mit bāo 包 (Behälter), das man hier als „Umarmung" übersetzen könnte, bedeutet bāo róng 包容 großherzig sein und vergeben in dem Sinne von Umarmen (bāo) und annehmen. Damit ist auch eine friedliche und tolerante Haltung gemeint, „man meckert nicht sofort über alles."[203] Diese Haltung ermöglicht es, immer sein Gesicht zu wahren.

Róng kann also viele Bedeutungen haben: Gesicht, Aussehen und Ausstrahlung, Opfergefäß, Toleranz und innerer Frieden.

## 5.2 Die Bedeutung der Lage von tiān róng

Im Zhēnjiǔ Jiǎyǐ Jīng III.3 heißt es:

> *„Himmlische Kontenance befindet sich unterhalb des Ohrs hinter dem Winkel der Mandibula und gehört zu dem Qi des Hand Tai Yang. Er wird bis zu 1 Cun tief genadelt und mit 3 Moxa-Kegeln gemoxt." Zhēnjiǔ Jiǎyǐ Jīng III.3*[204]

[201] *Mitschrift Seminar Elisabeth Rochat de la Vallée*

[202] *Frühauf, Heiner, Classical Chinese Medicine.org, Spirit of the Points: Small Intestines Channel*

[203] *Frühauf, Heiner, Classical Chinese Medicine.org, Spirit of the Points: Small Intestines Channel*

[204] *The systematic classic of Acupuncture & Moxibustion by Huang-fu Mi, A Translation of the Jia Yi Jing by Yang Shou-Zhong and Charles Chace, S. 88 (Übersetzung der Autorin)*

Der Punkt tiān róng wurde im Ling Shu 2 noch dem Gallenblasenmeridian und im Zhēnjiǔ Jiǎyǐ Jīng dem Dreierwärmermeridian zugeordnet. Generell wurde er also eher mit dem Shaoyang assoziiert. Erst im 10. Jahrhundert wurde er zum Punkt des Dünndarmmeridians.[205] [206]

Dünndarm 17 befindet sich am unteren Rand des Gesichtes und unterhalb der Ohren.

Von seiner Lage her kann er sowohl auf das Ohr als auch auf das Gesicht wirken.

Neben Dünndarm 16 und Dreierwärmer 16 ist Dünndarm 17 ein Hauptpunkt bei Taubheit und auch bei Tinnitus.

Bei der Behandlung des Gesichts eignet er sich, jegliche Stagnation oder Akkumulation im Gesicht zu behandeln. Dazu zählen unter anderem heiße Gesichtshaut, Gesichtsschmerzen, Schwellungen und Hautaffektionen.

Meines Wissens nach ist tiān róng der einzige Punkt, der sich namentlich auf das Gesicht bezieht und sollte bei dessen Erkrankungen nicht vergessen werden.

Unter den Indikationen finden sich auch Erkrankungen im Brustkorb durch Gegenläufigkeit.

Laut Elisabeth Rochat de la Vallée kann man Dünndarm 17 als „Meisterpunkt" bei Gegenläufigkeit im Brustkorb betrachten.

Ähnlich wie bei Magen 9 wird hier durch die Befreiung in der Halsregion auch eine Öffnung der Atemwege bewirkt.

In diesem Zusammenhang wird im Ling Shu 75 die Behandlungsmethode des „Staubschüttelns" beschrieben, wobei Dünndarm 17 der Hauptpunkt ist.

In diesem Kapitel wird ein schwerer Fall von Gegenläufigkeit mit starken Atembeschwerden und verschlossener Kehle geschildert, der mit einer erhöhten Sensibilität gegen Staub einhergeht.[207]

Meiner Erfahrung nach kann das „Staubschütteln" mit Dünndarm 17 auch bei einem beim Schlucken empfundenem Fremdkörpergefühl in der Kehle hilfreich sein.

Weiterhin wird er, bedingt durch seine Lage, auch bei Kropf und generell bei Schwellungen im Hals- und Nackenbereich eingesetzt.

## 5.3 Funktionen

### Befreit die Kehle

Dünndarm 17 reduziert vor allem Schwellungen in der Kehle und im Hals.

Meiner Erfahrung nach wirkt er auch auf ein Fremdkörperempfindung im Hals.

### Befreit das Gesicht von Hitze und Schwellung

Hier ist Dünndarm 17 der Hauptpunkt im gesamten Meridiansystem. Er kann bei heißer Gesichtshaut kühlend und bei gedunsenem oder geschwollenem Gesicht abschwellend wirken.

[205] *Deadman, Peter, Al-Khafaji, Mazin, Baker, Kevin, 2012, Großes Handbuch der Akupunktur, S. 245*

[206] *Der Arzt Ma Shi (Ming-Dynastie) weist auf das Kap.2 des Ling Shu hin, in dem Dünndarm 17 als Punkt des Shao Yang beschrieben wird, obwohl es sich um einen Punkt des Hand Tai Yang Meridians handelt. Er schlug daraufhin vor, dass Dünndarm 17 eigentlich Gallenblase 9 sein sollte, damit alle Yang Meridiane repräsentiert wären.*

[207] *s. Indikationen*

### Unterstützt die Ohren

Dünndarm 17 ist neben Dünndarm 16 und Dreierwärmer 16 einer der Hauptpunkte bei Schwerhörigkeit. Er ist generell in der Lage, Blockaden des Ohres zu befreien.

Hierzu zählt auch die akute Blockierung des Gehörs, die z. B. nach einem Flug im Erkältungszustand eintreten kann.

### Senkt rebellierendes Qi ab

Bei Gegenläufigkeit des Qi mit Blockade des Brustkorbs und der Atmung ist Dünndarm 17 speziell indiziert. Nach Elisabeth Rochat de la Vallée ist er sogar der „Meister“-Punkt für rebellierendes Qi in der Brust, sprich Husten oder Asthma.

In diesem Zusammenhang ist besonders auf die im Ling Shu 75 beschriebene Behandlung des „Staubabschüttelns“ zu verweisen, die einen „klaren Verweis auf einen akuten Asthmaanfall“ enthält.[208]

### Reguliert das Qi und beruhigt den Geist

Als Himmelsfensterpunkt hat Dünndarm 17 eine beruhigende Wirkung auf den Geist.

## 5.4 Indikationen

### Indikationen aus den Klassikern

### Zhēnjiǔ Jiáyǐ Jīng – *Der Klassiker des ABC der Nadelung und Moxibustion*

<u>VIII.2:</u>

*„Bei Shan Akkumulation (im unteren Abdomen)[209] mit Schmerzen in der Brust und Unfähigkeit einzuatmen ist Himmlische Contenance (tiān róng, Dünndarm 17) der Hauptpunkt.“[210]*

<u>IX.3:</u>

*„Bei Husten durch Gegenläufigkeit mit Spucken von schaumiger Substanz sind Himmlische Contenance (tiān róng, Dünndarm 17) und Bewegung dazwischen (xíng jiān, Leber 2) die Punkte der Wahl.“[211]*

<u>X.5:</u>

*„Bei Schmerzen und der Unfähigkeit des Hebens der Schultern sind Himmlische Contenance (tiān róng, Dünndarm 17) und Den Wind ergreifen (bǐng fēng, Dünndarm 12) die wichtigsten Punkte.[212]*

---

[208] *Deadman, Peter, Al-Khafaji, Mazin, Baker, Kevin, 2012, Handbuch der Akupunktur, S. 245*

[209] *Schmerzen und Schwellungen und Pathologie im unteren Abdomen, der Leiste und der äußeren Genitalien*

[210] *The systematic classic of Acupuncture & Moxibustion by Huang-fu Mi, A Translation of the Jia Yi Jing by Yang Shou-Zhong and Charles Chace, S. 305*

[211] *ebd, S. 330 (Übersetzung der Autorin)*

[212] *ebd, S. 374 (Übersetzung der Autorin)*

XI.9:

*„Bei Yong-Schwellung des Nackens mit Unfähigkeit zu sprechen ist Himmlische Contenance (tiān róng, Dünndarm 17) der Punkt der Wahl."*[213]

XII.5:

*„Bei Taubheit mit einem unerträglichen Geräusch im Ohr ist Himmlische Contenance (tiān róng, Dünndarm 17) der Hauptpunkt."*[214]

XII.9:

*„Bei Kropf sind Fenster zum Himmel (tiān chuāng, Dünndarm 16) oder Himmlische Contenance (tiān róng, Dünndarm 17) und Schatzkammer des Himmels (tiān fŭ, Lunge 3) und Tor zum Gehirn (nǎo huì, Dreierwärmer 13) die Hauptpunkte."*[215]

**Huángdì Nèijīng 黄帝内經 *Des Gelben Kaisers innerer Klassiker***

Ling Shu Kap. 75:

*„Qi Bo: „Den Staub abschütteln" (hat folgende Bedeutung):*
*Wenn die Yang-Qi massiv im Gegenlauf aufsteigen und den Brustraum füllen, dann macht das einen Patienten erregt (wörtlich: zornig) und er atmet mit den Schultern. Wenn die Qi in großen Mengen aufsteigen, dann keucht (der Patient) lauthals und sitzt vornübergebeugt.*
*Der Kranke empfindet Staub und Rauch als äußerst unangenehm. Die Kehle scheint wie verschlossen, er kann nicht mehr atmen.*
*Sie bitten mich, (das Therapieverfahren) „den Staub abzuschütteln" zu erläutern. Die Krankheiten, (die damit behandelt werden, sind so oberflächlich) wie der Staub, den man abschüttelt. Man entfernt sie an der tiān róng (-Öffnung)"*[216]

**Handbuch Akupunktur**

- Schmerzhaftes Stauungssyndrom des Halses, Struma, Skrofula des Halses, Schwellung und Schmerzen des Halses, mit Unfähigkeit zu sprechen, zusammengebissene Zähne, Schwellung der Wange, frösteln und Fieber.
- Völlegefühl im Brustkorb mit schwerer Atmung, Keuchen, Asthma., Husten, Thoraxschmerzen, Erbrechen von Schaum.
- Tinnitus und Taubheit.
- Schulterschmerzen mit Unfähigkeit, den Arm zu heben.[217]

[213] *ebd, S. 399 (Übersetzung der Autorin)*

[214] *ebd, S. 422 (Übersetzung der Autorin)*

[215] *ebd, S. 426 (Übersetzung der Autorin)*

[216] *Unschuld, Paul U., Antike Klassiker der Chinesischen Medizin, Ling Shu/Zhen Jing, S. 769*

[217] *Deadman, Peter, Al-Khafaji, Mazin, Baker, Kevin, Großes Handbuch der Akupunktur, S. 245*

## 5.5 Der Bezug zu den Fünf Elementen

### Der Dünndarm als Organ des Feuerelementes

Als Dünndarmpunkt hat tiān róng einen besonderen Bezug zum Herzfeuer.

Wie bereits erwähnt, wurde Dünndarm 17 zunächst in den Klassikern dem Shao Yang (Gallenblase, Dreierwärmer) zugeteilt, was darauf hindeutet, dass er in der Lage ist akute Wind-Hitze auszuleiten. Mit der späteren Zuordnung zum Dünndarmmeridian wird eher der Bezug zum Herzen hergestellt, was auch Sinn macht, da das Gesicht dem Herzen zugeordnet ist.

Das Gesicht ist, wie der Kaiser (das Herz), dem Süden zugewandt. Das kaiserliche Feuer projiziert sich im Gesicht nach außen. Hier zeigt sich in der Ausstrahlung des Menschen, ob das Herz in Ruhe und Frieden oder durch Emotionen gequält ist.

Der Bezug zum Himmel im Namen tiān róng – Antlitz des Himmels – impliziert zudem die Verbindung zu einer höheren geistigen Instanz. Wie sehr wir in Einheit mit dieser Instanz sind, spiegelt sich in der Harmonie des Gesichtes wider. Umgekehrt zeigt sich geistige und seelische Verworrenheit in einer Disharmonie des Gesichtes. So sind gerade im Gesicht viele Symptome seelischen Ursprungs.

**Fallbeispiel: Gesichtsschwellung**

Eine 67-jährige Patientin kommt immer wieder wegen ständiger Erkältungsanfälligkeit in die Praxis.

Sie wirkt jung, trägt ihr Haar noch offen und lang, ist mittelschlank und hat ein sehr ausdrucksvolles Gesicht. Sie strahlt Selbstbewusstsein und emotionale Gefasstheit aus und redet gerne.

Sie ist immer noch berufstätig und arbeitet sehr viel. Zusätzlich unterstützt sie noch ihre Mutter, die weiter entfernt wohnt, in all ihren Belangen. Dabei erlebt sie immer wieder Phasen der Erschöpfung.

Sie kommt hauptsächlich wegen Gesichtsschwellung und Erkältungsanfälligkeit in die Praxis, Ihre Beschwerden sind bei Feuchtigkeit und im Herbst besonders extrem.

Bei Feuchtigkeit bekommt sie schnell ein geschwollenes Gesicht und ein dumpfes Gefühl im ganzen Kopf.

Seit der Kindheit hat sie Probleme mit den Nebenhöhlen und hatte damals bereits eine Polypen-Operation.

Sie ist sehr erkältungsanfällig und extrem windempfindlich. Außer im Hochsommer trägt sie immer Ohrenschützer, da jegliche Zugluft sofort generelle Verspannungen und eine Blockade der Ohren bei ihr erzeugt.

Ernährung:

Frühstück: Obst und Kaffee

Mittags: eine Kleinigkeit in der Praxis, Joghurt, Banane

Abends: Salat, Brot, manchmal Nudeln

Zunge: blass, geschwollen

Pulse: schwach und leer auf Niere und Lunge

### Einige Behandlungen

- Sie hat Halsschmerzen, ist erkältet und fühlt sich, als hätte sie „Prügel im Kopf". Zudem ist ihr Gesicht geschwollen.

  **Dünndarm 17, Moxa Ren Mai 4, Magen 36, Milz 3, Lunge 9, Magen 3**

Moxa auf Ren Mai 4 wirkt gegen die Erschöpfung, die Kombination Magen 36, Milz 6 und Lunge 9 stärkt die Erde und unterstützt die Lunge; Magen 3 befreit die Nebenhöhlen; Dünndarm 17 wirkt auf die Gesichtsschwellung.

Schon während der Behandlung mit Dünndarm 17, der in den Arm hinein bis zum Daumen zieht, wird der Kopf freier. Bereits kurz danach ist die aktuelle Gesichtsschwellung verschwunden.

- Sie hatte sehr schwierige Fälle in der Praxis, die ihr sehr nach gehen. Ihre Mutter wurde operiert und sie war länger bei ihr; seit gestern hat wieder Halsschmerzen

  **Magen 36, Dickdarm 10, Dickdarm 18, Niere 3**

  Diese Behandlung stärt das Qi und Dickdarm 18 wirkt gegen die Halsentzündung.

- Sie ist erschöpft, aufgedunsen und hat wieder eine Gesichtsschwellung.

  **Dünndarm 17, Lunge 5, Milz 6, Milz 9, Magen 3**

  Lunge 5, Milz 9 und Milz 6 unterstützen das Ausleiten der Feuchtigkeit; Magen 3 befreit die Nebenhöhlen.

- Ihr Kopf fühlt sich schwer an, als ob sie einen Helm tragen würde.

  **Gallenblase 20, Dreierwärmer 16, Dreierwärmer 5, Magen 40**

- Nach der Behandlung ging es ihr insgesamt besser. Die Müdigkeit und der Druck auf den Ohren sind aber noch da. Außerdem fühlt sich ihr Gesicht gedunsen an. Sie macht Fitnesstraining, was ihr guttut.

  **Dünndarm 17, Dreierwärmer 16, Magen 8, Lunge 7, Magen 40, Gallenblase 41**

  Der Punkt Dreierwärmer 16 zieht unmittelbar den Arm hinunter und bis zu den Augen; der Kopfdruck ist sofort besser.

  Ihre überwiegend kalte Ernährung schwächt ihre Erde, insbesondere die Milz, deren Aufgabe es ist, Feuchtigkeit umzuwandeln. Eine schwache Milz kann auch zu einer Schwächung der Lunge führen und die Erkältungsanfälligkeit verstärken. Der Patientin wird daher empfohlen, mehr warme Speisen zu sich zu nehmen.

## Fallbeispiel: Schluckbeschwerden

Ein 65-jähriger Patient, der in einem karikativen Verein arbeitet, kommt schon seit Jahren wegen erhöhten Blutdrucks, Herzrhythmusstörungen und Vorhofflimmerns in Behandlung. Er ist entsprechend medikamentös eingestellt. Vor zwei Jahren hatte er einen Unfall, bei dem das rechte Trommelfell durchlöchert wurde. Die rechte Kopf- und Gesichtshälfte ist seither irritiert. Im rechten Ohr empfindet er eine „Dämpfung“, wie als ob Wasser oder Oropax darin wäre. Zusätzlich hat er rechtsseitig einen starken Tinnitus mit hoher Frequenz.

Er befindet sich seiner Aussage nach oft in einem Erregungszustand und voller guter Ideen, wobei sein Puls dann meist über 100 steigt.

Sein Schlaf ist generell gut.

Zur Zeit kommt er wegen Schluckbeschwerden in die Praxis. Auf der linken Seite spürt er ständig ein Hindernis im Hals. Dies wurde bereits untersucht, aber ohne Ergebnis. Das Gefühl im Hals empfindet er als sehr quälend.

Zunge: groß, blass und lappig

Pulse: eher schwach, unregelmäßig auf der linken Seite

**Behandlungen:**

- **Dünndarm 17, Dreierwärmer 16, Magen 8, Magen 3 rechts, Leber 3, Perikard 6**

- Die rechte Seite des Kopfes ist seit der letzten Behandlung insgesamt wärmer und er hatte öfter ein Kribbeln über die ganze Gesichtshälfte, aber die „Dämpfung" und der Tinnitus bestehen nach wie vor.
  Er hatte eine schwere Woche, weil er seine Tante bei ihrem Sterbeprozess begleitet hatte.
  **Dünndarm 17, Dreierwärmer 16, Niere 10, Leber 8**

- Nach letzter Behandlung fühlte sich der Kopf viel besser an, auch die Herzrhythmusstörungen bestehen zurzeit nicht. Der Tinnitus war aber zwischenzeitlich wieder stark.
  **Dünndarm 17, Dreierwärmer 16, Niere 3, Yang Wei Mai, Magen 6**
  Danach hatte er einen Tag lang „wilde Kopfschmerzen", seither aber keine Kopfbeschwerden mehr.

## 5.6 Wichtige Punkte und Punktkombinationen

| | |
|---|---|
| Dünndarm 17, Milz 9, Milz 6, Lunge 5, Ren Mai 22 | Gesichtsschwellung und Schwellung der Kehle durch Feuchtigkeit (Erde/Metall) |
| Dünndarm 17, Milz 3, Lunge 9, Milz 6 | Gesichtsschwellung |
| Dünndarm 17, Dünndarm 2, Dreierwärmer 20, Dünndarm 4, Dünndarm 7 | Nackenschmerzen, kann den Hals nicht drehen |
| Dünndarm 17, Dreierwärmer 16, Dreierwärmer 5 | Tinnitus, Geräusch wie von Zikaden |
| Dünndarm 17, Dickdarm 5 | Blockade im Brustkorb |
| Dünndarm 17, Ren Mai 22, Ren Mai 23 | blockierte Kehle, Globusgefühl |
| Dünndarm 17, Ren Mai 22 | Hitzegefühl der Haut im Gesicht |
| Dünndarm 17, Ren Mai 23 | „Staubschütteln" |
| Dünndarm 17, Gallenblase 2, Dreierwärmer 2 | Tinnitus, Zikaden Zirren |

# 6 天牖

## 6. DREI ERWÄRMER 16 – Tiān Yǒu

### Himmelsfenster

Lage:

auf der Höhe des Unterkieferwinkels am posterioren Rand des m. sternocleidomastoideus

Qualifikationen:

- Einer der fünf großen Punkte (wǔ dà shū, 五 大輸)
- Oberer Vereinigungspunkt von Niere und Blase über den Sondermeridian
- Transportpunkt des „Meer des Qi“
- Oberer Eintrittspunkt des Fuß-Tai-Yang (Blase)

Funktionen:

- Reguliert die Sinnesöffnungen
- Klärt Hitze (typisches Shao-Yang-Fieber)
- Hilft den Funktionen des Gehirns und klärt Hitze vom Gehirn
- Beruhigt Wahnsinn
- Beruhigt den Geist
- Klärt „Alles im Himmel“, mental und emotional

Fünf Elemente Einordnung:

- Holz-Feuer
- Shao Yang

## 6.1 Die Bedeutung des Namens tiān yǒu

**tiān 天**: Himmel, Firmament, die höchste jenseits dem Menschen fassbare Instanz des Lebens, von der alles kommt, die Natur und natürliche Ordnung, himmlisch (im Gegensatz zu irdisch), kaiserlich, Tag

**yǒu 牖:** Fenster, Tür, Sinnesorgan, inspirieren, erhellen, erleuchten

Im Schriftzeichen sieht man auf der linken Seite das Zeichen für ein Stück Holz, rechts oben das Zeichen für Tür und darunter ein Zeichen, das einem Fenstergitter gleicht.

Der Punkt tiān yǒu, Himmelsfenster, ist namensgebend für die gesamte Gruppe der Himmelsfensterpunkte. Yǒu, das große offene Fenster, bedeutet auch Sinnesorgan. Die Sinnesorgane sind wie Fenster, die uns erlauben, mit dem Außen zu kommunizieren.

Su Wen 17:

*„Der Kopf ist das Fu (府) der strahlenden Essenz (jing ming 精明). Wenn der Kopf beeinträchtigt ist, schwindet die Sehkraft und Essenz und Geist (jing shen 精 神) verlieren an Kraft.“*[218]

**Was ist damit gemeint?**

Unsere Sinnesorgane sind nicht nur Werkzeuge der Orientierung, die uns erlauben, im Alltag selektiv und funktionsgebunden wahrzunehmen.

Sie sind auch eng mit unserem Bewusstsein verbunden. Sind unsere Sinne geschärft, ermöglichen sie uns ein Gefühl der Einheit mit der uns umgebenden Welt; ein Erlebnis, das wir vielleicht schon einmal in der Natur erfahren haben.

Umgekehrt fühlen wir uns von unserer Umgebung abgekapselt, wenn wir nur beschränkt wahrnehmen. Wir sind konstant mit unseren Gedanken beschäftigt. Wir sehen, hören, riechen und schmecken nur einen geringen Teil dessen, was wir erfahren könnten, wenn wir aufmerksamer wären.

Ein freier Kopf benötigt ein klares Yang. Es zählt zu den Aufgaben von Dreierwärmer 16, dem klaren Yang zu helfen, nach oben zu steigen, indem er den Kopf von unklarem Yang befreit.

Von allen Himmelsfensterpunkten ist Dreierwärmer 16 der einzige Punkt, der alle Sinne befreien kann und dies oft gleichzeitig.

Insofern ist er ein wahrer „Allrounder“ und in der Praxis sehr wertvoll bei einer Blockade des gesamten Kopfes. Dies macht ihn auch zu einem verstärkenden Zusatzpunkt bei Behandlungen mit anderen Himmelsfensterpunkten.

Im Zusammenhang mit Dreierwärmer 16 steht auch der Ausdruck qì méng 氣瞢, getrübtes Qi. Er bezeichnet eine Wahrnehmungstrübung, die einem Schleier gleicht. Dies betrifft vorwiegend Augen und Ohren, aber auch die anderen Sinne, wie den Geruchssinn und den Geschmackssinn, welcher auch im Zhēnjiǔ Jiáyǐ Jīng Kap. VII.1 als Indikation von Dreierwärmer 16 erwähnt ist.[219]

Méng 懵, mit dem zusätzlichen Radikal für „Herz“ im Schriftzeichen, bedeutet auch durcheinander oder gar dumm zu sein. Der Name tiān yǒu bedeutet ja auch Helligkeit und Klarheit, wenn nicht sogar Erleuchtung, also das genaue Gegenteil von diesem Zustand der „Verdunkelung“.

[218] *Schmidt, Wolfgang G.A., 2001, Der Klassiker des Gelben Kaisers zur Inneren Medizin, Einfache Fragen, S.111*

[219] *s. Indikationen weiter unten*

Im Grunde ist das Ziel der Behandlung wieder Klarheit herzustellen, und das nicht nur auf der physischen Ebene. In vielen Fällen wirkt hier Dreierwärmer 16 wie ein Befreiungsschlag.

Wir alle kennen den Zustand der getrübten Wahrnehmungsfähigkeit bei einer akuten Erkältung oder einem grippalen Infekt. Dann haben wir Druck auf den Ohren, oder „Watte" in den Ohren. Die Nase ist verstopft, wir können nicht riechen und bekommen keine Luft, die Sicht ist trübe und verschleiert, der Geschmack schlecht und unser Denken ist eingeschränkt.

Wenn die Abwehr nicht gut funktioniert oder der pathogene Faktor sehr stark ist, kann eine zunächst akute Verschlechterung unserer Wahrnehmung auch weiter anhalten und zu einem chronischen Zustand werden. Dies tritt bekanntlich bezüglich des Geruchs- und Geschmacksinnes öfter nach einer Corona-Erkrankung auf. Auch hier kann Dreierwärmer 16 zusammen mit anderen Punkten wie z. B. Dickdarm 20 (*Empfang des Duftes*, yíng xiāng 迎香) nützlich sein und hat auch schon geholfen.

Das besondere an Dreierwärmer 16 ist auch, dass er der einzige Punkt ist, der das Riechen, z. B. auch bei verstopfter Nase, und den Geschmackssinn behandelt.

Die Trübung der Sinneswahrnehmung hat oft ihren Ursprung in einer aufsteigenden Hitze, die die klaren Flüssigkeiten einköchelt und zu einer Verschleimung führt.

Hierbei kann es sich einerseits um Fieber handeln, andererseits aber auch um eine innere Hitze, die durch Überaktivität unter viel Stress entsteht.

Der Dreierwärmermeridian ist im Grunde der „heißeste" Meridian im gesamten Meridiansystem, da er zum Yang-Aspekt des Feuerelements gehört, welches bereits das höchste Yang unter den Fünf Elementen repräsentiert.

Im Su Wen 58 zählt er zu den 59 Punkten, die Hitze ableiten und ist sicher in dieser Hinsicht ein hervorragender Punkt.[220]

Da das Feuer immer die Tendenz hat, nach oben zu steigen, wird Dreierwärmer 16 grundsätzlich nicht tonisiert, weil sonst zu viel Yang nach oben geführt werden könnte. Eine Behandlung mit **Moxa ist aus dem selbigen Grund absolut kontraindiziert.**

**Hier ist Vorsicht geboten:**

Eine Sedierung dieses Punktes hat umgekehrt eine besonders starke absenkende Wirkung und kann sowohl im akuten als auch im chronischen Fall eine sofortige Befreiung von Hitze und Druck im Kopf bewirken. Hierbei entsteht in vielen Fällen ein starkes blitzartiges De-Qi Gefühl, das teilweise bis zu den Füßen verläuft, wonach der Kopf sich sofort freier anfühlt.

## 6.2 Die Bedeutung der Lage des Punktes tiān yǒu

*„Fenster des Himmels (Celestial casement, Tian You, Dreierwärmer 16) liegt zwischen zwei Sehnen über der supraclavicularen Fossa hinter Antlitz des Himmels (Celestial Countenance, Dünndarm 17) und vor Himmelspfeiler (Celestial Pillar, Tian Zhu, Blase 10) und vor Ganzer Knochen (Completion bone, Wan Gu, Gal-*

[220] *Schmidt, Wolfgang G.A., Der Klassiker des Gelben Kaisers zur Inneren Medizin, Einfache Fragen, S. 280*

*lenbase 12) innerhalb der Haarlinie. Er gehört zu dem Qi des Hand-Shao-Yang. Er wird 1 fen tief genadelt und mit 3 Kegeln gemoxt." Zhēnjiǔ Jiǎyǐ Jīng III.12*[221].

Wie bereits oben erwähnt, sollte man Dreierwärmer 16 entgegen der Anweisung im Zhēnjiǔ Jiǎyǐ Jīng nicht moxen. Allerdings wird hier eine sehr seichte Nadelung von nur einem Fen (ca. 1-2 mm) angegeben, was auf eine gewisse Vorsicht bei der Behandlung dieses Punktes hinweist.

Der Punkt liegt am seitlichen Hals genau an der Stelle, an der man bei einer Erkältung oder Grippe einen geschwollenen Lymphknoten tasten kann, also da, wo der Körper seine Abwehr aktiviert. So lässt sich auch aus der Lage heraus erklären, warum er ein wichtiger Punkt ist, um die Abwehr zu stärken.

Der Dreierwärmermeridian tritt in das Ohr ein und verläuft bis zum äußeren Augenwinkel. Dies erklärt den starken Bezug zu diesen beiden Sinnesorganen.

### Dreierwärmer 16 und Leber-Qi-Stagnation

Die Position am seitlichen Nacken hat außerdem die Relevanz, dass der Nacken oft bei Leber-Qi-Stagnation hart und verspannt ist. Laut Jeremy Ross ist Dreierwärmer 16 ein Punkt bei Frustration und Depression.[222] Weiterhin erwähnt er ihn als Punkt, der bei einer Leber-Qi-Stagnation lokal eingesetzt werden kann.[223]

Es ist auch meine Erfahrung, dass bei der generell psychisch bedingten Stagnation der Leber Dreierwärmer 16 sowohl in Bezug auf die innere als auch auf die äußere Verspannung befreiend wirken kann, vor allem, wenn Nacken- und Kopfschmerzen zu den Hauptbeschwerden zählen. So kann er auch gut zusammen mit Perikard 6 und Leber 3 wirken.

## 6.3 Qualifikationen

### Einer der fünf großen Punkte (wǔ dà shū, 五 大輸)

Dreierwärmer 16 zählt zu den „5 großen Punkten" des Zhēnjiǔ Jiǎyǐ Jīng.

Wie Magen 9, Dickdarm 18, Dreierwärmer 16 und Blase 10 verdankt er dies der Tatsache, dass er sowohl oberer Vereinigungspunkt des Sondermeridians ist als auch oberer Eintrittspunkt. Sicher aber auch wegen seiner großen Wirkungsbandbreite als Punkt, der alle Sinnesorgane und den gesamten Kopf befreien kann.

### Oberer Eintrittspunkt des Hand-Shao-Yang (Dreierwärmer)

*„Das Shao Yang der Hand wurzelt in Ansturm auf das Tor, guān chōng (Dreierwärmer 1), fließt zu Teich des Yang, yáng chí (Dreierwärmer 4), ergießt sich in Wassergraben-Abzweig, zhī gōu, (Dreierwärmer 6) und tritt bei Himmelsfenster, tiān yǒu (Dreierwärmer 16) und Äußeres Tor, wài guān (Dreierwärmer 5) ein." Ling Shu 5, „Wurzel und Anbindung" (gēn jié, 根結)*

[221] *The systematic classic of Acupuncture & Moxibustion by Huang-fu Mi, S. 88*

[222] *Ross, Jeremy, 1998: Akupunktur-Punktkombinationen, S. 146*

[223] *ebd. S. 400*

## Oberer Vereinigungspunkt von Perikard und Dreierwärmer über den Sondermeridian

*„Der Perikard Sonderleitbahn trennt sich am Arm von der Hauptleitbahn auf der Höhe eines Punktes unterhalb der Axilla und 3 cun unterhalb von Gallenblase 22 yuan ye, dringt in den Brustkorb ein und tritt mit den drei jiao in Verbindung, ein Ast zieht entlang des Halses nach oben und kommt hinter dem Ohr an die Oberfläche, um mit der San-Jiao-Leitbahn zusammenzulaufen.“*[224]

Bei Dreierwärmer 16 besteht eine Verbindung vom Perikard zum Kopf, sodass generelle Hitze und insbesondere auch Bluthitze über diesen Punkt behandelt werden kann.

## Zentraler Punkt des Shao Yang

Dreierwärmer 16 ist ein besonderer Punkt, um den pathogenen Faktor im Shao Yang zu regulieren.

Das Shao Yang konstituiert sich aus Dreierwärmer und Gallenblase.

Shao Yang 少陽 bedeutet wörtlich das kleine oder junge Yang.

Elisabeth Rochat zieht den Vergleich von Vater und Sohn. Wie der Sohn zum Vater ist das „Junge Yang“ zum „Großen Yang“ (Tai Yang) potenziell stärker und dynamischer.

Der berühmte Arzt Zhāng Zhòngjǐng hat im *Shānghán Lùn* 傷寒論 (ca. 150 n. Chr.), der „Abhandlung über fieberhafte, durch Kälte verursachte Erkrankungen“, das bereits im Nei Jing vorhandene Modell der 6 Schichten angewandt, um das Fortschreiten der Erkrankungen durch eingedrungene Kälte von außen nach innen zu erklären.

Dabei trifft die eindringende Kälte, die von Natur aus Yin ist, zuerst auf die drei Yang Schichten. Von außen nach innen gesehen sind dies die Tai Yang-, Yang Ming- und zuletzt die Shao Yang-Schicht, welche gemäß ihrer im *Shānghán Lùn angeführten* Funktion als Scharnier (shū 樞) die Verbindung zwischen innen und außen darstellt.

Auch in Bezug auf die beiden Meridiane von Dreierwärmer und Gallenblase, welche sich wie die Naht einer Uniform an der Seite des Körpers befinden, liegt das Shao Yang anatomisch gesehen zwischen innen und außen, da die Vorderseite des Körpers dem Yin (innen) und die Rückseite dem Yang (außen) zugeordnet ist.

Das Tai Yang, die äußerste Yang-Schicht, bestehend aus Dünndarm und Blase, kann normalerweise eine Erkältung abwehren. Werden in diesem Zustand die Körpersäfte speziell im Magen ausgetrocknet, kann der pathogene Faktor in das Yang Ming eindringen, dessen Pathologie die Trockenheit ist. Hier kann dann ein Fieber entbrennen. Ist die Krankheit noch nicht ganz überwunden, gelangt der eindringende pathogene Faktor in das Shao Yang, die letzte Abwehrschicht des Yang.

Gelingt auch hier die Abwehr nicht vollständig, bleibt der pathogene Faktor oft in dieser Schicht stecken. Ist die körperliche Abwehr noch einigermaßen intakt, dringt die Krankheit einerseits nicht tiefer ein, andererseits kann sie aber auch nicht ganz ausgeheilt werden. Es kann dann ein oft langwieriger, zermürbender Kampf zwischen Verteidigung und Angriff entstehen. Die Patientinnen und Patienten sind dabei nicht schwer krank und weiterhin arbeitsfähig, aber sie fühlen sich auch nie im Besitz ihrer vollen Kraft. Ein typisches Symptom des Shao Yang ist der rhythmische Wechsel zwischen Kälte und Hitze, das wǎng lái hán rè (往來寒熱).

Dies ist dadurch zu erklären, dass der pathogene Faktor versucht, nach innen vorzudringen, was das Qi blockiert. Deshalb wird dem Patienten kalt. Ist das Qi des Körpers aber stark genug, um zu verhindern, dass das Pathogen nach innen geht, steigt der Druck wieder an und dem Patienten wird heiß. Reicht dabei aber die Kraft

[224] *Deadman, Peter, Al-Khafaji, Mazin, Baker, Kevin, 2012, Handbuch Akupunktur, S. 368*

des Qi nicht aus, um das Pathogen auszuleiten, steigt die Kraft des pathogenen Faktors wieder an und die Blockade bildet sich erneut.

Malaria ist eine solche Erkrankung und wird auch im Kapitel VII.3 des Zhēnjiŭ Jiáyĭ Jīng als Indikation für den Punkt Dreierwärmer 16 genannt.

**Weitere Symptome sind:**

Bitterer Mundgeschmack, oft metallisch, trockener Mund, Schwindel, Brust und Seiten sind voll und gespannt, Unlust, Appetitlosigkeit, flaues Gefühl im Magen, Reflux, Aufstoßen, Schmerzen im Abdomen, Verhärtungen unter den Rippen, Unruhe im Herzen oder in der Brust, Palpitationen, Husten, Asthma durch Blockade des Zwerchfells, Durst.

Auf der psychischen Ebene kann sich die Problematik des gestörten Shao Yang in Launenhaftigkeit und Unentschlossenheit zeigen oder in Entscheidungs- und Handlungsunfähigkeit.

Menschen mit einer Shao-Yang-Problematik mangelt es meist nicht an Energie, die Energie ist vorhanden, aber blockiert und kann nicht motiviert werden. Es sind Menschen, die fit sind, wenn sie aufstehen, und wenn sie etwas arbeiten sollen keine Lust dazu haben oder nicht wissen, was sie tun sollen oder wollen.

Allen diesen Symptomen ist gemeinsam, dass sie eine Blockade zeigen, die eine generelle große Anspannung erzeugt.

## 6.4 Funktionen

### Reguliert die Sinnesöffnungen

Das Besondere an Dreierwärmer 16 ist, dass er alle Sinnesorgane öffnen kann, wenn diese blockiert sind. Hierbei agiert er wie eine zentrale Schaltstelle, um Hitze zu kühlen und das blockierte Yang generell im Kopf abzusenken, um das klare Yang wieder herzustellen. Er hat einen befreienden Einfluss sowohl auf die Sehkraft als auch das Gehör sowie den Geruchs- und Geschmackssinn. Damit ist er der wichtigste Punkt bei der Trübung der Sinne z. B. nach einer erlittenen Infektion.

### Klärt Hitze (typisches Shao-Yang-Fieber)

Dreierwärmer 16 ist einer der wichtigsten Punkte, um Hitze aus dem Shao Yang auszuleiten. Dies gilt insbesondere bei Wechselfieber. s.o.

### Hilft den Funktionen des Gehirns und klärt Hitze vom Gehirn

Wenn die Sinne verschleiert sind, ist auch das Denken in Mitleidenschaft gezogen. Man ist nicht mehr in der Lage, klar zu denken und gedankliche Verbindungen herzustellen. Der Kopf ist nicht frei. Durch seine starke klärende Wirkung kann Dreierwärmer 16 auch durch Hitze entstandene Blockaden im Gehirn lösen.

### Beruhigt bei wahnhaften Vorstellungen

Wahnvorstellungen bedeuten eine getrübte Wahrnehmung in dem Sinne, dass man Halluzinationen hat.

Gemäß der chinesischen Medizin entsteht dies durch zu viel Hitze im Gehirn, die den Geist (shen 神) vertreibt. Auch wir kennen das Auftreten von Halluzinationen z. B. bei hohem Fieber.

Im Jia Yi Jing XI.1 wird Dreierwärmer 16 bei Verrücktheit zusammen mit Du Mai 23, Blase 45 und Gallenblase 20 angegeben, s. Indikationen.

Dies betrifft vor allem den Diān (癲)-„Wahnsinn", eine Form der Depression, die durch „Schleim verstopft die Poren des Herzens" entsteht und durch Rückzug gekennzeichnet ist.

**Klärt „Alles im Himmel", mental und emotional**

Der Kopf wird in der chinesischen Medizin dem Himmel zugeordnet. Das Gehirn wird yuán shén fŭ (元神府), der „Speicher des ursprünglichen Geistes" genannt. Wenn der yuán shén im Gehirn haust, haben wir einen guten Verstand und sind auch emotional ausgeglichener. Shen zu haben heißt auch, von gelassenem oder gar fröhlichem Gemüt zu sein.

Tianjun Wang schreibt in seinem Artikel „Shen, yuan shen & the brain", dass das yuan shen eine wichtige Rolle dabei spielt, mit Himmel und Erde in Verbindung zu sein, sodass der Körper zu der äußeren Umgebung adaptieren kann.[225]

Dreierwärmer 16 kann, indem er den Kopf befreit, wieder eine klare Sicht auf die Welt bewirken.

## 6.5 Indikationen

### Indikationen aus den Klassikern

**Zhēnjiŭ Jiáyĭ Jīng – *Der Klassiker des ABC der Nadelung und Moxibustion***

VII.1:

*„Bei Fieber ohne Schweiß ist Oberster Stern (Shang Xing, Du Mai 23) der Punkt der Wahl. Es ist notwendig, erst Stöhnen und Lachen (Yi Xi, Blase 45) und zum Schluss Himmelsfenster (Tian You, Dreierwärmer 16) und Teich des Windes (Feng Chi, Gallenblase 20) zu nadeln."*[226]

VII.1:

*„Bei Schulter- und Oberen-Rücken-Schmerzen, Kälte und Hitze, Skrophulose mit kleineren und größeren Knoten im oberen Nackenbereich, großem Qi, plötzlicher Taubheit, wolkigem Qi, Gehörverlust, mangelnder Sehschärfe, Kopfschmerzen, Kieferschmerzen, tränenden Auge, Nasenbluten, erschwerter Atmung, Unfähigkeit gute von üblen Gerüchen zu unterscheiden, Schwindel durch (inneren) Wind, Bi (Blockade) der Kehle ist Himmelsfenster (Tian You, Dreierwärmer 16) der Punkt der Wahl.*[227]

VII.3:

*„Bei Quartan Malaria (sān rè nuè 三熱瘧) ist Oberster Stern (Shang Xing, Du Mai 23) der Punkt der Wahl. Es ist notwendig, erst Stöhnen und Lachen (Yi Xi, Blase 45) und zum Schluss Himmelsfenster (Tian You, Dreierwärmer 16) und Teich des Windes (Feng Chi, Gallenblase 20) zu nadeln."*[228]

[225] *https://irp.cdn-website.com/54b99a5e/files/uploaded/Acu%20Summer%202021_spreads_TJ.pdf*

[226] *The systematic classic of Acupuncture & Moxibustion by Huang-fu Mi, S. 249*

[227] *ebd., S. 251*

[228] *The systematic classic of Acupuncture & Moxibustion by Huang-fu Mi, S. 268*

*„Mit nuè 瘧 wird die Krankheit Malaria bezeichnet. Quartan Malaria ist eine Form von Malaria, wo Fieberschübe alle drei bis vier Tage einsetzen.*
*Im Jiáyĭ Jīng schließt dieser Begriff aber auch andere Syndrome mit ein, die durch wechselndes Fieber und Frösteln charakterisiert sind."*[229]

VIII.1:

*„Bei Fülle in der Brust, Schwellung in der Achsel, Scrophula, häufigem Beißen auf die Zunge und innere Wange und einer Schwellung auf Dreierwärmer 16, schmerzenden und schwachen unteren Beinen, Drehschwindel, Schmerzen am okziputalen Knochen, der Kieferregion und der Wangen, trockenen Augen, generellen Schmerzen (bi), Zittern durch Kälte, drückender Fülle in der Region der freien Rippen, Fieber und Frösteln, Schmerzen in der Brust, seitlichen Rippen-Region, im Abdomen, am seitlichen Knie, ist Am Rand der Tränen (lin qi, Gallenblase 41) der Punkt der Wahl."*[230]

XI.1:

*„Bei Verrücktheit, ist Oberster Stern (Shang Xing, Du Mai 23) der Punkt der Wahl. Es ist notwendig, erst Stöhnen und Lachen (yi xi, Blase 45) und zum Schluss Himmelsfenster (Tian You, Dreierwärmer 16) und Teich des Windes (Feng Chi, Gallenblase 20) zu nadeln."*[231]

XII.4:

*„Bei Schmerzen in den Augen und der Unfähigkeit zu sehen ist Oberer Stern (Shang Xing, Du Mai 23) der Punkt der Wahl. Nehme zuerst Stöhnen und Lachen Yi Xi (Bl 45) and zuletzt Himmelsfenster (Tian You, TH 16) und Wind Teich (Feng Chi, GB 20)."*[232]

**Huángdì Nèijīng 黃帝內經, *Des Gelben Kaisers innerer Klassiker***

Ling Shu 21:

*"Plötzliche Taubheit, die mit einem blockierten Qi der Meridiane sowie mit verminderter Hörfähigkeit und verzerrter Sicht einhergeht, kann durch Nadelung der Punktstelle Tianyou (DE16) behandelt werden."*[233]

**Handbuch Akupunktur**

- Plötzliche Taubheit, eingeschränkte Hörfähigkeit, trübes Sehen, Schmerzen des Auges mit Unfähigkeit zu sehen, Unfähigkeit, die Augen zu öffnen, Augentränen, Rhinitis mit Nasenbluten, Verlust des Geruchssinnes, verstopfte Nase.
- Wind-Schwindel, Kopfschmerzen, Kopf-Wind, geschwollenes Gesicht, Schwellung der Submandibular-Region, schmerzhaftes Stauungssyndrom des Halses, Skrofula, Schwellungen der Mammae, Malaria, wirre Träume.

[229] *ebd. S. 286, Fußnote 213*

[230] *ebd., S. 300*

[231] *ebd., S. 385*

[232] *ebd., S. 420*

[233] *Schmidt, Wolfgang G.A., Lingshu oder die wundersame Türangel, S.133*

- Steifheit und Schmerzen des Halses mit Unfähigkeit den Kopf zu drehen, Schwellung der Fossa supraclavicularis (Überschlüsselbeingrube).[234]

## 6.6 Der Bezug zu den Fünf Elementen

Bei Dreierwärmer 16 treffen sich die Yang-Aspekte der Elemente Holz und Feuer, die das aufsteigende und das volle Yang darstellen.

Im Gegensatz zu dem Treffen der beiden Yin-Aspekte Leber und Perikard im Jue Yin, wo die Gefühle des Herzens von besonderer Bedeutung sind, geht es hier im Shao Yang eher um den aufsteigenden Aspekt dieser beiden Elemente.

Menschen, die dem Shao-Yang-Typ entsprechen, haben viel Yang zur Verfügung und können sehr viel bewerkstelligen. Sie sind oft sehr aktiv, haben aber die Tendenz, sich zu übernehmen und entspannen sich selten. Dies führt dazu, dass ein großer Druck entsteht, der sich nicht entladen kann. Die Anspannung und damit das Yang steigt bis hoch zum Kopf.

Bei den Symptomen steht die Blockade des Kopfes und der Sinnesorgane im Vordergrund sowie Verspannungen im oberen Körperbereich wie Hals, Nacken, Schultern und Kiefer oder auch der Flanken, die vom Shao Yang dominiert werden.

Der Kopf ist zu voll und spielt verrückt und man findet kein Ventil.

Einer solchen anhaltenden Verspannung liegt eine Qi-Stagnation zugrunde. Meist steckt dahinter unterdrückter Ärger.

Bei dem Shao-Yang-Typ wird der Ärger oft als Frustration empfunden, z. B. wenn man nicht alle Ziele erreichen kann, die man sich gesetzt hat oder, wenn man durch die Arbeitsbedingungen in seinen Ambitionen eingeengt wird oder gezwungen ist, Dinge hinzunehmen, die man nicht akzeptieren kann.

### Fallbeispiel: blockiertes Hören und Sehen

Eine 68-jährige Patientin kommt seit Jahren in Abständen zur Behandlung. Sie ist sehr schlank, lebhaft und vielseitig interessiert, vor allem an darstellender Kunst.

Vor den letzten Behandlungen war sie über Monate in ein künstlerisches Projekt eingebunden, welches ihr vor allem körperlich viel Kraft abverlangte. Als mit Abstand Älteste im Team gelangte sie ständig an ihre Grenzen, wollte sich aber nicht eingestehen, dass sie nicht mehr in der Lage war, mit den jüngeren Projektteilnehmerinnen mitzuhalten. Als Ergebnis hatte sie sich völlig verausgabt.

Kurz danach litt sie unter einer starken Kieferverspannung mit daraus resultierendem Schiefstand. Gleichzeitig sah sie auf dem linken Auge alles doppelt. Seither hat sie ständig starke Schmerzen vor allem beim Kauen, sodass sie mehr und mehr dazu übergeht, nur breiiges Essen zu sich zu nehmen. Die krankengymnastischen und zahnärztlichen Behandlungen hatten bisher keinen Erfolg. Auch im linken Ohr spürt sie seither einen tiefen starken Schmerz. Es scheint keine Lösung zu geben.

Zudem leidet die Patientin seit einigen Jahren unter Schwerhörigkeit, die allerdings schon in Ansätzen seit den Besuchen vieler Rockkonzerte in ihrer Jugend angelegt war.

In der bisher letzten Behandlung beschreibt sie ein „schmuddeliges“ Gefühl und einen Zustand des Gefangenseins im Kopf. Trotz einer Krebserkrankung vor vielen Jahren ist sie immer sehr lebensbejahend gewesen.

[234] *Deadman, Peter, Al-Khafaji, Mazin, Baker, Kevin, Handbuch Akupunktur, S. 407*

Jetzt aber fühlt sie sich zum ersten Mal in ihrem Leben sehr verzweifelt und denkt oft an den Tod. Sie hat gerade wieder eine Psychotherapie begonnen, weil sie ihren Zustand nicht mehr aushält.

Zunge: rot, trocken, abgepellte Stelle in der Mitte, gestaute Unterzungenvenen

Pulse: gespannt, untere Positionen auf beiden Seiten oft schwach

**Behandlungen:**

Während der letzten Behandlungen wurde öfter Dreierwärmer 16 eingesetzt, um die Kieferspannung und den Druck auf das Ohr zu behandeln. Dazu wurden **Punkte wie Dreierwärmer 5, Dünndarm 17, Dünndarm 16, Dünndarm 19, Gallenblase 2, Gallenblase 21 mit Gallenblase 34, Magen 6 und Magen 8, Gallenblase 20 und Gallenblase 41** hinzugenommen.

Um die Augen zu behandeln, wurden zudem **Blase 1 und Blase 10** behandelt.

Die letzte Behandlung mit **Dreierwärmer 16, Magen 6, Gallenblase 2, Dreierwärmer 5 und Gallenblase 41** brachte folgende Reaktion:

Während der Behandlung spürte sie eine starke Empfindung im Kiefer. Ihr kam in den Sinn, dass sie an einer lebenslangen Spannung festgehalten hatte, die sie nicht loslassen konnte. Sie spürte alle drei Punkte am Kopf als eine Einheit. Ihr kam ihr Kieferknochen fest wie Stahl vor, der sich aber während der Behandlung langsam in ein Band aus dünnem, elastischem Silber verwandelte.

Nach der Behandlung berichtet sie, dass sie jetzt am liebsten einen riesengroßen Hamburger oder einen Döner essen und dabei ihren Mund breit aufmachen würde.

Während der Behandlung spürte sie auch, wie sich ihre Ohren öffneten und zu einem Portal wurden, durch das etwas hinein und hinaus strömt.

Insgesamt hatte sie das Gefühl, als wäre eine Maske von ihr abgefallen, eine starre Maske aus Ärger und Verbitterung.

**Fallbeispiel: Kopf Blockade mit pathogenem Faktor im Shao Yang**

Ein 48-jähriger Patient kommt wegen einer ständigen Blockade des Kopfes zur Behandlung.

Er bezeichnet dies als „stuffyness". Er leidet schon die letzten 20 Jahre an diesen Symptomen.

Er ist sehr erschöpft. Selbst nach einem guten Schlaf fühlt er sich nicht erholt.

Er ist verheiratet und hat 2 Kinder von 6 und 4, wobei der 6-jährige Sohn Down Syndrom hat.

Er und seine Familie kommen aus dem europäischen Ausland und sind aus beruflichen Gründen nach Deutschland gezogen. Es besteht das Bedürfnis, auch wegen der besseren Möglichkeiten für der Betreuung des Sohnes wieder in ihr Heimatland zurückzukehren.

Die Sorge um den Sohn braucht viel Zeit, die er eigentlich nicht hat.

Er fühlt sich erschöpft, überfordert, angespannt und ausgelaugt. Er hatte die letzten Jahre beruflich extremen Stress, bedingt durch viele Flüge ins Ausland gehabt. Zusätzlich hat er noch an seiner Doktorarbeit gearbeitet.

Er klagt über eine ständige Blockade der Neben- und Stirnhöhlen. Er fühlt sich verstopft, hat ständig dumpfe Kopfschmerzen und der ganze Kopf ist blockiert.

Im Ausland hatte er mehrere Male Malaria und Dengue Fieber gehabt.

Generell friert er schnell, schwitzt aber gleichzeitig leicht am Kopf bei Anstrengung.

Zudem hat er auf beiden Ohren einen Tinnitus.

Pulse: sehr schwach auf Niere und Blase, schlüpfrig auf Milz und Magen

Zunge: blass, gedunsen

**Behandlungen:**

- **Dreierwärmer 16, Niere 10, Magen 40, Lunge 7, Magen 8**
  Am nächsten Morgen hat er sich etwas besser gefühlt. Er hat aber weiterhin ständige Kopfschmerzen.

- **Milz 3, Lunge 9, Magen 36, Magen 3, Magen 9**
  Während der Behandlung hat er Milz 3 und Lunge 9 sehr stark gespürt. Er hat 4 Tage lang eine „Bewegung" im Kopf gespürt und konnte gut schlafen. Der Kopf ist inzwischen aber wieder schwer. Es ist auch zu viel zu tun.

- Danach ging es ihm besser; Nase und Kopf waren weniger blockiert. Er ist aber noch sehr erschöpft von seiner Arbeit.
  **Dreierwärmer 16, Dünndarm 17, Gallenblase 20, Du Mai 20, Leber 3, Perikard 6**

- Nach der letzten Behandlung fühlte er sich freier. Bei seinem letzten Flug blockierte aber bedingt durch einen Virus sein Ohr. Es wurde eine Masse von Schleim hinter seinem Trommelfell gefunden. Seine Nase ist blockiert. Er hat konstant Tinnitus und Husten.
  **Dreierwärmer 16, Dreierwärmer 2, Magen 8, Magen 40**

- Nach der Behandlung fühlte er sich freier und insgesamt besser. Insgesamt ist weniger Schleim, auch beim Husten.
  **Dreierwärmer 16, Magen 40, Lunge 7, Magen 8, Magen 3**

- Er hat insgesamt mehr Energie, kann besser hören, der Tinnitus hat nachgelassen, er schläft sehr gut.
  **Dreierwärmer 16, Dreierwärmer 5, Gallenblase 41**

Die Behandlung ging im Grunde gut voran, bedurfte aber mehr Zeit und wurde durch seinen Umzug abgebrochen.

**Fallbeispiel: eine typische Shao Yang Patientin**

Eine 53-jährige Patientin kommt wegen nachlassender Sehschärfe zur Behandlung.

Sie ist schlank und muskulös gebaut, sehr lebhaft und direkt in ihrem Ausdruck, hat ein sehr ausdrucksvolles Gesicht, das etwas indianisch anmutet. Sie liebt starke Farben, besonders Grün und auffallenden Schmuck.

Sie ist sehr großzügig, feiert gerne und ist in der Regel die Hauptorganisatorin aller Feste und Unternehmungen des großen Freundeskreises.

Sie reist sehr viel, auch zu fernen Zielen und Abenteuern.

Sowohl ihre Physiognomie als auch ihre Ausstrahlung deuten auf eine Shao-Yang-Konstitution hin.

Die Sehschärfe ihrer Augen lässt ständig nach. Vor allem, wenn sie angespannt ist, sieht sie alles verschwommen. Zusätzlich ist sie sehr lichtempfindlich und trägt oft eine Sonnenbrille. Diverse Augenuntersuchungen waren jedoch ohne Ergebnis.

Ihr Kreislauf ist oft „unten", ihr wird dann leicht schwindlig bei niedrigem Blutdruck.

Sie empfindet permanente Anspannung und Verspannungen, vor allem im Schulter-Nacken und oberen Rücken- und Kiefer-Bereich. Diese Schmerzen können sich je nach Lebensstil ins Extreme steigern. Eine Zeit lang hat sie sehr starke Schmerzen auf dem Punkt Gallenblase 41.

Sie hat das Gefühl, dass sie sich chronisch „übernimmt" und muss sich bemühen, mal eine Ruhepause einzulegen.

Oft empfindet sie auch Druck auf den Ohren, sodass sie kaum hören kann.

Ab Mai /Juni leidet sie unter Heuschnupfen mit Augenjucken und Nase Laufen.

Sie spürt öfter Beklemmung auf der Brust und hat das Gefühl, nicht gut durchatmen zu können.

Ihre Periode war bis vor kurzem noch regelmäßig und ohne Beschwerden.

Sie hat aber vorher öfter Brustspannungen und seitliche Brustschmerzen und fühlt sich dann leicht aggressiv und genervt.

Sie wacht oft zu früh auf und schläft zu oberflächlich.

Zunge: rosa, leicht feuchter Belag, rötere Spitze, gelegentlich zitternd, Unterzungenvenen gestaut

Pulse: leicht schnell, drahtig auf Leber und Gallenblase

**Behandlung**

Die Patientin ist sowohl von ihrer Erscheinung als auch von ihren Beschwerden her ein typischer Fall einer Shao Yang Konstitution.

Sie kommt schon seit Jahren regelmäßig zur Behandlung.

Über die Jahre waren immer wieder Punktekombinationen hilfreich, die das Shao Yang behandeln. Um die Augen speziell zu stärken, wurde meistens auch eine Nadel auf Blase 1 und oder Blase 10 gesetzt.

**Behandlungen (nicht in genauer Reihenfolge):**

- Die Patientin klagt über generelle Verspannungen. Ihre Energie ist jedoch gut.
  Wenn sie verspannt ist, kann sie ohne Lesebrille nicht lesen.
  **Gallenblase 20, Dreierwärmer 16, Dreierwärmer 5, Gallenblase 41, Blase 1**
  Während der Behandlung kann sie gut entspannen und seufzt ab und zu.

- Die Patientin hat wieder Heuschnupfen. Dieser beginnt meistens im März und dauert oft bis Juli an. Die Augen brennen und jucken und die Drüsen am Hals sind leicht geschwollen. Sie muss öfter niesen.
  **Leber 1, Gallenblase 41, Lunge 11, Blase 10, Blase 1**
  Typischerweise leidet die Patientin unter der späteren Form des Heuschnupfens, wo Wind-Hitze, also brennende, gerötete und trockene Augen, vorherrscht.
  Leber 1 und Gallenblase 41 sind beides Holzpunkte. Sie werden sediert, um die Windhitze zu behandeln. Lunge 11 ist der Holzpunkt auf der Lunge und wird sediert, um den Angriff des Holzes auf das Metall zu mindern.

- Die Patientin fühlt sich gleichzeitig verspannt und erschöpft und hat rechtsseitige Kopfschmerzen.
  **Dreierwärmer 16, Blase 66, Gallenblase 43, Gallenblase 25, Blase 1**

Blase 66 stärkt das Wasser im Wasser, Gallenblase 43 stärkt das Wasser und hilft über den „Mutter“-Punkt die Gallenblase zu entspannen.

Gallenblase 25 ist der Mu-Punkt der Niere. Er stärkt einerseits die Kraft der Niere und entspannt dadurch andererseits den Gallenblasenmeridian, vor allem im oberen Körperbereich wie Schultern und Nacken.

- Die Patientin hat seit Wochen ein starkes rechtsseitiges Ohrenjucken.
  **Dünndarm 17, Dünndarm 16, Dreierwärmer 5, Dreierwärmer 20, Gallenblase 41**

## 6.7 Wichtige Punkte und Punktkombinationen

### Generelle Behandlung des Shao Yang:

**Dreierwärmer 16, Dreierwärmer 5 und Gallenblase 41** eignen sich sehr gut zur Behandlung beziehungsweise Ausleitung eines eingedrungenen pathogen Faktors im Shao Yang.

### Punktkombinationen aus der Praxis

| | |
|---|---|
| Dreierwärmer 16, Dreierwärmer 5, Gallenblase 20 | Schwindel schlimmer durch Wind |
| Dreierwärmer 16, Magen 40, Lunge 7, Milz 6 | Schleim, Polypen „wie Prügel auf den Kopf“ |
| Dreierwärmer 16, Magen 3, Milz 9, Milz 6, Dickdarm 20 | Ohren und Nase seit langem blockiert |
| Dreierwärmer 16, Dreierwärmer 5, Gallenblase 41 | Eingeschlossener pathogener Faktor im Shao Yang |
| Dreierwärmer 16, Dreierwärmer 2, Magen 8, Magen 40 | Blockade im Kopf mit starker Verschleimung |
| Dreierwärmer 16, Magen 6, Gallenblase 2, Dreierwärmer 5 und Gallenblase 41 | Blockade im Kopf mit Kieferspannung |
| Dreierwärmer 16, Leber 3, Gallenblase 2 | Taubheit durch Katarrh |
| Dreierwärmer 16, Dreierwärmer 1, Dickdarm 20 | kein Geruchssinn |

# 7 天柱

## 7. BLASE 10 – Tiān Zhù

### Himmelssäule

Lage:

am lateralen Rand des musculus trapezius, 1,3 cun lateral von Du Mai 15 an der Schädelbasis

Qualifikationen:

- Einer der fünf großen Punkte (wǔ dà shū, 五大輸)
- Oberer Vereinigungspunkt von Niere und Blase über den Sondermeridian
- Transportpunkt des „Meer des Qi“
- Oberer Eintrittspunkt des Fuß-Tai-Yang (Blase)

Funktionen:

- Reguliert Qi und besänftigt Wind
- Bringt Yin zum Kopf
- Unterstützt den Kopf und die Sinnesorgane
- Beruhigt den Geist

Fünf Elemente Einordnung:

- Wasser

## 7.1 Die Bedeutung des Namens tiān zhù

**tiān 天**: Himmel, Universum, Himmelsgewölbe, Tag, himmlisch, kaiserlich

**zhù 柱:** Säule, Pfeiler, Stütze

Im Schriftzeichen sehen wir auf der linken Seite das Zeichen für „Holz" und rechts das Zeichen für zhǔ „Meister".

Die Bezeichnung „Säule" ist sicherlich eine Anspielung auf die Wirbelsäule, an deren obersten Ende sich Blase 10 befindet.

So werden auch die sieben Halswirbel als tiān zhù gu, *Himmelssäulenknochen*, bezeichnet.

Die gemeinsame Namensnennung weist hier auf die enge Verbindung von Blase 10 zur Halswirbelsäule hin.

Eine innere Säule und die dadurch vermittelte Stärke lässt uns mit erhobenem Kopf durchs Leben gehen. Ist diese Säule stabil, sind wir den Stürmen des Lebens gut gewachsen. Ist das Wasserelement geschwächt, lässt man im wahrsten Sinne den Kopf hängen. Eine solche Haltung des gesenkten Kopfes kann chronisch werden und lässt auf eine generelle innere Unsicherheit und Angstneigung schließen. Sie gibt uns einen Hinweis darauf, dass das Wasserelement geschwächt ist.

Die Kraft der Aufrichtung ist abhängig von unserer Nierenkraft. Der Säugling, bei dem anfangs das Nieren-Qi noch nicht voll entwickelt ist, hat zu Anfang Probleme, den Kopf hochzuhalten. Auch im Alter, wenn die Kraft des Wasser Elementes nachlässt, läuft der Mensch oft gebeugt und ist zudem generell ängstlicher. Dennoch wird auch ein alter Mensch seine Haltung noch lange bewahren können, wenn er Zeit seines Lebens seine „Wasser"-Kraft durch entsprechende Übungen und gesunde Ernährung kultiviert hat.

Heide Düwal schreibt in ihrem Beitrag „Qigong in der Geriatrie – Aufrichtung und Beweglichkeit im Alter" zu dem Band: „Der ältere Patient in der chinesischen Medizin":

*„Die Traditionelle Chinesische Medizin sagt: Ist der Mensch jung, so „befindet sich sein qi unten." Weiterhin: „Beobachtet man ein kleines Kind, das gerade anfängt, den aufrechten Gang zu üben, so springt die unbekümmerte Art ins Auge, die keinen Misserfolg kennt."*
*Dagegen: „Die Schwierigkeiten, denen der ältere Mensch bei der Suche nach dem Gleichgewicht begegnet, bewirken, dass er sich steif und starr macht, sich gewissermaßen an sich selbst festhält, statt in der Erde zu wurzeln. Es entsteht obere Fülle und untere Leere."*[235]

Im Grunde mimt der gesamte Blasenmeridian, der über die Rückseite der Beine und entlang der Wirbelsäule verläuft, eine durchgehende Säule von unten nach oben. Im Deutschen kennen wir den Ausdruck „sich auf die Hinterbeine stellen" als eine innere Maßnahme, die eigene Kraft aufzubauen. So gehören auch schwache Beine und Probleme beim Auftreten zu den Symptomen von Blase 10.[236]

Der „Mensch zwischen Himmel und Erde" steht gerade und aufrecht. Seit Alters her wurde in China sehr viel Wert auf eine gute Haltung gelegt und bis heute sieht man allmorgendlich in den Parks viele Menschen regelmäßig ihre Übungen machen, wie zum Beispiel Qi Gong oder Taiji.

[235] *Duwal, Heide, „Qigong in der Geriatrie – Aufrichtung und Beweglichkeit im Alter" in: Noll, Andreas, Ziegler, Birgit (Hrsg.), Der ältere Mensch in der chinesischen Medizin, S. 263*

[236] *s. Indikationen*

Die Blase ist der Funktionskreis des inneren Lichtes.

Páng guāng 膀胱 bedeutet „beidseitiges Licht“, also Licht, das rechts und links der Wirbelsäule bis zum *Jadekissen-Tor* (yùzhěnguān 玉枕關), der Region um Blase 9 (玉枕 yùzhěn), aufsteigt.[237] Man kann sich dies wie zwei Lichtsäulen entlang des Rückgrates vorstellen. Dies ähnelt der Vorstellung im Yoga, in der der Weg der Kundalini durch die Sushumna, die durch das Rückenmark verläuft, von den zwei Nadis[238] Ida (links) und Pingala (rechts) begleitet wird.

Auch in der chinesischen Meditation besteht die Vorstellung, dass Licht entlang der Wirbelsäule durch die drei Tore, in der Abbildung als Kreise gekennzeichnet, bis nach oben geleitet werden kann. Diese Tore sind auf dem Xiūzhēn tú, der „Karte der Kultivierung des Wahren“, die eine Anleitung zur Meditation darstellt, als drei Kreise abgebildet. (siehe Abb. 1; S.: 13)

Am Kopf befinden sich zusätzlich die „Licht“-Punkte Blase 6 *Das Licht empfangen* (chéng guāng 承胱) und Blase 7, *Verbindung zum Himmel* (tōng tiān 通天). Beide Punkte wirken erhellend auf Psyche und Geist und können bei der Behandlung von depressiven Zuständen sowie von angehender Demenz eingesetzt werden.

Die Begriffe Pfeiler, Stütze oder Säule beziehen sich auch auf unsere spirituelle Kraft.

Der spirituelle Aspekt des Wassers ist die Willenskraft oder der Lebenswille, das zhì 志.

Das Schriftzeichen zeigt das Herz unten und darüber das Zeichen für shì, Soldat. Bezogen auf den Willen bedeutet es eine mit dem Herzen in Verbindung stehende aufrichtende Kraft, also auch wieder eine Art „Säule“, wobei der vertikale Strich durch einen längeren horizontalen Strich betont wird. (Dies im Gegensatz zu dem Zeichen für Erde tǔ 土, wo der untere Strich betont wird – das, woraus alles wächst.)

Tiān zhù, die Himmelssäule, unterstützt uns aus der Essenz der Niere heraus darin, unseren Weg zu finden und wieder ein Ziel vor Augen zu haben.

Blase 10 hat eine erhebende Wirkung. Er stärkt den Menschen in seinem tiefsten Sein, sodass wieder Zuversicht und Vertrauen in das Leben entstehen können.

### Der alternative Name von Blase 10

#### *Kunlun Berg*, kūn lún shān 崑崙山

Tiān zhù, *Himmelssäule*, ist auch einer von vielen Namen für den Berg Kunlun.

Im alten China (etwa seit der Shang-Dynastie[239]) gab es laut Sarah Allan die Tradition, den sagenumwobenen Berg Kunlun als zentrale tragende Säule der Erde zu sehen.[240]

Er ist sozusagen die Wirbelsäule der geografischen Welt.

Bei dem Kunlun Gebirge handelt es sich um eine 3000 km lange Gebirgskette an der Nordgrenze Chinas, die über 200 Gipfel von über 6000 m Höhe aufweist, wobei der Berg Kunlun, der Namensgeber der Bergkette, ist mit die 7167 m die höchste Erhebung und galt damals als der höchste Berg Chinas.

> *„Das Gebirge ist in der chinesischen Mythologie auch als daoistisches Paradies bekannt. Die erste überlieferte Reise dorthin unternahm nach der Legende der König Mu Wang (1001 bis 946 v. Chr.) aus der Zhou-Dynastie. Er entdeckte dort angeblich den Jade-Palast des Huáng Dì, des mythischen Gelben Kaisers und*

[237] *s. Abb. 1, S. 13*

[238] *“Nadi” ist ein Begriff aus dem Sanskrit und bezeichnet Energieleitbahnen durch die das feinstoffliche Prana fließt.*

[239] *18. - 11. Jahrhundert v. Chr.*

[240] *Allan Sarah, The Shape of the Turtle: Myth., Art, and Cosmos in Early China, S. 99*

*traf Xiwangmu, die Königliche Mutter des Westens, die ebenfalls dort ihren mythologischen Aufenthaltsort hatte. Das Kunlun-Gebirge wurde deshalb als der Ort angesehen, an dem man Unsterblichkeit erlangen konnte. Der Mythologie zufolge lebten hier unter anderem die Xiān (仙, das Schriftzeichen verbindet das Radikal für Mensch mit dem Berg), die Unsterblichen.*
*Von dieser Legende inspiriert, verlegte der britische Schriftsteller James Hilton in seinem 1933 erschienenen Roman Lost Horizon den fiktiven Ort Shangri-La an das westliche Ende der Kunlun-Berge. Hiltons Utopie war so erfolgreich, dass viele bis heute an die Existenz Shangri-Las glauben und sich auf die Suche nach dem mystischen Ort ins Kunlun begeben."*[241]

Während Blase 10 am oberen Teil des Berges liegt, befindet sich Blase 60 mit dem Punktenamen „Kunlun" an seinem Fuß.

Heiner Frühauf, der den Kunlun als „Rückgrad-Berg" bezeichnet, erwähnt die Sage von einem „schwarzen Fluss", der gefüllt mit Jade, dem Symbol für Essenz (jing) und Kraft, unter dem Berg Kunlun hindurchfließt.[242] Er schafft die Bedingungen, die Wirbelsäule von unten nach oben aufzurichten. Gleichzeitig unterstützt er auch das Gehirn indem er Essenz nach oben bringt.

Beide Punkte können also sowohl bei der Behandlung eines steifen Rückens als auch des Gehirns zusammenwirken.

## 7.2 Die Bedeutung der Lage von tiān zhù

*„Himmlische Säule (Celestial Pillar, Tian Zhu, Blase 10) befindet sich am Nacken auf der Haargrenze in einer Vertiefung am lateralen Rand des m. trapezius und gehört zu dem Qi des Fuß Tai Yang. Er wird bis zu 2 Fen tief genadelt. (Die Nadel) verbleibt für die Länge von sechs Ausatmungen. Er wird mit 3 Moxa-Kegeln gemoxt." Zhēnjiŭ Jiăyĭ Jīng III.6*[243]

Bei Blase 10 befinden wir uns auf dem unmittelbaren Übergang zwischen Erde und Himmel, Körper und Kopf. Anatomisch bildet das Hinterhauptbein (os occipitale) den Übergang vom Nacken zum Kopf. In der chinesischen Medizin entspricht dieser Ort dem Jadekissentor, das oberste der „drei Tore" am Rücken.

Auf dem Xiūzhēn tú 修真圖„ dem Diagramm zur Kultivierung des Wahren, findet sich rechts neben dem Kreis um das Jadekissentor folgende Inskription, die auch eine Anspielung auf den „Fluss des Wassers" enthält:[244]

*„Dieser Ort nennt sich der Palast des Yang, der Himmelspfeiler, die Höhle des Tai Yi (des Großen Einen), die Hauptstadt des Jadeberges. Nach der Legende ist er Aufenthaltsort des himmlischen Kaisers. Es ist der strategische Punkt, um zum Himmel aufzusteigen und den gelben Drachen zu erreichen.*
*Hier verläuft der Weg der Inversion, der zum Himmel führt und es ermöglicht, den Himmel zu erreichen und in das Geheimnisvolle (Xuán) und das Subtile einzudringen. Oben und unten sind nicht mehr getrennt, man*

[241] *https://de.wikipedia.org/wiki/Kunlun*

[242] *Frühauf, Heiner, Die Symbolik der Akupunkturpunkte, mp4, Aku 4_3.*

[243] *The systematic classic of Acupuncture & Moxibustion by Huang-fu Mi, A Translation of the Jia Yi Jing by Yang Shou-Zhong and Charles Chace, S. 80 (Übersetzung der Autorin)*

[244] *s. Abb. 1, S. 13*

*lässt das Wasser fließen im Sinne der Inversion. Das Yang Qi ist unersetzbar, um diese Passage zu durchbrechen, welche eine sehr wichtige Passage ist, aber die Pforte ist geschützt durch eine Göttin des Yin.“*[245]

**Hier ist Vorsicht geboten:**

Das Xiūzhēn tú 修真圖 richtet sich ja an Adepten der Meditation. Sie werden zur Vorsicht gerufen, das obere Tor nicht mit Gewalt und nicht zu schnell zu öffnen. Auch übereifrige Meditation kann zu einer Psychose führen. Dies gilt auf jeden Fall auch für Drogen.

Dies sind alles Hinweise darauf, wie schwierig es ist, diesen letzten Wall zu durchdringen. Denken wir jetzt wieder an den alternativen Namen Kunlun, dieser aus den höchsten Bergen der Welt bestehende Wall, bekommt dieser Name noch mal eine besondere Bedeutung.

Blase 10 ist daher bei Patienten, bei denen die Gefahr einer Psychose besteht, kontraindiziert.

Die Lage von Blase 10 bekommt durch seine Nähe zum Jadekissentor zusätzlich eine besondere Bedeutung. Jade ist, wie schon in Kapitel 1 besprochen, ein Symbol für das Jīng 精, unsere Lebensessenz. Das Jīng, das in der Niere behaust ist, fließt über das Rückenmark nach oben, um das Gehirn auszufüllen und die Sinnesorgane zu versorgen. Blase 10 befindet sich an diesem Übergang und unterstützt genau diesen Vorgang.

Interessanterweise gibt es auch in der Craniosacral-Therapie das Konzept eines „Hirnwasserflusses“.

*„Durch spezifische manuelle Techniken versucht der Therapeut Störungen zu beheben und einen normalen Hirnwasserfluss wiederherzustellen. Zwischen Schädel (Cranium) und Kreuzbein (Sacrum) werden Ungleichgewichte ins Gleichgewicht gebracht. Daher kommt auch die Bezeichnung Craniosacral Therapie.“*[246]

### Blase 10 und die Augen

Insbesondere die Befeuchtung der Augen gehört auch zu den Aufgaben von Blase 10. Bei trockenen Augen kann er meiner Erfahrung nach gut mit Blase 1, *Glanz der Augen* (jīng míng 睛明) zusammen genadelt werden. Dabei wird der Punkt Blase 1 mit gegebener Vorsicht und feiner Nadel nur kurz angestochen, um das dé qì, das „Ankommen des Qi“, zu erreichen. In der Regel spüren die Patienten den Punkt noch lange nach. In vielen Fällen hat er eine unmittelbare befeuchtende Wirkung.

Zusätzlich kann Blase 67 (*Erreichen des Yin*, zhì yīn 至陰), der Tonisierungspunkt der Blase, die Befeuchtung unterstützen, indem er Wind aus den Augen vertreibt.

*„Der Taiyang-Meridian des Fußes (Blasenmeridian) verläuft über den Nacken zu (dem Teil des) Gehirns, der genau zu den Augenwurzeln gehört und "Verbindungsweg zum Auge" (yǎn xì 眼系) genannt wird. Kopf- und Augenschmerzen sind über die Punktstellen zu behandeln, die zwischen den beiden Sehnen am hinteren Nacken gelegen sind (Blase10)“ Ling Shu 21*[247]

[245] *Despeux, Catherine, 1994, Le Xiūzhēn tú – Taoism et corps humain, S. 86, Übersetzung der Autorin)*

[246] *https://www.sanasearch.ch/de/blog/artikel/alles-was-sie-ueber-die-craniosacral-therapie-wissen-sollten/*

[247] *Schmidt, Wolfgang G.A., 2008, Lingshu oder die wundersame Türangel, Klassiker des Gelben Kaisers zur Inneren Medizin, S. 134*

Der Punkt Blase 10 ist ein wichtiger Punkt bei schmerzenden Augen, die oft mit Kopfschmerzen einhergehen. Zusätzlich hat er einen ganz besonderen Einfluss auf unsere Sehkraft.

Blase 10 befindet sich am Schädelansatz, wo auch die äußeren Augenmuskeln ansetzen, welche die Adaption regulieren. Diese können durch eine chronisch verspannte Nackenmuskulatur einen „Zug" zum Hinterkopf bekommen, was wiederum eine Verlängerung des Augapfels nach hinten bewirkt. Dies kann eine Ursache für Kurzsichtigkeit sein. Bei Kurzsichtigkeit fokussiert das Auge das Licht vor, statt auf der Retina. Eine häufige Ursache hierfür ist ein verlängerter Augapfel. Die Nadelung von Blase 10 kann eine Entspannung in diesem Bereich bewirken und damit auch bei Kurzsichtigkeit die Sehkraft verbessern.

Auch im akuten Fall kann Blase 10 gut eingesetzt werden. Das Phänomen von „trüben" Augen wird oft berichtet, wenn man viele Stunden am Computer gearbeitet hat. Viele Patientinnen und Patienten erleben direkt auf die Nadelung von Blase 10, dass sich „etwas öffnet" und Helligkeit und Frische ihre Augen durchdringen. Immer wieder wird auch von einem „sprudelnden" Gefühl zu den Augen berichtet.

Ein Patient staunte über eine Reaktion direkt auf der Rückseite der Augen, als ob sich eine Hand von hinten um seine Augen legte und er unmittelbar viel klarer sehen konnte.

Im Jia Yi Jing, Kapitel XII, wird beschrieben, wie ausgehend von der Region um Blase 10, die Augen mit Jing, der Essenz, versorgt werden. Bei einer drohenden Erblindung durch mangelndes Jing wird hier das Tonisieren von Blase 10 empfohlen.[248]

Als Himmelsfensterpunkt kann tiān zhù auch im übertragenen Sinne die Augen öffnen. So kennen wir das Gefühl, dass, wenn wir mit uns Selbst im Reinen sind, wir auch die Welt mit anderen Augen sehen. Alles ist plötzlich heller und klarer und Farben werden intensiver wahrgenommen. Unsere Augen können wieder leuchten und den Glanz und die Schönheit der Welt spiegeln, wo vorher Angst und Sorgen eine trübe Sicht bewirkt hatten.

### Blase 10 als „Fußheber"-Punkt

In der Akupunktur gibt es die Regel, dass Fernpunkte bei Beschwerden besonders gut wirken. So werden zum Beispiel Kopfschmerzen oft am effektivsten durch Punkte am Fuß behandelt.

In den klassischen Indikationen wird immer wieder Blase 10 im Zusammenhang mit der Kraftlosigkeit der Füße und der Unfähigkeit aufzutreten und die Füße heben zu können genannt. So kann man Blase 10 als „Fernpunkt" für die Füße bezeichnen. Er wirkt von oben, indem er aus der Nierenkraft heraus einer Hebewinde gleich nach oben zieht. Die Unsicherheit beim Auftreten findet sich vor allem bei älteren Menschen, aber auch bei neurologischen Erkrankungen wie Multiple Sklerose. Sie zeigt sich in einem tapsigen und schlurfenden Gang und geht oft mit Schwindel einher.

## 7.3 Qualifikationen

### Einer der fünf großen Punkte (wǔ dà shū, 五 大輸)

Blase 10 zählt zu den „5 großen Punkten" des Zhēnjiū Jiǎyǐ Jīng.[249]

Bedingt durch die große Anzahl von Verbindungen, die er eingeht, nimmt er eine zentrale Position im gesamten Meridiansystem ein.

[248] *s. Indikationen*

[249] *s. Kapitel über Punktkategorien*

Im Folgenden sollen die einzelnen Verbindungen ausgeführt und in Hinblick auf ihre Relevanz für die Behandlung untersucht werden.

### Oberer Vereinigungspunkt von Niere und Blase über den Sondermeridian

Der Sondermeridian der Niere verläuft von Niere 10, *Tal des Yin* (yīn gŭ 陰谷) zu Blase 40, *Unterstützende Mitte* (wĕi zhōng 委中), dem unteren Vereinigungspunkt des Sondermeridians. Von hier aus verläuft er nach oben bis zu Blase 10, wobei er sich vorher noch mit der Zungenwurzel verbindet.

Im Grunde kann man Blase 10 fast als einen Nierenpunkt bezeichnen, da er die Yin-Kraft der Niere bis zum Kopf führt. Indem er die Wasserkraft aus dem Brunnen des Nieren-Yin zieht, wirkt er gleichzeitig auch auf die gesamte Aufrichtung des Rückens und der Beine.

### Die Kombination Blase 40 und Blase 10 bei Schwindel

In meiner Praxis hat sich diese Kombination bei Schwindel und Gangunsicherheit bewährt. Diese Beschwerden treten meistens bei älteren Menschen auf. Blase 40 (wĕi zhōng 委中) wird von J.R. Worsley als *Equilibrium Middle* übersetzt, also als *Gleichgewicht der Mitte*. Wĕi zhōng ist der Erdpunkt auf dem Blasenmeridian und hat dadurch eine stabilisierende Qualität. Zudem liegt er genau in der Mitte der Kniekehle. Die Kraft der Kniee ist abhängig von der Kraft des Wasserelementes in uns. Schwindet diese Kraft, z. B. durch Angst, haben wir schlotternde oder weiche Kniee.

Umgekehrt kann die Tonisierung von Blase 40 und Blase 10 einerseits wieder Kraft in die Beine und andererseits das klare Yang in den Kopf bringen, um dem Schwanken und dem Schwindel entgegenzuwirken.

<u>Ling Shu 8:</u>

> *„Die Nieren sind die Lagerstatt des Willens, und ständige Aufgeregtheit führt zu einer Verletzung des Willens, und ist dieser verletzt, kommt es zu Vergessen von dem, was man vorher bereits gesagt hat und zu Unfähigkeit zum Anziehen oder Strecken der Lenden und des Rückgrats."*[250]

Blase 40 ist im gesamten Meridiansystem der Hauptpunkt bei Lumbago und zur Stärkung des unteren Rückens. So kann Blase 10 den Rücken auch im übertragenen Sinn stärken und positiv auf das der Niere zugeordnete zhì (志), unsere Willenskraft, ein wirken.

### Transportpunkt des „Meer des Qi“

<u>Líng Shū 33:</u>

> *“Das Tan Zhong (Mitte der Brust) entspricht dem „Meer des Qi“. Das „Meer des Qi“ hat zwei besondere Punkte am Rücken und an der Vorderseite: Blase 10 auf der Rückseite, Magen 9 auf der Vorderseite.“*

Es ist interessant, dass ausgerechnet ein Punkt am Hinterkopf mit dem „Meer des Qi“ in der Mitte der Brust in Zusammenhang gebracht wird. Man könnte sich dies so erklären, dass die Entspannung der Nackenmuskulatur einen großen Einfluss auf die Atmung hat.

[250] *Schmidt, Wolfgang G.A., 2008, Lingshu oder die wundersame Türangel, Klassiker des Gelben Kaisers zur Inneren Medizin, PDF-Datei, S. 69*

So ist auch umgekehrt der Punkt Lunge 7 der Gao Wu Kommandopunkt für Nacken und Hinterkopf.

So wären durch die beiden Punkte Magen 9 und Blase 10 sowohl die Befreiung des Halses als auch des Nackens „abgedeckt", um eine gute Atmung zu gewährleisten.

**Oberer Eintrittspunkt des Fuß Tai Yang (Blase)**

Im Kapitel Ling Shu 5, „Wurzel und Anbindung" (gēn jié, 根結) heißt es:

*„Das Fuß Tai Yang wurzelt in zhì yīn (Blase 67), fließt zu jīng gŭ (Blase 64), ergießt sich in kūn lún (Blase 60) und tritt bei tiān zhù (Blase 10) und fēi yáng (Blase 58) ein."*

## 7.4 Funktionen

1. **Reguliert Qi und besänftigt Wind**
   Durch seine Lage am Kopfansatz bedingt, wird Blase 10 auch bei „Kopfwind" hinzugezogen, um diesen auszuleiten. Starker Schwindel, Kopfschmerzen, die den Nacken hochziehen, steifer Nacken mit Schwierigkeiten, den Kopf zu drehen, kann eine Indikation sein, aber auch Epilepsie oder Manie. Meistens findet er dabei Unterstützung durch Gallenblase 20 (*Teich des Windes,* fēng chí 鳳池) oder andere Wind ableitende Punkte am Kopf.

2. **Bringt Yin zum Kopf**
   Blase 10 agiert als wichtige Weiche, um Befeuchtung zum Kopf zu bringen, dies insbesondere zu den Augen. Dabei wirkt er auch bei vom Wind betroffenen juckenden Auge.

3. **Unterstützt den Kopf und die Sinnesorgane**
   Durch die Versorgung des Kopfes mit Jing, Feuchtigkeit und Qi wirkt Blase 10 unterstützend auf alle Sinnesorgane, also nicht nur auf die Augen, sondern auch auf das Hören, Riechen und Schmecken.

4. **Beruhigt den Geist**
   Tiān zhù ist ein wichtiger Punkt bei Angst und allen damit verbundenen Symptomen. Im Nacken, am Hinterhauptbein, sitzt ein großer Teil der Spannung, die durch Angst erzeugt wird. Eine Entspannung dieser Muskulatur kann auch insgesamt beruhigen.

## 7.5 Indikationen

**Indikationen aus den Klassikern**

**Zhēnjiŭ Jiáyĭ Jīng – *Der Klassiker des ABC der Nadelung und Moxibustion***

VII.1:

*„Bei einer fiebrigen Erkrankung die in Kopf und Gesicht beginnt, soll man zuerst den Tai Yang am Nacken (Blase 10) behandeln."* [251]

[251] *The systematic classic of Acupuncture & Moxibustion by Huang-fu Mi, A Translation of the Jia Yi Jing by Yang Shou-Zhong and Charles Chace, S. 246*

VII.1:

*„Bei Fieber ohne Schweiß, sind Himmelssäule (tian zhu, Blase10), Teich des Windes (feng chi, Gallenblase 20), shāng yáng (Dickdarm 1), Große Straße am Paßtor (guān chōng, Dreierwärmer 1) und Tor der Feuchtigkeit (yè mén, Dreierwärmer 2) die Punkte der Wahl.“*[252]

VII.4:

*„Bei Tetanie nehme Treffen der Fontanelle (xin hui, Du Mai 22), Hundert Vereinigungen (bai hui, Du Mai 20), Himmlische Säule (tian zhu, Blase 10), Shu Punkt des Zwerchfells (ge shu, Blase 17), Oberer Pass (shang guan, Gallenblase 3) und Hell und Klar (guang ming, Gallenblase 37) als die Punkte der Wahl.“*[253]

IX.1:

*„Bei Kopfschmerzen durch Inversion, wo zuerst der Nacken und danach die Lendenwirbelsäule schmerzt, nehme zuerst Himmlische Säule und dann den „Fuß-Tai-Yang“ (Punkte auf dem unteren Blasenmeridian).“*[254]

X.2:

*„Bei Schwindel, Schmerzen und Schweregefühl im Kopf, Augen (so schmerzhaft), als wären sie kurz vor dem Zerreißen, Schmerzen im Nacken, als würde er gezogen werden, manischen Attacken, in denen man vermeintlich Geister sieht, nach oben gedrehte Augen, steifer Nacken mit der Unfähigkeit den Kopf nach hinten zu drehen, plötzlicher Hypertonus des Nackens, Unfähigkeit der Füße, den Körper zu tragen, Nackenschmerzen, wie wenn etwas gebrochen wäre, hier ist Himmlische Säule (tiān zhù, Blase 10) der Punkt der Wahl.“*[255]

X.3:

*„Bei plötzlich eintretendem erhöhtem Blutdruck, Epilepsie, Schwindel, und der Unfähigkeit der Füße den Körper zu tragen, ist Himmlische Säule der Punkt der Wahl.“*[256]

XI.1:

*„Bei Verrücktheit mit schleppenden Füßen ist Himmlische Säule (tiān zhù, Blase 10) der Punkt der Wahl.“*[257]

XI.9:

*„Bei geschwollener Kehle mit Unfähigkeit zu sprechen ist Himmlische Säule (tiān zhù, Blase 10) der Punkt der Wahl.“*[258]

[252] *ebd, S. 203 u. Fußnote 59, S. 249*

[253] *ebd, S. 261*

[254] *ebd, S. 325*

[255] *ebd, S. 369*

[256] *ebd, S. 371*

[257] *ebd, S. 386*

[258] *ebd, S. 399*

XII.1:

*„Die Augen sind der Treffpunkt der sammelnden Gefäße und die Passage für das Aufsteigen der Flüssigkeiten. Mund und Nase sind die Tore für Qi.*
*Kummer, Trauer, Sorge und Depression beeinträchtigen das Herz. Wenn das Herz beeinträchtigt ist, sind auch die fünf Speicherorgane und die sechs Hohlorgane betroffen und wenn sie betroffen sind, werden die sammelnden Gefäße auch in Mitleidenschaft gezogen. Wenn sie betroffen sind, ist die Passage der Flüssigkeiten geöffnet und wenn sie offen ist, kommen Tränen und Rotz heraus. Daraus folgt, dass, wenn die Passage Wege geöffnet sind, gibt es ein „Reißen" und wenn das „Reißen" anhält, erschöpfen sich die Flüssigkeiten. Wenn die Flüssigkeiten erschöpft sind, kann die Essenz nicht bewässert werden, und wenn die Essenz nicht bewässert wird, verlieren die Augen ihre Sehkraft.*
*Aus diesem Grund wird dieser Vorgang als Entziehung der Essenz (duó jīng 奪精) gesehen und man muss den Punkt Himmlische Säule (tiān zhù, Blase 10, der an beiden Seiten des Nackens in der Nähe der Mittellinie liegt, tonisieren."*[259]

XII.4:

*„Bei verschwommener Sicht, Rötung und Schmerzen der Augen ist Himmlische Säule (tiān zhù, Blase 10) der Punkt der Wahl."*[260]

XII.7:

*„Bei plötzlicher Erhöhung des Muskeltonus (im Nacken), Epilepsie, Tetanie und Unfähigkeit der Füße, den Körper zu tragen, nehme Himmlische Säule (tiān zhù, Blase 10)."*[261]

XII.11:

*„Bei Epilepsie bei Kindern mit Angst sind Wurzel des Geistes (ben shen, Gallenblase 13), Vor dem Vertex (qian ding, Du Mai 21), Treffen der Fontanelle (xin hui, Du Mai 22) und Himmlische Säule (tiān zhù, Blase 10) die Punkte der Wahl."*[262]

**Huángdì Nèijīng 黃帝內經, *Des Gelben Kaisers innerer Klassiker***

Ling Shu 21:

*„Plötzliches Zucken mit Fallsucht und Schwindelgefühl, mit „weichen Füßen", so dass man nicht richtig auftreten kann, sind durch Nadelung der Punktstelle Tianzhu (Blase 10) zu behandeln."*[263]

Ling Shu 21:

*„Der Taiyang-Meridian des Fußes (Blasenmeridian) verläuft über den Nacken zu (dem Teil des) Gehirns, der genau zu den Augenwurzeln gehört und "Verbindungsweg zum Auge" (yǎn xì 眼系) genannt wird. Kopf-*

[259] *The systematic classic of Acupuncture & Moxibustion by Huang-fu Mi, A Translation of the Jia Yi Jing by Yang Shou-Zhong and Charles Chace, S. 412*

[260] *ebd, S. 420*

[261] *ebd, S. 424*

[262] *ebd, S. 430*

[263] *Schmidt, Wolfgang G.A., Lingshu oder die wundersame Türangel, S.133*

*und Augenschmerzen sind über die Punktstellen zu behandeln, die zwischen den beiden Sehnen am hinteren Nacken gelegen sind (Blase10). Bei Einmündung dieses Meridians ins Gehirn wird zwischen dem Qiaomai des Yin und dem des Yang unterschieden, wo Yin und Yang aufeinandertreffen und das Yang in das Yin vordringt und das Yin nach außen tritt, um auf das Yang zu treffen, und so am mittleren Augenwinkel aufeinandertreffen. Bei einem Überschuss des Qi des Yang sind die Augen weit aufgerissen und rund, bei einem Überschuss des Qi des Yin sind die Augen geschlossen. "*[264]

<u>Ling Shu 28 *Mündlich überlieferte Fragen*:</u>

*„Und welches Qi bringt die Menschen zum Weinen, wenn sie traurig sind?", wollte der Gelbe Kaiser weiterwissen.*

<u>Qi Bo erklärte:</u>

*„Es ist das Herz, das der Beherrscher der Fünf Zang- und der Sechs Fu-Organe ist. Die Augen stellen andererseits den Ort dar, wo viele Meridiane zusammenlaufen und aufeinanderstoßen, gleichzeitig sind sie auch die Durchflusswege für nach oben aufsteigende Flüssigkeit, während Mund und Nase andererseits als Ein- und Ausgangstore des Qi fungieren. Traurigkeit und Sorgen beeinträchtigen das Herz, und ist das Herz gestört, wird dies auch die Fünf Zang- und die Sechs Fu-Organe und natürlich auch die mit ihnen jeweils in Verbindung stehenden Meridiane in Mitleidenschaft ziehen. Sind aber einmal alle Meridiane dann in Mitleidenschaft gezogen, öffnen sich auch die Flusswege der Flüssigkeiten, was die Menschen zum Weinen bringt. Nun sind die Flüssigkeiten mit der Durchdringung und Pflege aller Körperöffnungen betraut, und wenn nun die Flüssigkeiten nach oben steigen bei geöffneten Flusswegen, setzt das Weinen bei den Menschen ein. Hält dies über längere Zeit vor, kommt es zu einer Erschöpfung der Körperflüssigkeit, und dann wird auch das reine Qi (Essenz) für die Durchdringung und Pflege des gesamten Körpers erschöpft. Dann kann man auch nicht mehr sehen, was man dann 'Verlust an Essenz' (jing) nennt. Dann tonisiere man die Punktstelle Tianzhu (Bl 10), die sich seitlich des Nackens befindet."*[265]

<u>Ling Shu 28:</u>

*„Bei Neigung des Kopfes aufgrund nachgelassener Vitalität nadele man die Punktstellen im Bereich der sich teilenden Muskeln da, wo die betroffene Gegend tatsächlich liegt; Weinen und Tränenausbruch sind durch Tonisieren der Punktstelle Tianzhu (Blase 10) zu behandeln. "*[266]

<u>Ling Shu 28:</u>

*„Ist daher das obere Qi in einem Zustand des Mangels, wird es folglich auch zu Mangelerscheinungen des Qi im Gehirn, zu Ohrensausen, Schiefneigung des Kopfes und Schwindelgefühl kommen."*

<u>Ling Shu 34:</u>

*„Bei einer Qi-Störung des Kopfes behandle man die Punktstellen Tianzhu (Blase 10) und Dazhu (Blase 11);*

[264] *ebd. S.134*

[265] *Schmidt, Wolfgang G.A., Lingshu oder die wundersame Türangel, S.161*

[266] *ebd. S.163*

*wenn sich keine Besserung zeigt, ziehe man die Xing- und Shu- Punktstellen am Taiyang des Fußes heran (Blase 66 und Blase 65).*[267]

Su Wen 32:

*„Eine Hitzeerkrankung mit anfänglichen Symptomen im Kopfbereich ist durch Nadelung des Taiyang-Meridians des Fußes zur Veranlassung von Schweißausbruch zu behandeln, welches zu einer Heilung der Krankheit führt."*[268]

**Handbuch Akupunktur**

- Schwindel, Unfähigkeit der Beine, den Körper zu stützen, plötzliche Muskelkontraktionen, Körperschmerzen.
- Schmerzen und Schweregefühl des Kopfes, Kopfschmerzen, Kopf-Wind, Steifheit des Nackens mit Unfähigkeit den Kopf zu wenden, Schulter-und Rückenschmerzen, Schmerzen im Auge, als ob es platzen würde, Rötung der Augen, verschwommenes Sehen, Tränenfluss, Schwellung des Halses mit erschwertem Sprechen, verstopfte Nase, Verlust des Geruchssinns, fieberhafte Erkrankung mit Schweißlosigkeit.
- Manie, unaufhörliches Reden, sieht Geister, Epilepsie, kindliche Epilepsie, aufwärts starrende Augen.[269]

## 7.6 Der Bezug zu den Fünf Elementen

### 7.6.1 Das Wasser und die Angst

Wie alles Leben aus dem Wasser kommt, ist das Wasser auch Ursprung des Menschen.

Das Wasser ist das Element, das uns in unserer Existenz verankert. Das Dao, der Weg und die Bestimmung aller Dinge und auch unseres eigenen Lebens, wird im Dao de Jing mehrfach mit dem Wasser verglichen.

*„Höchste Güte ist wie das Wasser.*
*Des Wassers Güte ist es,*
*allen Wesen zu nützen ohne Streit.*
*Es weilt an Orten, die alle Menschen verachten.*
*Drum steht es nahe dem Sinn (Dao)."*
*Tao te king, Kapitel 8* [270]

Das Wasser als der Sitz des Unbekannten, des Verborgenen, unseres Unterbewusstseins und auch unserer Abgründe. So wie wir die Tiefen der Ozeane zum großen Teil noch nicht erforscht haben, können auch in uns ungeahnte Persönlichkeitsanteile schlummern, denen wir uns nur in Extremsituationen stellen müssen oder die wir in tiefer Meditation erfahren können, die wir aber in der Regel lieber vermeiden. So wie wir es auch vermeiden, uns mit dem Tod auseinanderzusetzen.

[267] *ebd. S.179*

[268] *Schmidt, Wolfgang G.A., Der Klassiker des Gelben Kaisers zur Inneren Medizin, Einfache Fragen, S.182*

[269] *Deadman, Peter, Al-Khafaji, Mazin, Baker, Kevin, Handbuch Akupunktur, S. 263*

[270] *Wilhelm, Richard, 1978, Laotse – Tao te king, Text und Kommentar, S. 48*

Im Lebenszyklus gehört der Tod zum Wasserelement.

Jede Nacht erleben wir einen kleinen „Tod" im Schlaf. Wir sind uns in der Regel nicht bewusst über diese Zeit der Regeneration.

Aber die Nacht kann auch die Zeit der Angst bedeuten. Dann liegen wir stundenlang wach und steigern uns in Ängste hinein. Jeder Maulwurfhügel wird dann zum Mount Everest.

Menschen mit einer Schwäche im Wasser wachen häufig schon mit Angst auf. Entsprechend der Organuhr liegt die Minimalzeit der Niere zwischen 5 und 7 Uhr morgens. Das heißt, dass sie in dieser Zeit am schwächsten ist und schwächebedingte Symptome eher auftreten. Dazu gehört auch die Angstneigung. Je schwächer die Niere, umso größer die Angst. Oft kann sich die Angst nach dem Aufstehen wieder legen. Die bejahte Frage nach der morgendlichen Angst bestätigt oft die vermutete Diagnose eines schwachen Wasserelementes. Dieser einem Nieren-Yin Mangel geschuldete Zustand der Angst-Erregung kann sich auch in einem morgendlichen erhöhten Blutdruck zeigen. Das Yin der Niere ist dann zu dieser Zeit am schwächsten und kann das Yang nicht ankern.

Das Wasser ist zugleich das stärkste und das schwächste Element, wobei seine Schwäche seine Stärke ist.

*„Auf der ganzen Welt*
*gibt es nichts Weicheres und nichts Schwächeres als das Wasser*
*und doch, in der Art, wie es dem Harten zusetzt,*
*kommt nichts ihm gleich.*
*Es kann durch nichts verändert werden.*
*Das Schwaches das Starke besiegt*
*und Weiches das Harte besiegt,*
*weiß jedermann auf Erden,*
*aber niemand vermag danach zu handeln."*
*Tao te king, Kapitel 78* [271]

Hier wird die Fähigkeit des Wassers beschrieben, sich anzupassen, ohne sich selbst zu verlieren. Gelingt diese Lebenseinstellung, die unter dem daoistischen Begriff wú wéi (無為), „Handeln durch Nichthandeln", bekannt ist, kommen wir sozusagen immer gut durch. Es bedeutet soviel, dass wir uns nicht gegen den Fluss des Lebens stellen, sondern mit der Strömung schwimmen.

Das Leben ist wie das Wasser im ewigen Kreislauf von Leben und Tod in fortdauernder Veränderung.

Sind wir im Wasserelement verankert, können wir uns dem Fluss des Lebens mit Urvertrauen hingeben. Das Gegenteil von dieser Hingabe ist Angst.

Wir fürchten uns vor der Unvorhersehbarkeit, vor dem Nichtwissen, was hinter der nächsten Flussbiegung wartet, vor der Ungewissheit über den Tod. Oft ist bei ängstlichen Menschen die Angst vor dem Leben sogar größer als die vor dem Tod.

Das Wasser symbolisiert unsere Ressourcen, ein Reservoir, das uns von der Zeugung an zur Verfügung steht und dem Jīng (精), der Essenz, entspricht.

Es ist die Quelle unserer Kraft, aus der wir unablässig schöpfen. Aber es ist nicht unerschöpflich. Da der Prozess des Lebens ständig Tribut fordert, gibt es im Wasserelement kein „Zuviel".

Haben wir uns verausgabt, sind wir „erschöpft". Wir haben unsere Reserven verbraucht und fühlen uns dem Leben nicht mehr gewachsen.

[271] *Wilhelm, Richard, 1978, Laotse – Tao te king, Text und Kommentar, S. 121*

Wir haben Angst, irgendwohin und vor allem unter Menschen zu gehen. Wir entwickeln alle möglichen Phobien. Dazu kommt die Angst vor der Angst in der Form von Panikattacken. Auch die Angst vor materiellem Verlust gehört dazu, in ständiger Furcht, alles zu verlieren.

In der chinesischen Medizin gibt es zwei Begriffe für Angst:

Angst (kŏng 恐) und Schrecken (jīng 驚) sind die dem Wasser zugeordneten Emotionen.

- kŏng 恐: Im Schriftzeichen für sehen wir unten das Herz und darüber links das Zeichen für Arbeit und rechts eine schlagende Hand. Das Herz schlägt höher bei Angst. Menschen, die unter chronischer Angst leiden, haben oft einen erhöhten Blutdruck und auch einen erhöhten Puls.
- Jīng 驚: Das Schriftzeichen hat unten das Pferd, ein bekanntlich schnell nervös reagierendes Tier, und oben eine vor Schreck vorgehaltene Hand. Menschen, die ein geschwächtes Wasserelement haben und chronisch erschöpft sind, tendieren dazu sich schnell zu erschrecken. Sie sind extrem ruhebedürftig und der kleinste Laut kann sie schon so aus der Ruhe bringen, sodass sie zusammenzucken.

Die Angst ist die tiefste und die älteste aller Emotionen.

Wie das Jing, das in etwa unserer Vorstellung von dem Erbgut entspricht, von Generation zu Generation weitergereicht wird, so kann auch Angst, die in das Jing einfließt, quasi schon als vorgeburtlicher Aspekt von Anfang an bestehen. Ist in einer Familie seit Generationen Angst ein großes Thema, kann sich das auch in dem Neugeborenem manifestieren.

Auch die Zeit der Schwangerschaft hat einen Einfluss auf die seelische Entwicklung des Kindes. So kann zum Beispiel der Abtreibungswunsch der Mutter unbewusst erspürt werden und zu einer generellen Angstneigung eines Menschen führen. Wenn die Eltern zurzeit der Zeugung in Angst gelebt haben, kann sich dies auch entsprechend auswirken.

Hier ist es meiner Meinung nach wichtig, mit Respekt und Geduld die Ängste der Patienten zu akzeptieren und gleichzeitig die Lebendigkeit und den Lebenswillen zu fördern. Gerade dafür ist die Öffnung eines Himmelsfensters besonders geeignet, um wieder eine andere Sicht zu bekommen. Aber dies erfordert viel Zeit und Geduld.

**Fazit:**

Generell, und das betrifft die meisten Fälle in der Praxis, kann man sagen, dass je schwächer unser Wasser ist, um so größer die Angst ist und umgekehrt, je größer die Angst, um so mehr wird unsere Nierenkraft geschwächt und wir werden chronisch krank vor Angst.

Oft hilft es daher in der Praxis Patienten klar zu machen, dass ihre Ängste zum großen Teil durch die Verausgabung ihrer Kräfte entstanden sind. Erst wenn die Kräfte wieder regeneriert sind, kann die Angst abnehmen. Die Einsicht, dass es sich hier um ein energetisches Phänomen handelt, kann auch verhindern, dass man sich bezüglich der Ängste auch noch Selbstvorwürfe macht.

### 7.6.2 Das Wasser und der Rücken

Beide Meridiane des Wasserelements sind eng mit der Kraft des Rückens verbunden. Der mächtige Blasenmeridian deckt Nacken und Rücken ab.

Der innere Ast des Nierenmeridians verläuft vom Steißbein durch die untere Wirbelsäule bis zum Übergang vom dritten zum zweiten Lendenwirbel, versorgt also die gesamte lumbale Region und ist bei Lendenschmerzen immer beteiligt.

So ist es kein Zufall, dass die somatischen Auswirkungen von Angst sich auch in Rücken und Nacken manifestieren: die „Angst sitzt im Nacken", „es läuft einem kalt den Rücken hinunter", wir „ziehen den Kopf ein" (um den Nacken zu schützen), uns „steht das Wasser bis zum Hals".

Der Rücken ist der „nördliche", dunkle Aspekt des Körpers. Das Zeichen für Norden (běi 北,) zeigt zwei Menschen, die Rücken an Rücken stehen. Es findet sich auch in dem Schriftzeichen für Rücken (bèi 背) wieder, wo sich unter dem Zeichen für Norden noch das Zeichen für Körperteil befindet.

Wir können nicht sehen, was hinter unserem Rücken an Gefahren lauert. Viele Menschen sitzen gerne mit dem Rücken zur Wand, damit sie geschützt sind.

Doch macht uns der Rücken oft einen Strich durch die Rechnung, wenn wir uns zu sehr verausgaben und an unserer Nierenkraft zehren.

In der Praxis habe ich es häufig erlebt, dass Menschen, die vermeintlich sehr stark waren und Jahrzehnte lang alles gestemmt haben, plötzlich durch einen „Hexenschuss" außer Gefecht gesetzt werden. Häufig sind dies Frauen um die 40, die die Familie und Beruf managen, dazu noch Eltern oder Schwiegereltern pflegen und dabei immer noch gut aussehen müssen. Für ihre Umgebung sind sie wie eine Säule, die anscheinend nichts umwerfen kann.

Der Körper signalisiert, dass er nicht mehr mitmacht. Man ist plötzlich ohnmächtig, wie gelähmt. Dieses Gefühl kann eine große Verunsicherung und Ängste auslösen und sogar zu einer Lebenskrise führen. Solche Patientinnen können dann oft nicht mehr alleine in die Praxis kommen, weil sie allerlei Phobien entwickelt haben. Hier kann die Krise dazu führen, sich den Ängsten zu stellen und wieder zu einem neuen Lebensentwurf zu finden. Gerade in einer Lebenskrise kann der Himmelsfensterpunkt Blase 10 dabei helfen.

Hier kann man auch an den Punkt Blase 66 (*Das Tal durchdringen* (tōng gǔ 通谷) denken, den Wasserpunkt des Blasenmeridians, der in einer Krise unterstützend wirken kann.

### 7.6.3 Existenzielle Angst

Hier handelt es sich um sehr frühe Ängste, die oft schon seit Generationen vorgeburtlich veranlagt oder während der Schwangerschaft oder Geburt entstanden sind. Ein solcher Mensch kommt schon „ängstlich" auf die Welt. Nach J.R. Worsley ist sein konstitutionelles Element das Wasser. Das heißt nicht, dass er im Leben nicht vorankommen wird. Er wird nur immer wieder mit seiner Angst konfrontiert sein und diese überwinden müssen.

In der Praxis bedeutet dies, dass wir uns auf eine lange, geduldige Behandlung einstellen sollten. Solche Patienten müssen sich vor allem sicher fühlen. Es ist zudem wichtig, die Angst als eine existenzielle Angst anzuerkennen. Dies sind meiner Meinung nach keine Ängste, die über eine Verhaltenstherapie behandelbar sind. Eine tiefenpsychologische Therapie könnte eher hilfreich, wenn nicht sogar notwendig sein.

**Fallbeispiel: existenzielle Angst**

Ein Patient, den ich über lange Jahre behandelt habe, kommt wegen eines Schiefhalses in die Praxis. Es wurde rechtsseitig eine Verkürzung der Nackenmuskulatur festgestellt. Wenn er unter Stress ist, spürt er einen starken

Schmerz im Nacken und sein Kopf geht in eine krampfhafte Schiefstellung. Dies ist fast täglich der Fall. Oft spürt er gleichzeitig eine starke Verspannung im Brustwirbelsäulenbereich, vor allem zwischen den Schulterblättern und einen „tiefen Schmerz im Herzen". Er selbst sieht eine Verbindung zwischen seiner muskulären und emotionalen Spannung.

Vor einigen Jahren hatte er einen Schwächeanfall und entschloss sich daraufhin, eine psychoanalytische Therapie zu machen. Seit einiger Zeit hat er auch Gleichgewichtsstörungen.

Er verspürt oft einen Druck in der Kehle. Zudem ist sein Schlaf durch viele Albträume gestört und er empfindet morgens oft eine tiefe Müdigkeit.

Er ist von relativ kleiner Statur, aber hat einen muskulösen Körperbau. Sein Gesicht ist leicht „schwärzlich" mit sehr ausdrucksvollen Augen, die leuchten, wenn er über seine kreativen außerberuflichen Unternehmungen spricht. Er ist verheiratet und teilt mit seiner Frau viele Interessen.

Sein Blick ist intelligent und forschend, seine Mimik sehr ausdrucksvoll, nimmt aber zuweilen gequälte Züge an.

Er ist eher ruhig, spricht sehr artikuliert.

Lebensgeschichte: Er hat sehr viele traumatische Erfahrungen gemacht. Als er 30 Jahre alt war, erhängte sich sein Bruder, der unter schweren Depressionen litt. In diesem Zusammenhang stellten sich zum ersten Mal die Nackenschmerzen ein. Er fühlt sich doppelt traumatisiert, da bereits sein Vater Selbstmord durch Erhängen beging, als er 11 Jahre alt war.

Allein schon aufgrund seiner Geschichte als Jude ist seine Familie von vielen schwerwiegenden Traumata gezeichnet. Über Jahrhunderte war seine Familie immer wieder Progromen ausgesetzt. Er selbst wurde kurz nach dem Zweiten Weltkrieg geboren. Seine Eltern konnten sich zwar während der Nazizeit verstecken, aber die Angst überschattete das weitere Leben der Familie und meines Patienten bis heute.

Zunge: blass, groß, feucht, aufgerollte Ränder, rote Zungenspitze

Pulse: schwach auf Perikard und Niere und Blase, sonst leicht gespannt und dünn

**Behandlungen:**

- **Blase 10, Niere 10, Leber 8, Niere 3**
  Blase 10 ist in vieler Hinsicht der Punkt der Wahl, da er sowohl den Schiefhals als auch die existenzielle Angst behandelt. Die Kombination von Niere 10 und Leber 8 ist eine 4-Nadel-Technik, die die Niere im Ben Punkt stärkt und gleichzeitig die Leber entspannt und ankert. Niere 10 stellt zudem die Verbindung zum Sondermeridian dar, der bei Blase 10 endet. Niere 3 ist ein wichtiger Punkt bei Angst.

- **Du Mai 16, Dünndarm 16, Niere 3, Blase 58**
  Die beiden Himmelsfensterpunkte Du Mai 16 und Dünndarm 16 wirken gegen den Schiefhals. Niere 3 und Blase 58 bilden die Yuan-Luo-Verbindung zwischen Nieren- und Blasenmeridian und stärken sowohl den Rücken als auch den Geist.

- **Blase 10, Lunge 10, Perikard 7, Ren Mai 17, Blase 64**
  Lunge 10 und Perikard 7 wirken gegen Hitze in der Haut, Ren Mai 17 kombiniert mit Perikard 7 öffnet das Herz und stärkt die Liebe zu sich selbst. Blase 64, der Yuan-Punkt stärkt den gesamten Blasenmeridian.

- **Blase 10, Blase 40, Lunge 5, Niere 7**
  Hier werden oberer (Blase 10) und unterer (Blase 40) Vereinigungspunkt der Blase verbunden.
  Das gleichzeitige Sedieren von Lunge 5 und Tonisieren von Niere 7 löst Blockade zwischen Metall und Wasser und damit die Trauer.

### 7.6.4 Autoimmun- und neurologische Erkrankungen im Wasser Element

Das in der Niere gespeicherte Jing 精entspricht in vieler Hinsicht unserem Erbgut. Es wird von Generation zu Generation weitergereicht und bildet die Grundlage unseres Lebens von Geburt bis zum Tod. Das Jing bildet zusammen mit Qi und Shen die „drei Schätze“ (sān bǎo 三寶) unserer Existenz. Alle drei sind sogenannte „vorhimmlische Energien“, d. h. sie stellen universale Lebensbedingungen dar.

Wie das Wasser befindet sich das Jing unten und im Verborgenen und ist unergründlich. Inzwischen spielt die Erforschung unserer genetischen Konstitution eine wichtige Rolle bei dem Versuch, Krankheiten zu erklären oder auch vorherzusagen.

Auch in der alten chinesischen Medizin wusste man von verborgenen pathogenen Faktoren, die im Jing schlummern, und durch emotionalen oder physischen Stress oder auch durch extreme äußere Hitze, wie zum Beispiel auf einer Reise in die Tropen, geweckt werden können. Das bedeutet, dass, wenn wir zu sehr an unsere Substanz gehen oder auch im Alter, wenn das Jing schwächer wird, eine lange verborgene Krankheit zum Ausbruch kommen kann.

Alle neurologischen Erkrankungen werden dem Wasserelement zugeordnet. Das Jing hat auch die Aufgabe, das Mark und das Gehirn auszufüllen und zu versorgen. Bei einem Jing Mangel, der auch von Geburt an vorhanden sein kann, werden so auch geistige Behinderungen erklärt.

**Fallbeispiel: Multiple Sklerose**

Bei einer 49-jährigen Patientin wurde bereits vor 30 Jahren Multipler Sklerose diagnostiziert.

Die Erkrankung begann mit Abiturstress während einer gleichzeitig extremen und sehr wilden Zeit u. a. mit langen Nächten als Bandsängerin. Bis heute merkt man ihr ihre Erkrankung selten an. Sie macht viel Sport, hat einen interessanten Beruf, ist unternehmungslustig und lebt in einer guten Beziehung.

Dennoch verbergen sich in ihr starke existenzielle Ängste, die sie mit ihrem fast unerschütterlichen Humor überspielt.

Sie berichtet von einem Elternhaus, das wenig Unterstützung und Halt bot.

Über die Jahre gab es immer wieder Episoden mit Symptomen wie intermittierender Gangunsicherheit, die sie selbst als „tapsigen“ Gang bezeichnet. In den schlimmsten Phasen kommt es zum kurzfristigen Aussetzen der Kontrolle über ihr linkes Bein beim Gehen. Dies ist begleitet von Sensibilitätsstörungen in den Füßen und Taubheitsgefühlen in beiden Fußsohlen. Meistens kommen Stiche wie Stromschläge im hinteren Oberschenkel hinzu. Bisher haben diese Symptome immer nach großem Stress eingesetzt.

Bevor sie vor acht Jahren umzugsbedingt zu mir kam, hatte sie bereits acht Jahre lang Akupunkturbehandlungen bekommen. Die Behandlungen in meiner Praxis finden auf wöchentlicher oder zweiwöchiger Basis statt.

Nach einer längeren Pause berichtet sie von einem schlechten MRT-Befund. Sie hatte extreme Gleichgewichtsstörungen mit Drehschwindel und ist hingefallen, wobei sie sich ein überdehntes Band am linken Fuß zugezogen hatte. Sie hat wieder einen „tapsigen“ Gang. Links spürt sie entlang des hinteren Oberschenkels Stromstiche und sie kann das linke Bein oft nicht kontrollieren. Das linke Auge ist entzündet und sie hat das Gefühl, als würde eine „Matsche“ darauf liegen.

Dieser letzte Schub hat dazu geführt, dass sie 5 Tage lang Injektionen mit 1000 mg Cortison bekommen musste.

Sie wirkt sehr verzweifelt. Sie kann sich die letzte Zeit nicht gegen ihre Ängste wehren und spricht von Momenten, wo sie sich sehr lebensmüde gefühlt hat.

Unser Gespräch ergibt, dass sie seit einem Jahr unter großer Belastung stand, u. a. durch den Tod ihres Vaters, durch eine fordernde Mutter, durch ihre Hochzeit und durch den gerade bewältigten Umzug, der viele Probleme mit sich brachte. Dazu kamen große berufliche Anforderungen und finanzielle Unsicherheiten. Dies hat ihre Kräfte gänzlich aufgebraucht.

**Eine beispielhafte Behandlung:**

**Kombination Blase 10, Blase 1, Blase 40, Blase 67, D-Punkt nach Namamoto**

An diesem Tag behandele ich als ersten Punkt Blase 10, wobei sie sofort eine klarere Sicht bemerkt. „Die Matsche ist weg.“ Dazu nadele ich Blase 1 kurz an und setze Nadeln in Blase 40. Zusammen mit Blase 10 soll er helfen, das Gleichgewicht zu verbessern. Den Tonisierungspunkt Blase 67 nehme ich hinzu, um insgesamt den Blasenmeridian zu stärken und wegen seiner besonderen Wirkung als Fernpunkt auf die Augen. Dazu nadele ich den D-Punkt gemäß der Schädelakupunktur nach Namamoto rechtsseitig um die motorische Kontrolle über das linke Bein zu verbessern. Zum Schluss moxe ich noch Ren Mai 4 um ihre Ressourcen wieder aufzufüllen.

### 7.6.5 Erkrankung im Wasserelement nach traumatischer Trennung

**Metall und Wasser**

In dem Sinne, dass das Kind die Symptome zeigt, wenn die Mutter krank ist, kann auch ein geschwächtes Metall, z. B. nach einer Trennung, die Ursache für eine Erkrankung des Wassers sein.

Wie bereits im Kapitel 28 des Ling Shu beschrieben, kann übermäßiges Weinen und Schluchzen zur Beeinträchtigung der Sehkraft führen.[272]

Starke Trauer kann meiner Erfahrung nach auch Autoimmunerkrankungen triggern.

Eine Patientin erlitt nach einer traumatischen Trennung von ihrem Freund zunächst eine Nierenbeckenentzündung und wurde kurz darauf mit Multiple Sklerose diagnostiziert, die sehr aggressiv und rapide verlief.

Eine andere junge Patientin mit einer sehr emotionalen Persönlichkeit, konnte ein halbes Jahr nach einer Trennung nicht aufhören zu weinen. In dieser Zeit entstand ihre Rheumaerkrankung.

**Fallbeispiel: traumatische Trennung**

Der Patient ist Anfang 40. Er ist sehr freundlich und spricht bereitwillig über seine Gefühle. Er wirkt kleiner und schwächer als es seiner objektiven Größe entspricht. Insgesamt macht er einen sehr gedämpften und kraftlosen Eindruck.

Er leidet oft an Hinterkopfschmerzen. Morgens wacht er häufig bereits mit Nackenschmerzen auf. Wenn der Stress eine gewisse Schwelle erreicht, hat er das Gefühl, ihm würde das Genick abbrechen.

[272] *s. Indikationen*

Er spürt eine große Erschöpfung. Er „geht auf dem Zahnfleisch“.

Er schläft schlecht und hat immer wieder Albträume.

Sein Rücken ist schwach, besonders im Bereich der Lendenwirbelsäule und er leidet an einer chronisch schwachen Blase bei Anspannung. Ihm ist oft kalt, insbesondere an Rücken und Füßen. Er fühlt sich oft unsicher und ängstlich.

Vor Jahren erkrankte er an Hodenkrebs. Beide Seminome waren operabel und wurden mit Strahlentherapie behandelt.

Seine Frau hatte sich damals von ihm getrennt, was sehr traumatisch für ihn war. Auch heute noch leidet er darunter, dass seine ehemalige Frau die gemeinsame Tochter dahingehend beeinflusst, dass sie kaum Kontakt zu ihm hat. Er fühlt sich dieser Situation gegenüber hilflos ausgeliefert.

Inzwischen hat er eine neue Lebenspartnerin, ist in einer Selbsthilfegruppe und hat seine Tochter wieder öfter gesehen, aber er braucht noch Unterstützung dabei, seine Kraft wieder aufzubauen.

Zunge: blass, livide, rote Zungenspitze

Pulse: auffallend schwach auf Niere und Blasenposition

**Einige Behandlungen**

- **Blase 10, Niere 3, Blase 64, Moxa Ren Mai 4**
  Als erstes wird Blase 10 mit den beiden Yuan-Punkten des Wassers (Niere 3, Blase 64) kombiniert, um das Wasser grundsätzlich zu stärken. Beide stärken auch den Rücken.
  Moxa auf Ren Mai 4 ist durch die Kälte indiziert.

- **Blase 10, Niere 1, Blase 67, Moxa Ren Mai 6**
  Niere 1 und Blase 67 wirken als Tonisierungspunkte stärkend. Yong quan, *Sprudelnde Quelle* ist zudem ein Punkt, der antidepressiv wirkt und die Kraft stärkt, wieder neu anzufangen.
  Moxa auf Ren Mai 6, qi hai, *Meer des Qi* unterstützt diese aufrichtende und hebende Wirkung.

- **Blase 10, Niere 4, Herz 5, Magen 25, Moxa Ren Mai 3**
  Niere 4 (*Große Glocke,* dà zhōng 大鐘), Herz 5 (*Verbindung nach Innen* tōng lǐ 通里) und Magen 25 (*Himmelsachse*, tiān shū 天樞) kombiniert mit Ren Mai 3 (*Zentrale Achse,* zhōng jí 中極) stärkt die Wasser/Feuer Achse und hilft der inneren Aufrichtung.

### 7.6.6 Altersschwäche – schwaches Metall bringt wenig Wasser hervor

Im Alter herrschen die Elemente Metall und Wasser vor, wobei das Metall das Wasser hervorbringt. Es ist daher wichtig in dieser Zeit das Metall zu stärken indem man die Atmung verbessert.

Das Konzept der Langlebigkeit (shòu 壽) spielt von jeher in der chinesischen Kultur eine große Rolle.

In seinem Beitrag zu dem Band „Der ältere Mensch in der chinesischen Medizin“ schreibt Henrik Jäger:

*„Seit Beginn der Menschengeschichte war ein langes, gesundes und erfülltes Leben eher die Ausnahme. In China suchten Medizin und Philosophie schon sehr früh nach Wegen, die es dem Menschen ermöglichen*

*würden, „ans Ende ihrer Jahre zu leben“ und ein Alter zu erreichen, indem sie die Früchte menschlicher Reifung und Erfahrung ernten können. Auch, wenn Weisheit nicht nur als Privileg alter Menschen gesehen wurde, so war das Altwerden erstrebenswert, barg es doch die Möglichkeit der „Erfüllung des Schicksals“ durch Entwicklung des in der Natur des Menschen angelegten Potenzials.“*[273]

Um ein langes Leben zu erreichen, spielen die Übungen des yǎngshēng 養生, der „Pflege des Lebens“, auch als „Pflege des (langen) Lebens“ übersetzt, eine zentrale Rolle.

Yǎngshēng beinhaltet Techniken wie Meditation, Qi Gong und Taiji, die Körper und Geist stärken. Sie regulieren den Atem, stärken die Lunge und beleben den natürlichen Fluss der Lebenskräfte wieder neu.

Regelmäßiges Üben und eine gute Ernährung dienen dazu, ein langes, erfülltes Leben zu führen.

**Fallbeispiel: Schwindel im Alter**

Eine 82-jährige Patientin kam zu mir zur Behandlung, nachdem sie einen Zusammenbruch erlitten hatte, der im Krankenhaus behandelt werden musste. Sie hatte jahrelang ihren demenzkranken Mann gepflegt, der eine Form der Erkrankung hatte, die ihn körperlich aggressiv werden ließ. Als dies unerträglich wurde, musste sie sich entscheiden, ihn in ein Heim zu geben. Ihre Kinder und Enkelkinder unterstützen sie sehr, aber sie kommt dennoch schlecht mit dem Alleinsein zurecht.

Sie hat eine gute Ausstrahlung, ist sehr schlank und hat einen noch jugendlichen Körper. Sie tanzt Tango und unterrichtete bis vor kurzem noch Gymnastik.

Vor allem hat sie noch einen sehr wachen Geist und zeigt eine großartige Gedächtnisleistung.

Mit 82 Jahren leidet sie zunehmend unter Schwindel und schlechten Augen.

Der Schwindel ist „ständig da“. Er tritt vor allem bei Drehbewegungen und beim Treppensteigen auf.

Die Augen sind zu trocken, schnell ermüdet und angestrengt, sie kann nicht lange lesen. Das linke Auge wurde bereits operiert, um einen Abfluss zu gewähren.

Sie ist zunehmend traurig und leidet sehr unter ihrer Einsamkeit.

Zunge: dünn, trocken, kleine verteilte Risse besonders im Lungenbereich und in der Mitte

Pulse: oft leicht gespannt, untere Positionen auf beiden Seiten tief und schwach

Die Behandlung zielt einerseits auf die Unterstützung des Metallelementes, das durch die Trauer geschwächt ist. Andererseits erfolgt die Stärkung des Wassers, insbesondere der Augen und des Gleichgewichts durch Punkte wie Blase 10, Blase 40 und Blase 1 und Niere 6. Außerdem ist es wichtig, ihr Feuer und ihre Lebensfreude durch die Behandlung von Ren Mai 22 und Yin Wei Mai anzusprechen.

Der Patientin wurde zusätzlich empfohlen, Qi Gong Übungen zu machen.

**Einige Behandlungen**

- An diesem Tag war sie sehr traurig. Die Pulse waren relativ gespannt.
  **Lunge 5, Niere 7, Lunge 3, Dickdarm 18**
  Die Lösung der Blockade zwischen Metall und Wasser wird durch das beidseitige Sedieren von Lunge 5 und das beidseitige Tonisieren von Niere 7 erreicht (4-Nadel-Technik bei Blockade zwischen Mutter und

[273] *Jäger, Henrik, Die „Pflege des Lebens“ (yangsheng) im Werk des Mengzi, in: Noll, Andreas, Ziegler, Birgit (Hrsg.), Der ältere Mensch in der chinesischen Medizin, S. 205*

Kind). Die Trauerbehandlung wird zudem durch den Einsatz der beiden Himmelsfensterpunkte des Metalls Lunge 3 und Dickdarm 18 unterstützt.

- Sie unternimmt wieder mehr und geht wieder schwimmen.
  Der Schwindel tritt ab und an auf. Sie sieht weiterhin sehr schlecht und hat sehr trockene Augen.
  **Blase 1, Blase 10, Niere 6, Blase 40**
  Die Kombination von Blase 1 (*Augenglanz,* jīng míng 精明) und Blase 10 befeuchtet die Augen und stärkt die Sehkraft. Auch Niere 6 (*Erleuchtetes Meer*, zhào hăi 照海) bringt Feuchtigkeit zu den Augen. Blase 40 (*Unterstützende Mitte*, wĕi zhōng 委中) behandelt den Schwindel, indem über den Sondermeridian die Stütze von unten gefestigt wird.

- Ihr geht es gut, vor allem in ihren Beziehungen zu ihren Kindern und Enkelkindern. Der Schwindel hängt ihrer Meinung nach von ihren Ängsten ab und ist jetzt seltener aufgetreten. Sie hatte gestern etwas „Herzrumpeln".
  **Blase 10, Ren Mai 22, Milz 6, Magen 36, Ren Mai 4 moxen**
  Ren Mai 22 beruhigt das Herz, Milz 6 und Magen 36 stärken die Erde, Moxa auf Ren Mai 4 das Wasser.

- Sie fühlt sich zufrieden und gut, hat wieder viel getanzt und wünscht sich allgemeine Entspannung.
  **Perikard 6, Leber 3, Milz 6, Du Mai 23**
  Die „4 Tore der Frau", Perikard 6 und Leber 3 entspannen das Qi, Milz 6 stärkt das Qi, und Du Mai 23 wirkt beruhigend auf den Geist.

## 7.7 Wichtige Punkte und Punktkombinationen

**Kombination: Blase 10 und Blase 40 bei Angst, Rückenschmerzen oder Schwindel**

**Blase 40 (*Unterstützende Mitte*, wei zhong 委中)**

Erdpunkt

Ma Dan-yang himmlischer Sternpunkt[274]

Meisterpunkt des gesamten Rückens

Funktionen:

- Stärkt Lenden und Knie, schmerzhafte geschwollene Lenden, schmerzende Beine durch Blutstagnation, untere Rückenschmerzen, Steifheit der Hüften
- Befreit von Meridianblockaden, besonders bei akuten Fällen und Fülleschmerzen
- Kühlt das Blut (Hauterkrankungen, Geschwüre und Ausschläge vor allem auf dem Rücken – Hautkrankheiten durch Bluthitze)

[274] *Ma Dan Yang (ursprünglich Ma Yu) war ein berühmter Daoist. Dan Yang (丹陽)bedeutet "Zinnober Yang" oder "Yang Elixier". Bei den Ma Dan Yang Stern-Punkten handelt es sich um meist sehr bekannte Punkte mit überragender Bedeutung. Zu ihnen zählen: Ma 36, Ma 44, Di 4, Di 11, Bl 40, Bl 57, Bl 60, Le 3, Gb 30, Gb 34, He 5 und Lu 7*

- Hilft der Blase bei Enurese und Brennen beim Wasserlassen
- Entspannt die Sehnen und befreit die Luo-Gefäße

Als Abzweigstelle des Sondermeridians von Niere und Blase hat Blase 40 eine direkte Verbindung zu Blase 10. Von hier aus wird das Yang Qi der Niere nach oben gebracht.

Die Wirkung von Blase 10 auf die Angst wurde bereits diskutiert. In dem Erdpunkt der Blase, Blase 40, findet er dabei Unterstützung. Beide Erdpunkte des Wassers, Niere 3 und Blase 40, wirken gegen Angst. Dies erklärt sich daher, dass die Erde über den Ke-Zyklus das Wasser kontrollieren kann. Durch Ruhe, Kraft und Besonnenheit im Denken stützt sie ein schwaches Wasser, in dem sie eine überschwemmende Angst eindämmt, so wie die Sandsäcke bei Überflutungsgefahr.

Blase 40 kann von den Knien aus den Rücken unterstützen. Er wirkt auch gegen Angst und die damit verbundene Anspannung (weiche Knie, zu wenig Rückgrat)

Hierzu schreibt Josef Viktor Müller:

*„Der Erdpunkt lockert somit eine unmäßige Anspannung, die sich in einem abgehackten Fließen der Blasenleitbahn äußert. Kapitel 8 Ling Shu, Wurzel im Geist, erklärt dazu ausdrücklich, dass die Ursache hierfür im emotionalen Bereich zu suchen ist, im konkreten Fall in einer angsterfüllten Haltung, welche das Fließen im Blasenkanal behindert. Die Nieren werden durch Angst geschwächt und der Yang-Partner Blase versucht oft durch Anspannung zu kompensieren. Blase 40 als Erdpunkt bringt, auf der Shen Ebene eingesetzt, den Shen Aspekt des reflektiven Überdenkens, Yi, ins Spiel, welcher Angst überwindet (Kapitel 5 Su Wen).“* [275]

**Rücken**

Blase 40 ist der Meisterpunkt des gesamten Rückens. Dies erklärt sich auch dadurch, dass hier die beiden Äste des Blasenmeridians zusammenfließen, was diesem Punkt besondere Kraft verleiht.

Er wirkt dabei besonders auf die Lendenwirbelsäule und ist wahrscheinlich der am meisten genutzte Punkt bei Lumbago.

Im Ling Shu 8 heißt es:

*„Die Nieren sind die Lagerstatt des Willens, und ständige Aufgeregtheit führt zu einer Verletzung des Willens, und ist dieser verletzt, kommt es zu Vergessen von dem, was man vorher bereits gesagt hat, Unfähigkeit zum Anziehen oder Strecken der Lenden und des Rückgrats.“* [276]

Hier werden die Auswirkungen einer schwachen Niere sowohl auf die psychischen und mentalen Kapazitäten als auch auf den Rücken beschrieben.

**Schwindel**

Die Behandlung von Schwindel ist bereits unter „Qualifikationen“ beschrieben.

[275] *Müller, Josef Viktor, 2001, Den Geist verwurzeln, die Namen der Akupunktur-Punkte als Bindestrich der Psychosomatik, S. 164*

[276] *Schmidt, Wolfgang G.A., 2008, Lingshu oder die wundersame Türangel, S. 69*

## Kombinationen aus der Praxis

| | |
|---|---|
| Blase 10, Niere 7, Blase 40, Niere 1 | Schwindel bei Beugen und Heben des Kopfes |
| Blase 10, Basel 6 (cheng guang, Das Licht Empfangen, Blase 7 (tong tian Verbindung zum Himmel), Niere 3, Blase 64 | Demenz, Augenprobleme |
| Blase 10, Niere 3, Leber 3 | Schlechtes Sehen durch Anspannung |
| Blase10, Blase 40, Niere 3, Niere 7 | Angst mit Kälte und Schwäche unten; Gleichgewichtsstörungen |

# 8 風府

## 8. DU MAI 16 – Fēng Fŭ

### Palast des Windes

Lage:

am inferioren Rand des Okziput auf der Mittellinie

Qualifikationen:

- Treffpunkt von Du Mai mit dem Yang Wei Mai
- Treffpunkt von Du Mai mit dem Blasenmeridian
- Sammlungspunkt des Wei Qi (Abwehr-Qi)
- Punkt des „Meer des Markes“
- Sechster Dämonenpunkt von Sun Si Miao

Funktionen:

- Zerstreut Äußeren Wind
- Beseitigt alle äußeren Pathogene
- Löscht inneren Wind
- Klärt Hitze von Kopf und Augen
- Weckt den Geist
- Nährt das Meer des Markes
- Klärt das Gehirn
- Öffnet die Sinnesorgane
- Wirkt gegen heißen Schleim

Fünf Elemente Einordnung:

- Wasser-Holz-Feuer

## 8.1 Die Bedeutung des Namens fēng fŭ

**fēng 風:** Wind, Wind-Übel, Sitte, Brauch, Gerücht (man bekommt „Wind" von etwas)
Das Schriftzeichen zeigt als Rahmen ein Tor, durch das ein Insekt (虫 chóng, Insekt oder Wurm) fliegt. Dies geschieht zum Frühlingsbeginn (lì chūn 立春) am 4. Februar, wenn der Wind zu blasen beginnt und die Insekten geboren werden und damit auch die Krankheiten.

Nach Elisabeth Rochat de la Vallée stellt der Wind das Tor dar, über welches die Insekten den Menschen angreifen.

Deutet man die Insekten (虫 chóng) als Krankheitskeime (die Existenz von Mikroorganismen war damals noch nicht bekannt), ist somit der Wind Träger und gleichzeitige Ursache für viele Erkrankungen, die quasi angeflogen kommen. Zusätzlich hat er auch eine beschleunigende Wirkung bei der Ansteckung und Verbreitung von infektiösen Erkrankungen.

**fŭ 府: Palast, Schatzkammer, Archiv, Bücherei**
Das Schriftzeichen zeigt außen ein Gebäude und darunter eine Hand, die einem Menschen etwas gibt. Es beschreibt einen Ort, in dem etwas Wichtiges und Wertvolles gesammelt und gespeichert und von dort aus ausgegeben wird.

**fēng fŭ 風府: Palast des Windes**
Der Name „Palast des Windes" weckt die Assoziation eines mythischen, von Geistern bewohnten Ortes. Die Geräusche des Windes muten wie deren schaurige Stimmen an. Die Fahnen wehen hoch über dem kargen Land, wo nur der Wind zuhause ist.

Dieser hoch auf dem Berge gelegene Palast strahlt drohende Gefahr aus. Ein Ort, von dem man sich besser fernhält.

### 8.1.1 Der Wind allgemein

In der chinesischen Medizin gelten die klimatischen Faktoren Wind, Kälte, Wärme, Feuer, Feuchtigkeit und Trockenheit von je her als pathogene Faktoren.

Der pathogene Wind wird als Hauptursache von sogenannten äußeren Erkrankungen gesehen, da alle anderen pathogenen Faktoren wie Kälte, Hitze, Feuchtigkeit und Trockenheit des Windes bedürfen, um einzudringen.

Wind-Kälte und Wind-Hitze sind besonders häufige Verbindungen und entsprechen einer Erkältung beziehungsweise einer Grippe.

Solche Ansichten sind uns im Westen fremd. Klimatische Faktoren gelten hier in der Regel nur als Einflüsse auf eine Erkrankung, aber nicht als Ursache, wie im Orient.

Auch den Heuschnupfen kann man in Wind-Kälte (Frühblüher-Allergie) und Wind-Hitze (Spätblüher-Allergie) unterteilen. Die Kälte zeigt sich dabei durch tränende Augen und Fließschnupfen, die Hitze durch brennende und juckende Augen und verstopfte Nase.

Von den klimatischen Faktoren ist der Wind der aggressivste. Er ist dem Holzelement und dem Frühling zugeordnet. Er hat die Eigenschaft, plötzlich und schnell zu sein und sich unberechenbar von Ort zu Ort zu bewegen. So werden auch ständig den Ort wechselnde Schmerzen, Hautausschläge oder Empfindlichkeiten als „Wind-Erkrankung" bezeichnet.

Extremer Wind ist zerstörerisch. Der *Größte Wind* (tài fēng 太風) hat auch in unserem Sprachgebrauch als „Taifun" Eingang gefunden. Beim Menschen entspricht dieser „Taifun" dem „Inneren Wind", der z. B. beim Schlaganfall tödlich sein kann.

So wird der Wind in der chinesischen Kultur und Medizin als ein Übel gesehen, vor dem man sich besonders schützen sollte.

Der Wind greift immer oben an. Man schlägt den Kragen hoch oder trägt gleich ein Halstuch oder sogar Ohrenschützer aus der Angst heraus, sich zu erkälten.

Wind kommt plötzlich und in Böen und ist durch schnelle Veränderung gekennzeichnet.

Wenn der Wind angreift, wird die Oberfläche gestört. Dies lässt sich z. B. daran erkennen, dass die Nase läuft und die Augen tränen, also Flüssigkeiten unkontrolliert austreten. Dies ist zum Beispiel bei dem Frühblüher-Heuschnupfen der Fall, der aus einem Wind-Kälte-Angriff heraus entsteht. Man sollte also bei Patienten mit diesen Symptomen daran denken, den Wind auszuleiten.

Wind kann aber auch weiter nach innen eindringen und sich in den Leitbahnen oder sogar Organen festsetzen. Ein typisches Beispiel für das Eindringen in die Leitbahnen ist, wenn sich jemand einen „Zug" holt und anschließend seinen Hals nicht mehr drehen kann, da die gesamte Region blockiert ist.

Eine klassische Methode, den Wind aus den Leitbahnen zu befreien, ist das unblutige Schröpfen. Hier wird der „Wind" quasi „abgesaugt".

Vor allem ist hier Du Mai 16 der Punkt der Wahl. Zusammen mit Ren Mai 24 wird er mehrfach durch gleichzeitiges Zwirbeln der Nadel hinten und vorne aktiviert, wobei die Patientin oder der Patient nach jeder Anwendung den Kopf weiter nach hinten drehen kann - eine sehr effektive Behandlung!

Im Su Wen, Kapitel 42, der „Abhandlung über Krankheiten des Windes" werden alle möglichen Auswirkungen des Windes beschrieben.

Hier heißt es unter anderem:

*„Wenn Wind-Qi in der Haut gespeichert wird, dann kann es nicht in das Innere vordringen und es kann auch nicht nach Außen wegfließen. Wind hat die Eigenart konstanter Bewegung und Veränderung. Wenn die Furchenstrukturen (Poren) geöffnet sind, kommt ein Gefühl auf, als sei man (kalt) übergossen worden. Sind sie geschlossen, dann fühlt man sich heiß und steht unter mentalem Druck."*[277]

Der unter der Haut eingeschlossene Wind erklärt auch, warum generelles Jucken der Haut, auch wenn nicht eine allergische Reaktion auf einen äußeren Reiz zugrunde liegt, als eine „Wind-Erkrankung" bezeichnet wird und durch Wind ausleitende Punkte wie Du Mai 16, Gallenblase 20 und Leber 1 oder Lunge 11 behandelt werden kann. Oft sind Patienten, die unter diesem generellen Jucken leiden, auch etwas „durch den Wind".

Hier könnte auch unterdrückter Ärger eine Rolle spielen, als etwas, das einen „juckt".

### 8.1.2 Die Erkrankungen des „Inneren Winds"

Hier handelt es sich um Erkrankungen, die alle durch die Eigenschaften des Windes gekennzeichnet sind, deren Genese aber von „Innen" und nicht von „Außen" kommt.

[277] *Unschuld, Paul U., Antike Klassiker der Chinesischen Medizin, Huang Di Nei Jing Su Wen, S.247*

In den meisten Fällen sind dies Erkrankungen, die sich über längere Zeit anbahnen und zu einem aufsteigenden Wind führen, der plötzlich und mit Gewalt durchschlagen und das Gehirn angreifen und schädigen kann. Dies wird in der chinesischen Medizin als Hirnwind (nǎo fēng 腦風) bezeichnet.

Du Mai 16 ist die letzte Instanz, um diesen „Hirnwind" zu verhindern.

Da er gleichzeitig der Punkt ist, durch den der schädigende Wind eindringt, kann er als Wächterpunkt für das Gehirn auch zur Prävention angewandt werden.

Zu den „Hirnwind"-Erkrankungen zählen Epilepsie, Schlaganfall, heftiger Drehschwindel (morbus Menière), Parkinson, Spastik, Vertigo, Gangunsicherheit und Nackensteife.

**Hier ist Vorsicht geboten!**

Grundsätzlich sollte immer eine ärztliche Abklärung einer Behandlung mit Akupunktur vorausgehen.

Bei allen genannten Erkrankungen können organische Ursachen vorliegen. So kann ein epileptischer Anfall z. B. auch durch einen Hirntumor ausgelöst werden oder ein Schlaganfall das Resultat einer Arteriosklerose oder eines Blutgerinnsels sein.

In seinem Artikel: *The Meaning of Wind in Chinese Medicine* schreibt,Subhuti Dharmananda:

*„Innerer Wind ist, gemäß der Textbücher, einer der „Fünf Übel" (die anderen sind innere Kälte, Feuchtigkeit, Trockenheit oder inneres Feuer). Er wird vor allem der Leber zugeordnet und hat vier Ursachen:*

- *Leber-Yang Überschuss und Yin Mangel generieren endogenen Wind (hauptsächlich das Resultat von emotionaler Frustration)*
- *Extreme Hitze (meistens bei fortgeschrittenem Fieber)*
- *Yin Mangel (meistens nach langer Krankheit durch Mangel an Körperflüssigkeiten)*
- *Blutmangel (meistens durch ungenügende Blutproduktion oder nach starkem Blutverlust)"*[278]

Der Leber-Yang-Überschuss durch Frustration betrifft Menschen, die ihren Ärger immer wieder hinunterschlucken. Dabei kann sich das unterdrückte Yang oft über lange Zeit wie in einem Dampfkochtopf stauen, um dann plötzlich zu explodieren.

Du Mai 16 kann hier das steigende Leber-Yang absenken.

Extreme körperliche Hitze wie bei hohem Fieber und Delirium trocknet die Säfte aus, sodass es zu Krämpfen und auch zu Halluzinationen kommen kann. Aber auch Aufregung, ständige Aufruhr und Ängste können zu einer „psychischen Hitze" werden, die sich in einem inneren Wind Bahn bricht.

Yin und Blutmangel, also ein Defizit der Säfte, kann man sich so vorstellen: Wenn Yin und Yang ausgeglichen sind, ist das Yin stark genug, das Yang zu ankern. Yin ist Ruhe, Yang Aktivität. Yin ist Feuchtigkeit, Yang Trockenheit. Nun ist das Leben ein fortschreitender Austrocknungsprozess. Man kommt als „saftiges Baby" zur Welt und stirbt als „trockener Baum". Ältere Menschen neigen daher generell zu Yin Mangel.

[278] *Dharmananda, Subhuti, Ph.D., FENG: The Meaning of Wind in Chinese Medicine, 2010 (Internet)*

Erkrankungen des Inneren Windes treten hier häufiger auf, da ihr Yin nicht mehr in der Lage ist, das Yang zu halten.

Die Symptome sind hier vor allem Kopfschmerz, Schwindel, verschwommenes Sehen, Tinnitus, Unruhe, Palpitationen, Muskelzuckungen oder Zittern, Spasmen bis hin zu Koma und Apoplex.

**Die alternativen Namen von Du Mai 16**

- **shé běn – 舌本 – Zungenwurzel**

  Dieser alternative Name stammt bereits aus dem Zhēnjiŭ Jiăyī Jīng. So wird dort davon ausgegangen, dass es eine Verbindung von Du Mai 16, wahrscheinlich über die direkte Nachbarschaft zu Du Mai 15, *Tor der Stummheit* (yă mén 亞門) zur Zungenwurzel gibt. Dies erklärt die Wirkung von Du Mai 16 auf Stimm- beziehungsweise Sprachverlust bei einem Schlaganfall.

  Auch im Kapitel XII.2 des Zhēnjiŭ Jiăyī Jīng wird Du Mai 16 bei plötzlichem Stimmverlust mit Halsschmerzen empfohlen.[279]

- **guĭ zhěn – 鬼枕 – Dämonenkissen oder „Dämonen unterm Kissen"**

  Dies ist der Hauptname für Du Mai 16 bei Sun Si Miao:

  *„Der Name weist auf die Lage des Punktes am Hinterkopf hin, der im Schlaf das Kissen berührt. Über diese Stelle können üble Geister im Schlaf eindringen und /oder schlechte Träume erzeugen."*[280]

  Er ist ein guter Punkt bei Schlafstörungen, wobei die Bezeichnung ***„Dämon unterm Kissen"*** den Patienten sehr einleuchtet, die sich nachts von Albträumen gestört fühlen. Hierbei lässt er sich gut mit Blase 62, *Gefäß der Ausdehnung* (shèn mài, 脈), der ebenfalls ein Dämonenpunkt nach Sun Si Miao ist und Herz 7 und Niere 3 kombinieren.

- **guĭ xué – 鬼穴 – Dämonen Loch (oder Dämonen Punkt) und guĭ lín – 鬼林 Dämonenwald.** Diese Namen stellen einen Zusammenhang zwischen Wind und Dämonen als Verursacher bestimmter Erkrankungen her.

- **sī běn – 思本 – Wurzel des Denkens** und **xīng xīng** – 惺惺 – Kluges Verstehen zeigen den Bezug zu den Funktionen des Gehirns.

- **rè fŭ – 熱府 – Fieberpalast** ist ein Hinweis auf die Funktion des Punktes, akute Hitze wie z. B. hohes Fieber, zu kühlen.

## 8.2 Die Bedeutung der Lage von fēng fŭ

*„Palast des Windes (Wind Mansion) (Feng Fu, Du Mai 16) ist auch bekannt als Wurzel der Zunge (She Ben). Er befindet sich am Nacken (auf der Mittellinie) 1 Cun innerhalb der Haargrenze in einer Vertiefung zwischen den beiden Strängen des m. trapecius, wo der Muskel sich bei schnellem Sprechen erhebt und nach*

[279] *s. Indikationen*

[280] *Lorenzen, Udo; Noll, Andreas, Die Wandlungsphasen der traditionellen chinesischen Medizin, Band 4, Wandlungsphase Feuer, S. 70*

*dem Sprechen wieder flach wird. Er ist ein Treffpunkt von Du Mai und Yang Wei Mai. Moxibustion ist verboten, weil es zu Stimmverlust führen kann. Er kann 4 Fen tief gestochen werden, wobei die Nadel für die Dauer von 3 Ausatmungen verbleibt."*
*Zhēnjiŭ Jiăyĭ Jīng III.2* [281]

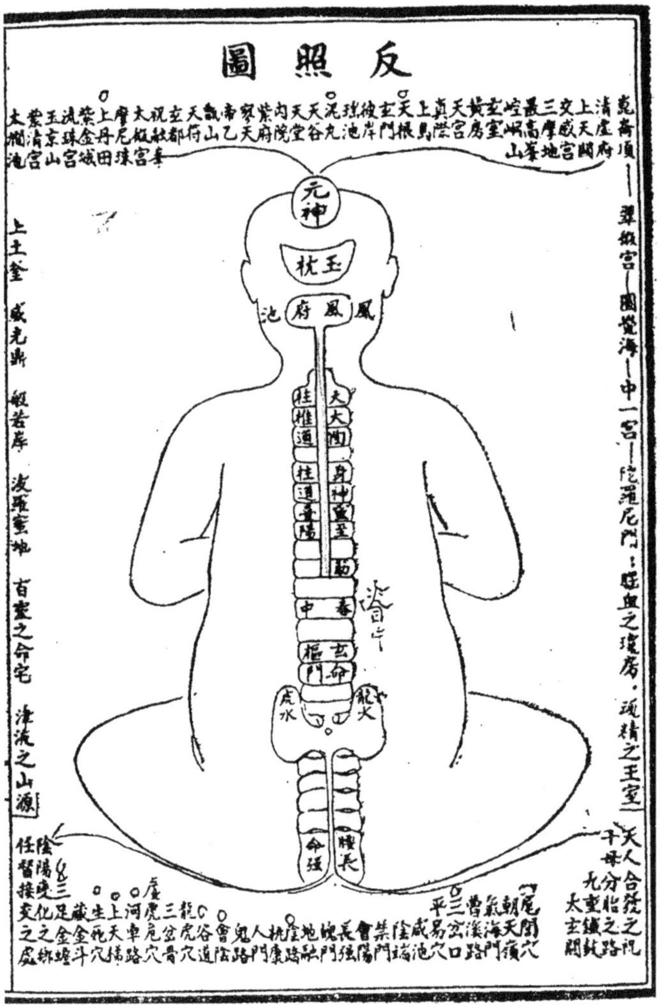


Abb. 7 – Am Okziput ist Feng Fu zu sehen, darüber das Jadekissen und oben Yuan Shen, der „ursprüngliche Geist"

Die Himmelsleiter, die in Ren Mai 22 ihren Aufstieg begonnen hat, hat hier ihren höchsten Punkt erreicht. Betrachten wir die Lage dieser beiden Himmelsfensterpunkte, liegt Ren Mai 22 am Übergang von Yin zum Yang, von einer harten Struktur, dem Sternum in eine weiche Kuhle, der Fossa suprasternalis. Bei Du Mai 16 ist es genau umgekehrt. Hier findet der Übergang von einer weichen Struktur zu einer festen statt, vom Gewebe der Nackenmuskulatur zur harten Struktur des Schädels.

[281] *The systematic classic of Acupuncture & Moxibustion by Huang-fu Mi, A Translation of the Jia Yi Jing by Yang Shou-Zhong and Charles Chace, S. 78 (Übersetzung der Autorin)*

Beide Punkte befinden sich an zentralen Schaltstellen. Ren Mai 22 regelt den Übergang von der Brust zum Hals und Du Mai 16 den Übergang vom Hals zum Kopf.

Du Mai 16 liegt am unteren Rand des Okziput auf der Mittellinie. Hier tritt der Du Mai in das Gehirn ein, um dann bei Du Mai 20 wieder an die Oberfläche zu kommen.

Anatomisch gesehen liegt der Punkt am Foramen magnum, das den Spinalkanal mit der Schädelhöhle verbindet. Hier ist die Durchtrittsstelle für das zentrale Nervensystem und die Übergangsstelle zwischen Rückenmark und Gehirn, wobei das Rückenmark bei Du Mai 16 in die Medulla oblongata, das „verlängerte Rückenmark", übergeht.

*„Die Medulla Oblongata steuert unter anderem den Blutkreislauf, die Atmung und verschiedene Reflexe wie beispielsweise Schluck-, Nies-, und Hustenreflex. Oberhalb der Medulla Oblongata befindet sich der Pons. Dieser ist wichtig für unseren Gleichgewichtssinn. Funktionsstörungen der Pons gehen häufig mit Schwindelgefühlen und Gleichgewichtsstörungen einher."*[282]

So ist es nicht verwunderlich, dass Du Mai 16 auch ein hervorragender Punkt bei Schwindel und Gleichgewichtsstörungen ist.

Du Mai 16 wirkt spezifisch auf Symptome des Äußeren Windes im Kopf- und Nackenbereich.

*„LG 15 und LG 16 (Lenkergefäß entspricht dem Du Mai) können als Kontrolltor fungieren, um inneren Wind und hyperaktives Yang im Zaum zu halten, die andererseits weiter aufsteigen und das Bewusstsein und die Sprache beeinträchtigen würden. Indikationen für ihre Verwendung sind somit auch Kopfschmerzen und Schwindel, Anfälle im Sinne von apoplektischem Insult oder Epilepsien, oder Folgezustände des Apoplexes wie Hemiplegien und Sprachstörungen."*[283]

**Hier ist Vorsicht geboten!**

An dieser zentralen und lebenswichtigen Stelle sollte nicht tiefer als 4 Fen genadelt werden, wobei ich eine noch oberflächlichere Nadelung empfehle. Im Handbuch Akupunktur wird allerdings 0,5-1 cun als Nadeltiefe angegeben. [284]

## 8.3 Qualifikationen

### Treffpunkt von Du Mai mit dem Yang Wei Mai

Der Yang Wei Mai ist ein Netzwerk der Yang-Energie, das vor allem der Stärkung der Abwehr dient. Er wird durch den Punkt Dreierwärmer 5 geöffnet und durch Gallenblase 41 geschlossen. Als Öffnungspunkt des Yang Wei Mai hat Dreierwärmer 5 eine sehr wichtige Bedeutung bei der Abwehr vor allem von Wind-Hitze-Erkrankungen. Der Yang Wei Mai unterstützt den Punkt Du Mai 16, vor allem bei äußerer Wind-Kälte oder Wind-Hitze.

---

282 *Ratgeber-neuropsychologie.de (Internet)*

283 *Ross, Jeremy: Akupunktur-Punktkombinationen – Der Schlüssel zum klinischen Erfolg, S. 182*

284 *Deadman, Peter, Al-Khafaji, Mazin, Baker, Kevin, 2012, Großes Handbuch der Akupunktur, S. 545*

Wenn ein Angriff von außen kommt, mobilisiert er das gesamte Yang um den Angreifer zu vertreiben. Der Yang Wei Mai hat insgesamt 16 Punkte, wird aber in vielen relevanten Texten noch durch die drei Windpunkte an Kopf und Nacken, nämlich Du Mai 16, Du Mai 15 und Gallenblase 20 ergänzt. Durch diese Verbindung erwirbt der Punkt Du Mai 16 noch zusätzliche Abwehrkraft, da er durch den Yang Wei Mai mit Yang-Energie gespeist wird. Gleichzeitig tritt der Yang Wei Mai hier mit dem Du Mai in Verbindung. Insbesondere Du Mai 16 und ist dadurch noch effektiver bei der Ausleitung von Wind.

In seinem Buch Mikrokosmische Landschaften schreibt Udo Lorenzen:

*„Alle Punkte erfüllen den Anspruch des Yang Wei Mai, das Äußere zu vernetzen und das Zusammenspiel der aktiven Bewegungselemente zu gewährleisten. Den Anfang macht der Punkt Bl 63. Er ist der Spaltpunkt der Blasen-Leitbahn und somit per se schon für die Durchgängigkeit im Tai Yang („Öffner nach Außen") verantwortlich. Es folgt Gbl 35, der ebenfalls ein Spaltpunkt ist, hier direkt für den Yang Wei Mai. Die ersten zwei Punkte sind die Säulen für die Verteilung aller Yangprozesse im Körper. Sie machen den Weg frei für die Zirkulation des wèi qì 衛氣, damit es sich von unten nach oben bis in den Kopf hinein flink und behände bewegen kann."*[285]

Weiterhin schreibt er:

*„Nun ist der Weg zum Himmel im Mikrokosmos frei. Der Yang Wei Mai erreicht den Kopf und verknüpft zunächst drei Punkte im Nacken, Gbl 20, Du 15 und Du 16. Alle drei Punkte haben eine besondere Affinität zu exogenen pathogegen Faktoren, insbesondere Wind, und zu den Sinnesorganen. Sie zerstreuen Äußeren Wind, löschen inneren Wind, klären Hitze im Kopf und in den Augen, öffnen die Sinne, lassen die Augen erstrahlen, schärfen das Gehör, harmonisieren Qi und Blut, erwecken den Shen, beseitigen alle äußeren Pathogene, verbessern die Blutzirkulation und machen die Leitbahnen durchgängig, stimulieren das Gehirn u. v. m."*[286]

Die beiden „Wind"-Punkte Du Mai 16 und Gallenblase 20 werden auch schon bei Zhang Zhong Jing als Ergänzung zu der Rezeptur Gui Zhi Tang, die bei einer akuten Erkältung verabreicht wird, empfohlen.

Hierzu zitiert Udo Lorenzen den Arzt Li Shi Zhen:

*„Zhang Zhong Jing sagt: Krankheiten, bei denen man gewöhnlich spontan schwitzt, zeigen an, dass Wei Qi und Ying- Qi nicht harmonisch sind. Passend ist es dann, guì zhī tāng 桂枝湯 anzuwenden. Aber es wird auch gesagt, wenn nach einer Dosis Gui Zhi Tang eine unverständliche Unruhe fán bù jiě 煩不解 entsteht, sollten zuerst Feng Chi (Gbl 20) und Feng Fu (Du 16) genadelt werden und danach nochmals Gui Zhi Tang verabreicht werden."*[287]

*„Diese zwei Punkte sind Vereinigungspunkte mit dem Yang Wei Mai, man nennt sie auch guì zhī hòu 桂枝後 „hinter Gui Zhi Tang". Wenn nämlich spontanes Schwitzen zusammen mit übler Hitze und Kälte auftritt, der Cun-Puls oberflächlich fú und der Chi-Puls äußerst schwach ruò ist und dabei eine große innere Unruhe auftritt, ist die Krankheit im Yang Wei Mai, deshalb nadelt man zuerst diese zwei Punkte."*[288]

[285] *Lorenzen, Udo, 2016, Mikrokosmische Landschaften, S. 359*

[286] *ebd., S. 361*

[287] *Lorenzen, Udo, 2016, Mikrokosmische Landschaften, S. 365*

[288] *Lorenzen, Udo, 2016, Mikrokosmische Landschaften, S. 365*

### Treffpunkt von Du Mai mit dem Blasenmeridian

Hier handelt es sich um den dritten Ast des Du Mai.

Folgende Beschreibung findet sich im Handbuch Akupunktur:

*„Der dritte Ast des Du Mai kommt bei Bl 1 an die Oberfläche, folgt bilateral der Blasen-Leitbahn entlang der Stirn, die beidseitigen Äste laufen im Bereich des Scheitels zusammen und dringen in das Gehirn ein, die einzelne Leitbahn kommt bei Du 16 Fengfu an die Oberfläche, teilt sich dann wieder auf, zieht durch Bl 12 Fengmen entlang beider Seiten nach unten zu den Nieren."*[289]

Die Verbindung zu Blase 1 erklärt, warum Du Mai 16 auch direkte Wirkung auf die Augen hat. Hier ergießt sich der mächtige Du Mai in die Augen und versorgt diese einerseits mit seiner Yang-Kraft. Andererseits kann er die Augen auch von Wind-Kälte oder Wind-Hitze befreien.

Über die Verbindung über den Punkt Blase 12, fēng mén 風門, *Tor des Windes* mit der Niere wird erstens ein weiterer Wind ausleitender Punkt von Du Mai 16 aus erreicht und zweitens kann auf diesem Weg das gebündelte Yang die Niere erreichen.

### Sammlungspunkt des Wei Qi (Abwehr-Qi)

Auch Malaria wurde in alten Zeiten als eine Winderkrankung betrachtet. Du Mai 16 wird im Kapitel 35 des Su Wen, der „Abhandlung über Malaria", als der zentrale Sammlungspunkt des Abwehr-Qi genannt.

Wolfgang G.A Schmidt schreibt in seiner Einführung zu Kapitel 35:

*„Der Übertragungsweg der Malaria durch die Anopheles-Mücke ist in der westlichen Schulmedizin erst durch die Tropenmedizin bekannt geworden. Vorher glaubte man auch hier, wie im alten China, dass diese durch die Luft (TCM: Winde) übertragen würde (Mal-aria: italienisch für "schlechte Luft")."*[290]

Das Schriftzeichen für Malaria, nüè 瘧, besteht aus dem Radikal für Krankheit und darunter ein Zeichen, was auch nüè gelesen wird und „grausam, schrecklich" bedeutet.

Die Erkrankung zeichnet sich durch Wechselfieber aus und auch durch periodisches Erscheinen alle paar Tage.

Dabei gab es die Vorstellung, dass das Abwehr-Qi sich grundsätzlich zunächst bei Du Mai 16, fēng fŭ sammelt, wenn Wind eindringt. Allerdings kann eine Krankheit wie Malaria trotzdem weiter eindringen, da das Pathogen sehr stark ist. Das Abwehr-Qi verfolgt diesen Eindringling zwar die Wirbelsäule hinunter bis zum letzten Lendenwirbel, aber es kann ein tieferes Eindringen letztendlich nicht verhindern, sondern nur verzögern, was erklärt, dass die Fieberkrankheit nur alle paar Tage auftritt.

Wie im Su Wen 35 beschrieben, kann die Krankheit schließlich in die Wirbelsäule eindringen und sich dort in dem tiefsten Bereich des Chong Mai verbergen oder auch die 5 Speicherorgane angreifen.[291]

[289] *Deadman, Peter, Al-Khafaji, Mazin, Baker, Kevin, 2012, Handbuch der Akupunktur, S. 527*

[290] *Schmidt, Wolfgang G.A., Der Klassiker des Gelben Kaisers zur Inneren Medizin, Einfache Fragen, S.192*

[291] *ebd. S.194*

Im Kapitel 79 des Ling Shu heißt es:

*"Hat sich krankmachendes Qi an der Punktstelle Fengfu (Dumai 16) festgesetzt, begibt es sich in das Rückgrat entlang nach unten. Das Abwehrqi, das den Kreislauf von einem Tag und einer Nacht hinter sich hat, stößt dann auf die Punktstelle Fengfu (Dumai 16), am folgenden Tag begibt es sich eine Stufe weiter nach unten, so dass Malaria genau in Bezug auf den bereits früher erfolgten Angriff einen Tag später zuschlägt, was eben auch bedeutet, dass sich krankmachendes Qi bereits am Rückgrat in der Rückengegend festgesetzt hat. Also immer dann, wenn sich krankmachendes Qi an die Punktstelle Fengfu begibt, sind die Poren der Haut geöffnet, wo dann in einem solchen Fall das krankmachende Qi durch die Poren der Haut nach innen dringen kann, und wenn dies einmal geschehen ist, schlägt auch die Krankheit voll zu. Und darum findet auch der Angriff der Krankheit einen Tag später statt als der früher bereits erfolgte Angriff."*[292]

### Punkt des „Meer des Markes"

Im Kapitel 33 des Ling Shu, der „Abhandlung über das Meer" heißt es:

*„Das Gehirn ist das Meer des Markes. Sein Punkt darüber ist die oberste Stelle des Kopfs; darunter liegt Fengfu (Du Mai 16)."*

Weiterhin heißt es:

*„Wenn sich das Meer des Markes in einem Fülle Zustand befindet, besteht ein Leichtigkeitsgefühl des Körpers und viel Kraft, und das Selbst einer Person überschreitet den normalen Bereich; wenn sich das Meer des Marks in Leere befindet, kommt es zu einem drehenden Gefühl des Gehirns, zu Schwindel, Tinnitus, Schmerzen der unteren Extremitäten, Beeinträchtigung des Sehens und Verlangen zu schlafen."*[293]

Du Mai 16 kann sowohl überschüssige Energie ausleiten, als auch fehlende Energie supplementieren.

Hierzu schreibt Dr. Carlos Cobos Schlicht:

*„Du 16 (fēngfǔ) wirkt darin, pathogenen Wind nach unten aus dem Kopf zu leiten. In seiner Funktion als Meer-Punkt des Knochenmarks, gǔsuǐhǎi zhī xué 骨髓海之穴, wirkt er gleichermaßen regenerativ auf das Gehirn."*[294]

Die regenerative Kraft von Du Mai 16 wirkt besonders bei Schlafstörungen und bei starker Unruhe.

### Sechster Dämonenpunkt von Sun Si Miao

Du Mai 16 ist der sechste von 13 Dämonenpunkten, die der berühmte Tang-zeitliche Arzt Sun Si Miao (581-682) eingeführt hat, wobei auch er sich auf frühere Quellen bezieht.[295]

---

[292] *Schmidt, Wolfgang G.A., Lingshu oder die wundersame Türangel, S. 330*

[293] *Deadman, Peter, Al-Khafaji, Mazin, Baker, Kevin, 2012, Großes Handbuch der Akupunktur, S. 546*

[294] *Cobos Schlicht, Carlos, Das Lied der 13 Dämonenpunkte des wahrhaften Sun, S. 31*

[295] *In Erwähnung der Dämonenpunkte bezieht er sich auf den legendären Arzt Biān Què (5/4. Jh. v. u. Z.). s. Cobos Schlicht, Carlos, Das Lied der 13 Dämonenpunkte des wahrhaften Sun, S. 4*

Die 13 Dämonenpunkte folgen entsprechend der Nummerierung einer Anordnung, nach der bei einer Austreibung vorzugehen ist, wobei man gemäß Sun Si Miao maximal fünf bis sechs Punkte bei einer Behandlung benutzen sollte.

Im deutschsprachigen Raum liegt bei Udo Lorenzen und Andreas Noll eine sehr gute Übersetzung des „Liedes über die 13 Punkte bei Dämonenerkrankungen" von Sun Si Miao vor dessen Besprechung sie ein ganzes Kapitel widmen.[296]

Die Dämonen-Medizin, die schon lange vor der traditionellen chinesischen Medizin ausgeübt wurde, ging davon aus, dass Krankheiten des Geistes von den Geistern von Verstorbenen verursacht wurden und über bestimmte Rituale ausgetrieben werden mussten.

Mit der Einführung von Dämonenpunkten hat diese Tradition des Denkens zwar ihre Integration in die Akupunktur gefunden, es ist aber fraglich, ob die Akupunktur alleine, ohne meist mündlich überlieferte daoistisch-magische Praktiken, gegen vermeintliche „Dämonen" wirken kann.

Seit dem Aufkommen der traditionellen chinesischen Medizin sind es zudem nicht mehr die Geister, sondern die emotionale und geistige Verfassung der Patienten, die zu einer Geisteserkrankung führen kann und die es zu behandeln gilt.

Grundsätzlich gilt aber, dass die Behandlung von schwerwiegenden Geisteserkrankungen nur durch die Akupunktur unterstützt werden kann und nicht eine psychiatrische Behandlung ersetzen sollte.[297]

Dennoch kann Du Mai 16 eine langerprobte Wirkung auf Zustände wie manische Psychosen, Selbstmordabsichten, visuelle oder akustische Halluzinationen, übermäßige Traurigkeit, extreme Schlafstörungen, Panikanfälle oder extreme Kopfschmerzen, die zum Wahnsinn treiben, haben.

## 8.4 Funktionen

### Zerstreut Äußeren Wind

Eine Hauptfunktion von Du Mai 16 ist es Äußeren Wind zu vertreiben. Dies heißt, dass er bei einer aufkommenden Erkältung direkt den Angriff abwehren kann.

In dieser Funktion wird er in der traditionellen chinesischen Medizin am häufigsten eingesetzt. Meistens findet er dabei Unterstützung durch den *Teich des Windes,* Gallenblase 20 (fēng chí 鳳) oder andere Wind ableitende Punkte am Kopf.

### Beseitigt alle äußeren Pathogene

Als Sammlungspunkt des Wei Qi (Abwehr-Qi) kann Du Mai 16 außer dem Wind auch den Angriff Kälte, Hitze, Feuchtigkeit und Trockenheit abwehren.

### Löscht inneren Wind

Der *Palast des Windes*, Du Mai 16 ist der Hauptpunkt, um inneren Wind im akuten Fall zu behandeln und zu löschen. Zudem wirkt er auch vorbeugend, wenn ein Verdacht besteht, dass es zu einem inneren Wind kommen kann. Auch die Folgeerscheinungen können über ihn behandelt werden.

---

[296] *Lorenzen, Udo; Noll, Andreas, Die Wandlungsphasen der traditionellen chinesischen Medizin, Band 4, Wandlungsphase Feuer, S. 45-81*

[297] *s. auch Lorenzen, Udo; Noll, Andreas, Die Wandlungsphasen der traditionellen chinesischen Medizin, Band 4, Wandlungsphase Feuer, S. 78*

### Klärt Hitze von Kopf und Augen

Als Eintrittspunkt in den Kopf wirkt er absenkend und kühlend, wenn Hitze nach oben drängt. Über seine Verbindung zu Blase 1 wirkt er kühlend auf die Augen, z. B. bei einer Entzündung.

### Weckt den Geist shén (神)

Indem Du Mai 16 die Hitze in Kopf und Gehirn kühlt, wirkt er befreiend und entspannend auf den Geist und ist ein besonders guter Punkt bei Depressionen und selbst bei Selbstmordgedanken.

### Nährt das Meer des Markes

Du Mai 16 stimuliert das Gehirn, indem es dieses mit Qi und Blut versorgt.

### Klärt das Gehirn

Bei dem Gefühl von Druck und Fülle im Gehirn oder Schmerzen bei Entzündungen im Kopf leitet Du Mai 16 Hitze ab.

### Öffnet die Sinnesorgane

Als Himmelsfensterpunkt hat Du Mai 16 einen Einfluss auf alle Sinnesorgane, wenn diese blockiert sind. Dies gilt besonders für die Augen und die Ohren.

Er wirkt dabei auch auf verschwommenes Sehen und Schwindel, die sich vor einem Schlaganfall zeigen können.

### Wirkt gegen heißen Schleim

Nach Sun Si Miao ist Du Mai 16 ganz besonders bei heißem Schleim indiziert. „Heißer Schleim" steht in der chinesischen Medizin auch für eine bestimmte Form der Geisteskrankheiten. Durch zu viel aufsteigende Hitze werden die Flüssigkeiten im Gehirn eingedickt. Man kann nicht mehr klar denken und es kommt zu einer vollen Hitze, die sich in extremem Verhalten zeigt. Dies ist häufig das Resultat von übermäßigen Alkoholkonsum im Zusammenhang von aufgestauter Wut.

Bei kaltem Schleim wirkt gemäß Sun Si Miao eher Du Mai 23 und bei Epilepsie Du Mai 26.

## 8.5 Indikationen

### Indikationen aus den Klassikern

### Zhēnjiŭ Jiáyĭ Jīng – *Der Klassiker des ABC der Nadelung und Moxibustion*

II.2:

*„Das Nanjing sagt, dass das Lenker Gefäß (Du Mai) an einem Punkt unterhalb von Unterem Extrem (xia ji, Niere 11) entspringt und dann die Wirbelsäule hinauf bis zu Palast des Windes (feng fu, Du Mai 16) fließt, um dann im Gehirn zu münden."*[298]

[298] *The systematic classic of Acupuncture & Moxibustion by Huang-fu Mi, S. 57 (Übersetzung der Autorin)*

III.6:

*„Das Tor zur Stummheit (Yin Men 暗門) (heute als Ya Men 啞門 bekannt), Du Mai 15, ist auch bekannt als Horizontale der Zunge (She Heng 舌横) und Repression der Zunge (She Yan 舌炎) und wird am Nacken in einer Vertiefung innerhalb des Haaransatzes lokalisiert. Es tritt nach Innen ein und verbindet sich mit der Zungenwurzel und ist ein Verbindungspunkt des Du Mai und des Yang Wei Mai.“*[299]

VII.1:

*„Das Tai Yang ist der Herrscher über alles andere Yang. Es verbindet sich mit dem Palast des Windes (fēng fù, Du Mai 16) und beherrscht das Qi von allen Yang-(Meridianen).*
*Wenn Kälte eindringt, erkranken die Menschen an Fieber. Dieses Fieber, wie hoch auch immer, ist nicht lebensgefährlich. Diese aber, die zweifach durch Kälte angegriffen werden, werden nicht immer dem Tod davonkommen.*
*Am ersten Tag greift die Kälte die Tai Yang Schicht an. Dies zeigt sich in Schmerzen im Nacken und in den Lenden.“*[300]

X.1:

*„Bei Sensibilitätsstörungen der Füße, nadele Palast des Windes (fēng fù, Du Mai 16).“*[301]

X.2:

*„Bei Kopfschmerzen, Hypertonus des Nackens mit Unfähigkeit den Kopf nach hinten zu drehen, visuellem Schwindel, Unfähigkeit (durch die Nase) zu atmen und Rigidität der Zunge mit Schwierigkeit zu sprechen, nadele Palast des Windes (Feng Fu, Du Mai 16).“*[302]

XI.1:

*„Bei Wahnsinn mit endlosem Reden, wildem herumrennen, Selbstmordabsichten, nach oben gedrehten Augen und unklarer Sicht, nadele Palast des Windes (fēng fù, Du Mai 16).*[303]

XII.2:

*„Bei plötzlichem Stimmverlust mit Unfähigkeit zu sprechen und Halsschmerzen. Nadele Palast des Windes (fēng fù, Du Mai 16).“*[304]
*(Bei Stimmverlust wird oft der Punkt Tor der Stummheit, yǎ mén 啞門 hinzugenommen.)*

[299] *ebd. S. 80*

[300] *ebd. S. 239*

[301] *ebd. S. 362-363*

[302] *ebd. S. 368-369*

[303] *ebd. S. 386*

[304] *The systematic classic of Acupuncture & Moxibustion by Huang-fu Mi, A Translation of the Jia Yi Jing by Yang Shou-Zhong and Charles Chace, S. 415*

**Huángdì Nèijīng 黃帝內經, *Des Gelben Kaisers innerer Klassiker***

Su Wen 42:

*„Wenn der Wind entlang dem Wind-Palast aufsteigt, dann verursacht das Hirn-Wind. Wenn der Wind in die Verbindung mit dem Kopf eindringt, dann verursacht das Augen-Wind. (Die Augäpfel sind dann kalt).“*[305]

Su Wen 60:

*„Huang Di fragte: Ich habe gehört, der Wind sei der Ursprung der hunderterlei Krankheiten. Beginn von hundert Erkrankungen ist. Wie geht man vor, um diese mit Nadeln zu behandeln?*
*Qi Bo erwidert: Wenn der Wind von außen eindringt, dann lässt er den Betreffenden vor Kälte zittern. Es kommt zu Schweißausbruch und Kopfschmerz. Der Körper fühlt sich schwer an und man hegt eine Abneigung gegen Kälte. Das behandele man am Wind-Palast. Man bringe Yin und Yang zum Ausgleich. Wo nicht genug ist, fülle man auf, wo zu viel ist, leite man ab. Wenn starker Wind Nackenschmerzen verursacht, steche man den Wind-Palast.“*[306]

Sun Si Miao:

Taubheit der Füße; Kopfschmerzen, Kontraktionen im Nacken, schlechtes Sehen, schlecht durch Nase atmen, Krämpfe der Zunge, Sprachstörungen, totaler Stimmverlust und Halsschmerzen, Rage, Beleidigungen, Selbstmord, Halluzinationen; Hemiplegie durch Wind; Bluthochdruck

**Handbuch Akupunktur**

- Schweregefühl des Körpers mit Abneigung gegen Kälte, Kältezittern mit Schwitzen, Schwellung und Schmerzen des Halses, Wind-schmerzhaftes Stauungssyndrom, alle Arten von Winderkrankungen, Schädigung durch Wind.
- Kopfschmerzen, Kopfwind, die hundert Erkrankungen des Kopfes, visueller Schwindel, Schwindel, verschwommenes Sehen, Nasenbluten, nach-oben-starrende Augen, plötzlicher Stimmverlust, plötzlich Unfähigkeit zu sprechen nach Wind-Apoplex, schlaffe Zunge mit Unfähigkeit zu sprechen, Wind-Apoplex, Taubheit der Beine, Hemiplegie, Hypertonus.
- Manie, anhaltendes Sprechen, verrücktes Gehen und Verlangen Selbstmord zu begehen, Traurigkeit und Furcht, Schreckpalpitationen, erschwerte Atmung, Hitze im Brustkorb, anhaltendes Erbrechen, Gelbsucht.
- Schmerzen des Halses mit Unfähigkeit, den Kopf zu drehen.[307]

## 8.6 Der Bezug zu den Fünf Elementen

### Holz- und Wasserelement im Bezug zum äußeren und inneren Wind

In der Anamnese nach den Fünf Elementen wird unter anderem nach Vorlieben und Abneigungen bezüglich der verschiedenen klimatischen Faktoren gefragt. Wir erhalten dadurch einen Hinweis auf das konstitutionelle Element.

[305] *Unschuld, Paul U., Antike Klassiker der Chinesischen Medizin, Huang Di Nei Jing Su Wen, S. 247*

[306] *Unschuld, Paul U., Antike Klassiker der Chinesischen Medizin, Huang Di Nei Jing Su Wen, S. 325*

[307] *Deadman, Peter, Al-Khafaji, Mazin, Baker, Kevin, Handbuch Akupunktur, S. 545*

Der Wind entspricht dem Holzelement. Menschen vom „Holztyp“ lieben entweder den Wind besonders und empfinden dabei ein Gefühl der Befreiung und Belebung; oder sie sind windphobisch und fühlen sich vom Wind angegriffen und weichen ihm aus Angst, sich eine Erkältung zu holen, aus.

Das erste Muster entspricht einem normalen Muster oder einer Fülle, das zweite einer Leere im Holzelement.

Windempfindlichkeit kann sich dabei auf den Wind selbst beziehen, aber auch auf Zugluft, Klimaanlagen und dergleichen.

Die damit verbundene Neigung zu Erkältungen können in der Regel gut über den Ausgleich von Holz und Metall behandelt werden, indem die Lunge und damit das Metall z. B. im Herbst (Jahreszeit des Metalls) gestärkt wird, sodass sie im Frühling (Jahreszeit des Holzes) nicht mehr so stark vom Wind (Holz) angegriffen werden kann. Dies ist eine sehr gute Vorgehensweise bei Patienten, die im Frühling Heuschnupfen bekommen.

Wie sieht die Situation aber aus, wenn wir es mit innerem Wind zu tun haben?

Wie können wir eine solche Neigung und damit eine solche Gefahr erkennen?

Die chinesische Medizin unterscheidet zwischen äußeren, nämlich den klimatischen, und inneren Krankheitsfaktoren, nämlich den Emotionen.

Die grundsätzliche Konstellation liegt meiner Erfahrung nach in einer Schwäche des Wassers mit gleichzeitiger Anspannung im Holzelement. Emotional entspricht dies einer Mischung aus Angst (Wasser) und Wut (Holz). Dies ist vor allem der Fall, wenn sich Menschen in Konfliktsituationen befinden, die sie emotional sehr mitnehmen und für die keine Lösung in Aussicht scheint. Es entsteht ein Gefühl der Ohnmacht und Aussichtslosigkeit. Man empfindet Angst und Wut gleichzeitig.

Oft handelt es sich hier um Konflikte und Streitigkeiten in der Familie, am Arbeitsplatz oder in der Nachbarschaft, die häufig mit Gerichtsverfahren einhergehen. Hoher Blutdruck ist meist das erste Anzeichen bei diesen scheinbar unlösbaren und extrem belastenden Situationen.

Die Angst bewirkt energetisch, dass man seine innere Stärke verliert und sich der Situation nicht gewachsen glaubt. Die Wut wird oft ausschließlich als Reaktion auf vermeintliche Angreifer interpretiert. Man unterdrückt den eigenen Anteil und projiziert ihn nach außen. Dadurch kann ein schwelender Ärger entstehen, der irgendwann zum Pulverfass wird und zu innerem Wind führen kann.

Eine Stärkung der unterliegenden Willenskraft im Wasser, der „Mutter“, kann eine Unterstützung des Holzes, des „Kindes“, in Bezug auf Planung, Entscheidung und vor allem Mut bewirken und helfen, eine kluge und besonnene Verhandlung zu führen, anstatt sich in dem Gefühlschaos einer Opferhaltung zu verschanzen, das einem am Ende nur schadet.

Gelingt dies nicht, wird der Druck nach oben irgendwann zu stark werden. Das Fass ist dann quasi übergelaufen und es kommt zum inneren Wind.

Bei einer anderen gefährdeten Patientengruppe handelt es sich um an chronischem Schmerzsyndrom erkrankte Patienten, die verzweifelt sind, da ihre ständig wechselnden Symptome nicht eingeordnet werden können und deren Körper ständig „verrückt“ spielt. Diese Symptome haben bereits einen Windcharakter. Ihre Leiden sind einerseits chronisch, aber die Symptome wechseln oft den Ort und erscheinen plötzlich. Solche Patienten haben das Gefühl, dass sie in einem ständigen Teufelskreis stecken. Sie spüren eine gewisse Ausweglosigkeit. Hier erscheinen auch die Selbstmordgedanken. Sie haben es aufgegeben, an eine Besserung zu glauben. Hat sich ein Symptom verbessert, kommt schon das nächste. Sie befinden sich dadurch in ständiger Aufruhr. Ihr Blutdruck ist großen Schwankungen ausgesetzt. Meistens kommt noch Schwindel hinzu, da das Wasser das Holz nicht ankert. Solche Patienten beobachten sich ständig und kommen nie zur Ruhe. Ihr Kopf ist immer zu voll. Oft läuft er heiß, während sie gleichzeitig frieren. Sie sind ständig erschöpft und haben eine Tendenz zu Ärger und Gereiztheit.

Auch hier kann sich über die Zeit eine Neigung zu innerem Wind entwickeln.

In der Behandlung ist es wichtig, das Wasser zu stärken und das Holz zu entspannen. Jegliche Techniken zur Entspannung des Geistes sind zusätzlich zu empfehlen.

Es gibt noch weitere Krankheitsbilder, die ein ähnliches Muster zeigen.

Hierzu zählen auch neurologische Erkrankungen wie Multiple Sklerose, Parkinson und Epilepsie.

Wichtig ist es, die Situation zu erkennen und prophylaktisch zu behandeln, bevor es zum „worst case" kommt.

Du Mai 16 kann hier als „Herr des Windes" von oben eingreifen und Schlimmeres verhindern.

**Fallbeispiel: Schwindel und Unruhe**

Bei einer 65 Jahre alten Patientin, die seit 3 Jahren regelmäßig in Behandlung ist, wurde vor 30 Jahren Morbus Cushing diagnostiziert, das durch ein Hypophysenadenom verursacht worden ist.

Sie zeigt die für diese Erkrankung typischen Symptome wie Stammfettsucht, sehr dünne Beine mit schwacher Muskulatur, Bluthochdruck und Fathigue-Syndrom.

Im Laufe der Jahre kam noch die Diagnose Fibromyalgie hinzu, eine chronische Schmerzerkrankung, die Muskeln und Sehnen betrifft und sich bei ihr in wandernden Schmerzen insbesondere der kleineren Gelenke, wie die der Finger, zeigt.

Sie beschreibt eine häufig eintretende Sensation, dass, wenn sie liegt, ihr Gewebe z. B. im Oberkörperbereich „flattert".

Generell kommt sie mit einer großen Liste von Beschwerden zu den Terminen.

Seit dem Einsatz von Du Mai 16 und Dreierwärmer 16 wird diese Liste allerdings spürbar kleiner.

Kälte ist für sie ein großes Thema und sie kommt selbst im Hochsommer mit extra Wolldecke und Wärmflasche zur Behandlung.

Zusätzlich leidet die Patientin immer wieder unter Unruhe und Angstgefühlen.

Sie hat häufig Druck im Kopf, der dann heiß und rot ist.

Die letzte Zeit ist ihr oft schwindlig und sie fühlt sich dann „wie benebelt".

Der rechte Kiefer ist verspannt mit ausstrahlenden Schmerzen bis zum Hals und Nacken.

Als ständige Medikamente nimmt sie Candesartan 800mg, Beloczocmite, Thromcardin und L-Thyroxin 100 ein.

Zunge: gestaute Unterzungenvenen dünn, trocken, kleine verteilte Risse besonders im Lungenbereich und in der Mitte

Pulse: oft leicht gespannt, untere Positionen auf beiden Seiten tief und schwach

**Behandlungen:**

- Sie klagt über Schwindel, ihr Kopf ist heiß und unter Druck, sie spürt Unruhe und Ängste und momentane Heiserkeit.

  **Du Mai 16, Blase 10, Herz 7, Perikard 7, Lunge 9 rechts, Leber 3, Dickdarm 18**

  Du Mai 16 zerstreut den Kopf Wind und senkt die Hitze ab, Blase10 löst den Druck im Kopf, die Kombination Herz 7, Perikard 7, Lunge 9 beruhigt den Geist, Leber 3 entspannt generell und erdet, Dickdarm 18 kühlt bei Halsschmerzen.

Nach der Behandlung schreibt sie folgende Nachricht:

„Das war ja toll heute. Ich bin raus auf die Straße und alles war so ungewohnt, aber schön klar. Der Schwindel war auch total weg. Das wiederholen wir noch mal."

- Der Schwindel ist noch da. Der Kopf ist klarer. Insgesamt fühlt sie sich geistig wacher. Sie hatte ein klärendes Gespräch mit ihrer Schwester, das lange anstand. Sie klagt über trockene Augen. Seit heute ist der Kopf wieder heiß.

  **Du Mai 16, Blase 10, Blase 1, Dünndarm 17 rechts, Die vier Tore**
  **(Dickdarm 4 und Leber 3 beidseitig)**

  Blase 1, der nur ganz kurz angestochen wird, behandelt trockene Augen und Dünndarm 17 die Kieferspannung. Die vier Tore dienen allgemein der Entspannung.

- Der rechte Kiefer ist zu. Der Schwindel war wieder stärker. Sie hatte weniger Schmerzen. Hinterkopf und Nacken jucken. Ihre Atmung ist flach und sie ist sehr müde.

  **Du Mai 16, Magen 6 rechts, Milz 3, Niere 3, Lunge 9, Ren Mai 22**

  Magen 6 ( *Kieferkutsche* (jiá chē 頰車) behandelt die Spannungen im Kiefergelenk, Milz 3, Niere 3, Lunge 9 stärken das Qi und Ren Mai 22 unterstützt die Atmung.

- Nach der letzten Behandlung ging es ihr sehr gut. Sie machte direkt danach einen langen Spaziergang im Wald bei Regen und die Kraft hielt noch die ganze Woche an.

**Fallbeispiel: Schwindel und Spastik**

Die 69-jährige Patientin kam über 14 Jahre regelmäßig, meistens wöchentlich zur Behandlung.

Auf den ersten Blick erschien sie eher unscheinbar. Sie besaß aber viel Schalk und auch Kämpfergeist, der symbolisch in einem sehr langen Fingernagel an beiden Händen demonstriert war. Sie war sehr stolz auf ihre Arbeiterherkunft. Beide Eltern waren Kommunisten und in der Nazizeit im Widerstand, wo sie Folterungen erlitten. Ihre Mutter landete durch die erlittenen Torturen im Rollstuhl. So bestand ihr Leben lange Zeit aus deren Pflege ihrer Eltern, was sie gerne tat.

Beschwerden: Sie litt unter Spastik in Armen, Beinen und im Bereich der Augen nach mehreren Bandscheibenvorfällen in der Halswirbelsäule, die fünf Jahre zuvor durch das Einsetzen einer Metallplatte über dem 3. und 4. Halswirbel operiert wurden.

Seither lebte sie mit der ständigen Angst des Querschnitts vom Hals abwärts und dachte über Sterbehilfe in der Schweiz nach.

Die Spastik verschlimmerte sich durch Wind.

Sie trug ständig ein Kopftuch im türkischen Stil und freute sich an der Provokation, welche dies auslöste.

Sie war schnell erschöpft, konnte alles nur sehr langsam machen und schlief sehr viel.

Generell fror sie eher.

Generell war sie eher pragmatisch und wenig emotional. Allerdings litt sie sehr unter den zunehmenden Einschränkungen, die ihre Krankheit bewirkte.

Sie war eine leidenschaftliche Raucherin. Zuletzt wurde bei ihr ein schnell wachsender Lungenkrebs festgestellt, an dem sie kurz darauf starb.

Zunge: rot, gelber, etwas schleimiger Raucher Belag

Pulse: generell eher gespannt, oft tief und leer auf der Nierenposition

**Behandlungen:**

- Die Schultern sind „hart“ und verspannt. Sie fühlt sich „steif“ und erschöpft.
  **Niere 10, Gallenblase 43, Gallenblase 25, Moxa auf Ren Mai 4**
  Bei der Kombination Niere 10, Gallenblase 43 und Gallenblase 25 handelt es sich um eine Fünf Elemente Kombination, die das Wasser im Wasser über Niere 10 stärkt und über den Wasserpunkt des Gallenblasenmeridians zur Entspannung der Schultern beiträgt. Dazu passt der Mu-Punkt der Niere, Gallenblase 25 (*Tor zur Hauptstadt*, jīng mén 京門), der die Niere stärkt und gleichzeitig auf dem Gallenblasenmeridian liegt. Erfahrungsgemäß dient diese Kombination einer tiefen Entspannung der Schultern, gerade auch, wenn es einen psychischen Anteil gibt.

- Sie hat noch Spannungen im Halsbereich und erste Anzeichen einer Halsentzündung.
  **Du Mai 16, Dreierwärmer 16, 2 und 5, Moxa auf Ren Mai 4 und Ren Mai 6**
  Du Mai 16 und Dreierwärmer 16 ergänzen sich gut, wenn es darum geht, Hitze abzuleiten.
  Dreierwärmer 2, der Wasserpunkt unterstützt den kühlenden Effekt. Dreierwärmer 5 behandelt die Windhitze.

- Sie kämpft mit einer Erkältung, die Spastik ist schlimmer, besonders, wenn sie durch den Wind läuft. Ihr Kopf ist zudem komplett „zu“, sie hört im Augenblick schlecht; sie hat, wie oft, eiskalte Hände.
  **Du Mai 16, Dreierwärmer 16, Niere 3, Yang Wei Mai**
  Als ich Dreierwärmer 16 links setze, wird die ganze linke Seite „klar“, als ich dann rechts die Nadel setze, sieht sie plötzlich viel besser und auch die rechte Seite wird klar und hell. „Jetzt fehlt nur noch die Mitte!“, ist ihr Kommentar.)
  Niere 3 soll das Wasser stärken und der Yang Wei Mai die Abwehr unterstützen.

- Sie hat extensiven Hausputz betrieben. Im Nacken rechts hat sie ein „Strom“-Gefühl.
  Die Spastik in Armen und Beinen ist schlimmer. Sie ist erkältet, die Nase läuft und der Kopf fühlt sich „wattig“ an.
  **Du Mai 16, Gallenblase 20, Magen 36 und Lunge 5, Moxa auf Ren Mai 4**
  Du Mai 16 mit Gallenblase 20 ist eine klassische Kombination um den Wind auszuleiten, Magen 36 und Lunge 5 stärken die Abwehr.[308]

## 8.7 Wichtige Punkte und Punktkombinationen

| | |
|---|---|
| Du Mai 16, Herz 5, Herz 7 | Sprachstörungen und Konfusion |
| Du Mai 16, Gallenblase 20, Du Mai 23, Herz 7 | Depression mit Selbstmordgedanken Furcht und Schreck Palpationen |

[308] *s. Kapitel 3*

| | |
|---|---|
| Du Mai 16, Du Mai 15 | Schlaganfall mit Sprachverlust |
| Du Mai 16, Niere 3, Herz 7 | Depression (Feuer/Wasser) |
| Du Mai 16, Ren Mai 24 | Steifer Nacken, Drehbewegung nicht möglich; auch bei plötzlichem Stimmverlust |
| Du Mai 16, Du Mai 14 moxen | Wei Qi Schwäche bei Yang Mangel |

# 9 天府

## 9. LUNGE 3 – Tiān Fū

### Schatzhaus des Himmels

Lage:

Am radialen Rand des musculus biceps brachii, 3 cun inferior der Achselfalte

Qualifikationen:

- Einer der fünf großen Punkte (wǔ dà shū, 五大輸)

Funktionen:

- Klärt Hitze von den Lungen
- Senkt Lungen Qi ab
- Stärkt die Körperseele Po
- Harmonisiert Holz und Metall bei Angriff der Leber auf die Lunge

Fünf Elemente Einordnung:

- Metall
- Holz-Metall

## 9.1 Die Bedeutung des Namens tiān fū

**tiān 天:** Himmel, Universum, himmlisch, kaiserlich, Himmelsgewölbe, Tag

**fū 府:** Schatzkammer, Palast, Archiv, Bücherei
Das Schriftzeichen zeigt außen ein Gebäude und darunter eine Hand, die einem Menschen etwas gibt. Es beschreibt einen Ort, in dem etwas Wichtiges und Wertvolles gespeichert und wird und der von öffentlicher Bedeutung ist.

Die Bezeichnung tiān fū bezog sich auf die öffentliche Schatzkammer der kaiserlichen Regierung. Sie enthielt die wertvollste Sammlung des Landes und befand sich in einem Ahnentempel, dem inneren Heiligtum des Landes. Die dort gelagerten kostbaren, oft aus Bronze bestehenden Gegenstände waren vor allem zeremonieller Art und wurden nur zu besonderen Anlässen gezeigt und danach sofort wieder eingeschlossen.

Tiān fū als Schatzkammer des Himmels kann sich auch auf eine Ansammlung tradierten Wissens beziehen, wie dies in einer Bücherei oder einem Archiv der Fall ist, oder auch auf die Weisheit eines Menschen.

Bei Zhuang Ze heißt es:

*„Der Weise ist wie tiān fū. Er ist in der Lage, alles Wertvolle vom Himmel zu speichern."*

Weiterhin ist tiān fū auch ein Begriff für Schlaraffenland oder Paradies, „ein Land, wo Milch und Honig fließt". Das wasser- und wolkenreiche Szechuan, am Rande des Himalaya Gebirges gelegen, wurde so genannt. Ein Land, das so fruchtbar war, dass es drei- bis viermal im Jahr eine Reisernte und viel Gemüse gab und die Menschen in unbekümmertem Wohlstand leben konnten.[309]

Letztlich bezeichnet tiān fū auch das Talent eines Menschen. Auch dieses ist ein Schatz und ein Geschenk des Himmels.

Ebenso steht die Schärfe unserer Sinne, die ja durch die Himmelsfensterpunkte geöffnet werden können, im Zusammenhang mit dem Talent eines Menschen.

So schreibt Heiner Frühauf:

*„Eine andere Nuance des Begriffs tianfu, welche die Bedeutung Talent hat, bringt die Oberflächenqualität von himmlischem Metall noch stärker zum Ausdruck. In vielen Sprachen, darunter auch im Chinesischen, Englischen und Deutschen, bezeichnet Talent sowohl die natürliche Begabung mit Intelligenz als auch eine Maßeinheit für Metall oder Geld. Generell geht die Zurschaustellung von Talent mit einer angeborenen Schärfe der Sinne einher. Die meisten Sinnesorgane des Körpers befinden sich im Kopf – eine weitere himmlische Position im menschlichen Mikrokosmos – und werden deshalb als himmlische Beamte (tianguan) bezeichnet. Sind die Sinne „geschärft und glänzend" (congming), können die Talente eines Menschen in ihrer ganzen Pracht erstrahlen. Sind dagegen die himmlischen Lichter verdeckt, werden die Talente stumpf und matt. Als Angelpunkt der Himmlischen Begabung und als Versammlungsort der Himmlischen Beamten weist tianfu deshalb einen starken Bezug zu den Sinnen und zum Glanzaspekt der Wandlungsphase Metall auf."*[310]

[309] *Frühauf, Heiner, Die Wurzeln der chinesischen Medizin, Teil II, S. 3*

[310] *Frühauf, Heiner, Die Wurzeln der chinesischen Medizin, Teil II, S. 2*

Ein Talent, das man natürlicherweise schon hat und eine gute Funktion der Sinne gehen meist einher. Wir können in etwas „glänzen". Wir besitzen etwas, das uns vor anderen auszeichnet. Dies wirkt sich auch auf unser Selbstwertgefühl aus, welches dem Metallelement zugeordnet wird.

Tiān fū ist ein Begriff, der eine Qualität beschreibt, die man zwar nach außen bringen und zeigen kann, aber deren Wert und Reichtum im Inneren liegt.

## 9.2 Die Bedeutung der Lage des Punktes tiān fū

Lunge 3 liegt_am radialen Rand des musculus biceps brachii, 3 cun inferior der Achselfalte.

> *„Schatzhaus des Himmels (Celestial Storehouse, Tiān fū, Lunge 3) liegt 3 cun unterhalb der Axilla auf einem pulsierenden Gefäß auf der anterioren Seite des Oberarms und gehört zu dem Qi des Hand-Tai-Yin-Gefäßes. Moxibustion ist untersagt, da es ein gegenläufiges Qi erzeugen kann. Er wird 4 fen tief genadelt, wobei die Nadel für die Dauer von 3 Ausatmungen liegen bleiben sollte." Zhēnjiǔ Jiǎyǐ Jīng III.24*[311]

Eine schon im alten China praktizierte Art der Lokalisation von Lunge 3 beschreibt Heiner Frühauf wie folgt:

> *„In Laozis Dao De Jing und anderen klassischen Texten findet sich der Begriff tianmen (Himmelstor) als daoistische Bezeichnung für die Nase. Die Nase ist die der „Lunge" zugeordnete Körperöffnung, das Himmelsorgan des Körpers, und durch die Nasenlöcher nimmt die „Lunge" das himmlische Qi auf und tritt mit ihm in Verbindung. Die meisten Akupunkturklassiker geben zur Bestimmung der genauen Lage von tianfu (P3, LU3) eine Methode an, bei der man die Nasenspitze auf den gestreckten Arm senkt. Der Punkt befindet sich an der Stelle, wo die Nase den Arm berührt."*[312]

Tiān fū ist der dritte Punkt des Meridiansystems und der erste Punkt auf dem Lungenmeridian, an dem ein Puls tastbar ist. Die Zahl 3 steht für die Synthese von Yin und Yang. Wenn Wasser und Feuer zusammenkommen, entsteht Dampf und damit Qi. So ist die Zahl Drei auch die Zahl des Qi, an dieser Stelle durch den Puls zu erspüren.

Laut Elisabeth Rochat de la Vallée wäre es auch möglich, Lunge 3 als Anfangspunkt der Lunge zu sehen, da die Punkte Lunge 1 und eventuell auch Lunge 2 in alten Zeiten noch zum Milzmeridian zählten.[313]

Der Puls auf Lunge 3 galt auch als ein Indikator für die Gesundheit des Patienten. War er nicht mehr fühlbar, bedeutete dies, dass die Krankheit nicht mehr heilbar war.

Im Su Wen 74 wird eine epidemische Fiebererkrankung beschrieben, mit dem Fazit, dass, wenn der Puls auf Lunge 3 nicht mehr zu fühlen ist, der Patient die Krankheit nicht überleben wird.
Zuletzt heißt es hier:

> *„Die Wurzel dieser Krankheit ist in der „Lunge". Wenn bei tiān fū (Lunge 3) der Puls verschwindet, wird der Patient sterben und sollte nicht behandelt werden."*[314]

[311] *The systematic classic of Acupuncture & Moxibustion by Huang-fu Mi, A Translation of the Jia Yi Jing by Yang Shou-Zhong and Charles Chace, S. 99*

[312] *Frühauf, Heiner, Die Wurzeln der chinesischen Medizin, Teil II, S. 1*

[313] *Rochat de la Vallée, Elisabeth, November 2023, Zoom Vortrag: Windows of the sky – Myth or Reality*

[314] *Übersetzung von Heiner Frühauf; Frühauf, Heiner, Die Wurzeln der chinesischen Medizin, Teil II, S. 6*

Die Aussage, dass man einen Patienten nicht behandeln sollte, wenn man Anzeichen eines baldigen Todes erkennt, war vor allem eine Vorsichtsmaßnahme für den Arzt. Würde der Patient unter seiner Behandlung sterben, würde er dafür zur Verantwortung gezogen werden; konnte er aber den Tod voraussehen, würde dies seiner Reputation nützen.

Lunge 3 ist einer der beiden Himmelsfensterpunkte, die sich nicht am Hals befinden.

Er behandelt überwiegend die Lunge und damit die Atmung. Wie bereits erwähnt, gehört auch der obere Brenner, also die Brustregion zum „himmlischen" Bereich des Körpers.

Es besteht dabei eine wichtige Wechselbeziehung zwischen Blockaden in Hals und Nacken einerseits und Thorax andererseits. Wenn der Nacken entspannt, wird auch die Atmung frei und umgekehrt. So wirken auch alle Himmelsfensterpunkte am Hals gleichzeitig auf die Atmung.

## 9.3 Qualifikationen

### Einer der fünf großen Punkte (wǔ dà shū, 五大輸)

Lunge 3 zählt zu den „Fünf großen Punkten" des Zhēnjiū Jiǎyǐ Jīng.[315]

Der Punkt tiān fū zählt in der heute angewandten Akupunktur nicht unbedingt zum „Standart"-Repertoire. In den Klassikern, wie dem Zhēnjiū Jiáyì Jīng und dem Huángdì Nèijīng ist er jedoch sehr präsent. Durch seine besondere Position im Meridiansystem und durch seine weitreichende Wirkkraft wurde ihm dort eine große Bedeutung zugeschrieben.

## 9.4 Funktionen

### Klärt Hitze von den Lungen

Lunge 3 ist ein sehr wichtiger Punkt, um Hitze in der Lunge zu befreien. Wie alle Himmelsfensterpunkte wirkt Lunge 3 auch im akuten Fall. Dies kann bei einem Angriff von außen, also bei Ansteckung, der Fall sein. Sogenannte Hitzeerkrankungen (wen bing) können direkt die Lunge befallen und schnell lebensgefährlich werden.

Dabei hat er eine Wirkung, die dem Kleiderausziehen gleicht.[316]

Er befreit auch bei voller Hitze der Lunge, die durch zu viel Yang und vermindertes Yin entstanden ist.

### Senkt Lungen Qi ab

Er löst körperlich oder seelisch bedingte Stagnation im Brustraum und hat einen allgemein befreienden und entspannenden Effekt.

### Stärkt die Körperseele Po

Die Po-Seele haust in der Lunge und hat eine besondere Beziehung zu Lunge 3.

Sie wird meist als 7 „üble Gesellen" oder „Teufel" dargestellt, wobei die Zahl 7 den 7 Lungenlappen entspricht.

[315] *s. Kapitel über Punktkategorien*

[316] *s. Indikationen*

Diese entsprechen zerstörerischen Kräften, die insbesondere die Lunge angreifen und die meist lebensgefährliche Auswirkungen haben. Zu diesen „Gesellen“ zählen:

1. **Tun Zei** – gieriger Räuber – Gier nach Reichtum; Macht und Geltung – kriminelles Verhalten
2. **Que Yin** – drängendes Yin – drängender Sexualtrieb
3. **Fu Shi** – lauernder Pfeil – plötzliche heimtückische Erkrankungen
4. **Shi Gou** – Leichenhund – produziert schmähende Worte
5. **Chou Fei** – stinkende Lunge – verzehrende Krankheiten wie TBC, Lungen-Ca, Drang zur Selbstzerstörung
6. **Chu Hui** – Dreckbeseitiger – positive „Figur“ – Hinweis auf Haut und Dickdarm
7. **Fei Du** – Fliegendes Gift – Angriff von schlechten Einflüssen wie heftige Infektionserkrankungen

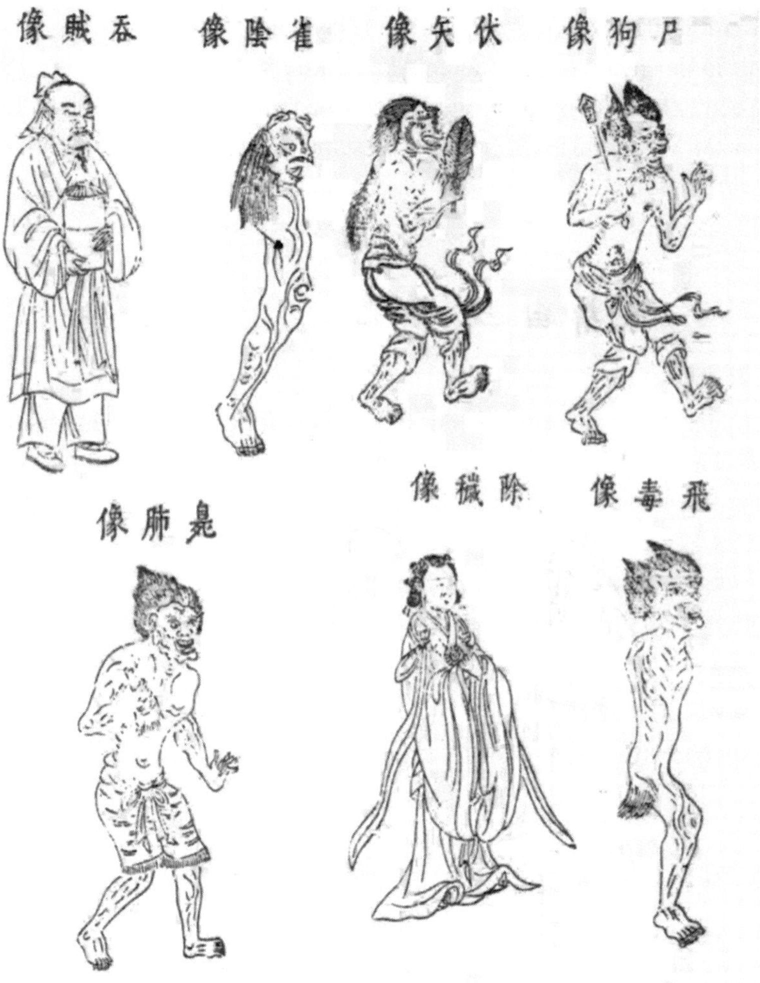


Fig. 37 : Dessin des sept *po*. Tiré du *Yuhan bizhi*, dans le *Yimen guangdu* de Zhou Lüjing.

Abb. 9 – die 7 Po „Teufel“

Eine schwache Körperseele zeigt sich durch selbstzerstörerische Tendenzen. Man hört nicht mehr auf die Warnsignale des Körpers. Die Stärkung der Po-Seele ist besonders bei Sucht jeder Art wichtig. Lunge 3 kann hier als Himmelsfensterpunkt eine erhellende Wirkung haben.

Zudem hat dabei auch eine besondere Funktion bei dem Ausgleich von Hun und Po.

Dies wird unter „Der Bezug zu den Fünf Elementen" noch ausführlich erörtert.

**Harmonisiert Holz und Metall bei Angriff der Leber auf die Lunge**

Lunge 3 ist der einzige Punkt mit dieser speziellen Indikation im Meridiansystem. Er harmonisiert Holz und Metall auf der körperlichen, seelischen und geistigen Ebene. s."Der Bezug zu den Fünf Elementen"

## 9.5 Indikationen

### Indikationen aus den Klassikern

**Zhēnjiǔ Jiáyǐ Jīng – *Der Klassiker des ABC der Nadelung und Moxibustion***

II. 4:

*„Die Wurzel (ben 本) des Tai Yin der Hand (Lunge) liegt an der Pulstaststelle (cun kou) und sein Ende (biao 標) liegt an einem Punkt unterhalb und vor der Achsel (bei tiān fū) auf einem pulsierenden Gefäß."*[317]

VII.1:

*„Dies (die schnelle Beseitigung von Hitze) betrifft einen Überschuss von Yang Qi und ein nicht ausreichendes Yin Qi. Das nicht ausreichende Yin Qi führt zu innerer Hitze, das überschüssige Yang Qi zu äußerer Hitze. Wenn diese beiden „Hitzen" miteinander konkurrieren, wird die Hitze so intensiv, als würde man brennende Kohle an die Brust halten; die Kleider fühlen sich so heiß an, dass man nicht wagt, sie zu berühren, und der Körper strahlt eine solche Hitze aus, dass man nicht wagt, die Matte zu berühren. Mit allen Zwischenräumen blockiert und geschlossen, kann man nicht schwitzen und die Zunge ist ausgetrocknet, die Lippen werden wie ausgedörrtes Fleisch und die Kehle ist trocken, so dass man nach Getränken verlangt. Um es zu behandeln, nadele man Schatzkammer des Himmels (Celestial Storehouse, Tian fū Lunge 3) und Großes Weberschiffchen (Great Shuttle, Da Zhu, Blase 11) dreimal und den Shu Punkt des mittleren Rückens (Zentraler Knochen, Zhong Gu, Blase 29) um die Hitze zu beseitigen und das Hand- und Fuß-Tai Yin (Lunge und Milz) anzuregen, Schweiß zu produzieren. Wenn die Hitze verzogen ist und der Schweiß getrocknet, verschwindet die Krankheit so schnell wie man seine Kleider auszieht."*[318 319]

VIII.1:

*„Bei aufgedunsenem Burstkorb und, in schweren Fällen, verzerrter Sicht, mit gekreuzten Armen vor der Brust, plötzlicher Blockade (Bi) und Dyspnoe durch Gegenläufigkeit, nadele Entwässerungsgraben jing qu, Lunge 8 und Schatzkammer des Himmels, tian fu, Lunge 3, wobei letzterer „Großer Punkt" genannt wird."*[320]

[317] *The systematic classic of Acupuncture & Moxibustion by Huang-fu Mi, A Translation of the Jia Yi Jing by Yang Shou-Zhong and Charles Chace, S. 79*

[318] *The systematic classic of Acupuncture & Moxibustion by Huang-fu Mi, A Translation of the Jia Yi Jing by Yang Shou-Zhong and Charles Chace, S. 242*

[319] *Hier geht es um das „Kleider Ausziehen", eine von den im Ling Shu 75 benannten fünf Maßnahmen. Die anderen vier Maßnahmen sind: "den Staub abschütteln" (s. Kapitel 5), „aus Unwissenheit erlösen", „die Finger- (Zehen)-Nägel stutzen", und die „Zweifel auflösen".*

[320] *The systematic classic of Acupuncture & Moxibustion by Huang-fu Mi, A Translation of the Jia Yi Jing by Yang Shou-Zhong and Charles Chace, S. 299*

IX.3:

*„Bei Husten durch aufsteigendes Qi, Dyspnoe mit der Unfähigkeit einzuatmen und plötzlicher innerer Gegenläufigkeit von Hitze und Übertragung (von üblem Qi) der Leber auf die Lunge mit Blutungen aus Nase und Mund, einer generellen Aufgedunsenheit mit gegenläufiger Atmung und Unfähigkeit, sich hinzulegen, ist Schatzhaus des Himmels tiān fū, Lunge 3 der Punkt der Wahl."*[321]

X.2:

*„Bei Schwitzen durch Wind, allgemeinen Schwellungen, keuchender Atmung, reichlichem Auswurf, Trance und schlechtem Gedächtnis, großer Schläfrigkeit, ist Schatzhaus des Himmels, tiān fū, Lunge 3), ist der Punkt der Wahl."*[322]

**Huángdì Nèijīng 黃帝內經 *Des Gelben Kaisers innerer Klassiker***

Ling Shu 21:

*„Bei plötzlicher Blockade im Inneren mit Gegenlauf, wenn die Leber und Lungen(-Qi) auf einander einschlagen und Blut aus Nase und Mund fließt, dann wähle man (für die Therapie) die tian fu (-Öffnung)."*[323]

Ling Shu 75:

*„Huang Di: Die Maßnahmen des Stechens nennen (eine Therapieform) „die Kleider ablegen". Nun haben Sie gesagt, dazu sticht man alle singulären Transport(-Öffnungen) auf den Yang(-Leitbahnen).*
*Das sind keine permanent festgelegten Orte. Ich möchte das sofort hören.*
*Qi Bo: Hier handelt es sich um Situationen, in denen die Yang-Qi im Übermaß vorhanden und die Yin-Qi nicht genügend sind. Wenn die Yin-Qi nicht genügend sind, dann führt das im Inneren zu Hitze.*
*Wenn die Yang-Qi im Übermaß vorhanden sind, dann führt das im Außenbereich zu Hitze.*
*Die beiden Hitze(-Qi) schlagen aufeinander ein, und in der Brust wird es so heiß wie von brennender Kohle.*
*Im Äußeren fürchtet man die Berührung selbst mit weicher Seide und lässt sie nicht an den Körper heran.*
*Man ist aber auch nicht imstande, sich auf eine Matte zu legen.*
*Die Hautstrukturen sind geschlossen, und der Schweiß kann nicht herauskommen.*
*Die Zunge ist verbrannt und die Lippen sind ausgetrocknet. Das Fleisch ist ausgedörrt und die Kehle ist trocken.*
*Wenn man trinkt oder ißt, merkt man nicht mehr, ob etwas wohlschmeckt oder abscheulich ist.*
*Man entfernt sie mit jeweils drei Stichen an den tian fu- und da zhu[324](-Öffnungen). Man sticht zudem in die zhong lü[325](-Öffnung), um di Hitze(-Qi) zu entfernen.*
*Man füllt die Fuß- und die Hand-Groß-Yin(-Leitbahnen) auf, um den Schweiß zu entfernen.*
*Indem man die Hitze(-Qi) entfernt und den Schweiß verringert, ist die Krankheit schneller behandelt, als wenn man sich die Kleider auszieht."*

[321] *ebd. S. 331*

[322] *ebd. S. 369*

[323] *Unschuld, Paul U., 2015, Antike Klassiker der Chinesischen Medizin, Ling Shu/Zhen Jing, S. 304*

[324] *Blase 11*

[325] *Blase 29*

**Handbuch Akupunktur**

- Keuchen, Dyspnoe, Husten, Asthma, Nasenbluten, Blutspucken, Bluthusten, vermehrter Speichel.
- Somnolenz, Schlaflosigkeit, Traurigkeit, Weinen, Desorientiertheit und Vergesslichkeit, Treibender-Leichnam-Geistreden, Melancholie-Weinen-Geistreden.
- Schwellung des Halses, Schmerzen des inneren (anterio-lateralen) Anteils des Oberarms, Schwindel, Schwellung und Spannungsgefühl des Körpers, Malaria, purpur-weiße Windflecken (Pityriasis versicolor), visuell bedingter Schwindel, Kurzsichtigkeit. [326]

## 9.6 Der Bezug zu den Fünf Elementen

### 9.6.1 Trauer – Die Emotion des Metalls

Der Himmelsfensterpunkt Lunge 3 ist ein sehr wichtiger Punkt bei der Behandlung einer durch Trauer geschwächten Lunge.

Von allen 11 Punkten des Lungenmeridians hat Lunge 3 in den Klassikern als einziger Punkt die seelisch bedingten Symptome der Trauer als spezifische Indikation. Zu diesen zählen Somnolenz (Schläfrigkeit), Schlaflosigkeit, Traurigkeit, unaufhörliches Weinen, Desorientiertheit und Vergesslichkeit. Außerdem kann es in schweren Fällen zu „Treibender-Leichnam-Geistreden" und „Melancholie-Weinen-Geistreden" kommen.

Hier ist von einem extremen Trauergebaren die Rede, das an die Substanz geht und nachhaltig die Lunge schwächt. Man kann nicht mehr aufhören zu weinen, ist wie benommen und fühlt sich leer und abwesend. Der Zugang zur himmlischen Schatzkammer „tiān fū" ist verschlossen.

Das Schriftzeichen für Trauer 悲 (bēi) zeigt oben zwei Menschen, die einander den Rücken zukehren und darunter das Herz (xin 心). Menschen, die ihre Trauer nie richtig ausdrücken konnten, fühlen sich als Konsequenz von ihrem Herzen abgeschnitten, und dies oft über lange Zeit. Sie empfinden dies regelrecht körperlich. Ihr Brustkorb fühlt sich an wie ein eiserner Käfig, der sich um ihr Herz legt. Ihnen fehlt der Zugang zu ihrem Herzen und sie sind weit davon entfernt, wirkliche Freude zu empfinden. Dies kann über die Zeit dazu führen, dass sie das Leben zynisch betrachten, sich immer mehr abkapseln oder auch depressiv werden.

Lunge 3, tiān fū, kann besonders dann ein Fenster öffnen, wenn lang unterdrückte Trauer zu einem Engegefühl in der Brust geführt hat. Dieser Punkt vermittelt wieder das Gefühl von Weite, Frische und Klarheit, so wie wir es an einem schönen Herbsttag erleben. Er kann wie die Befreiung aus einem Gefängnis wirken.

Der Tod eines geliebten Menschen stellt sicherlich einen der härtesten Schnitte im Leben dar. Er kann eine große Leere und ein Gefühl von Sinnlosigkeit hinterlassen. Gerade bei alten und schwachen Menschen kann dies dazu führen, dass sie nicht mehr die Kraft finden, weiterzuleben und kurz danach sterben.

Im Kreislauf der Fünf Elemente folgt dem Metall das Wasser. Dies symbolisiert im Lebenszyklus einerseits den Tod, andererseits liegt im Wasser aber auch die Kraft, wieder zu sich selbst und den eigenen Ressourcen zu finden. So findet sich hier die Chance, aus der Trauer wieder ins Vertrauen zu kommen und sich auch wieder etwas zu trauen. Die Rückbesinnung auf sich selbst erfordert in gewisser Weise auch einen Rückzug und die Auseinandersetzung mit dem „Alleinsein".

Gelingt dies, kann sich die empfundene Einsamkeit in ein „All-Eins-Gefühl" wandeln. So wie ein einzelner Wassertropfen mit dem großen Ozean eins ist.

[326] *Deadman, Peter, Al-Khafaji, Mazin, Baker, Kevin, Handbuch Akupunktur, S. 82*

In meinen Behandlungen habe ich oft die Erfahrung gemacht, dass es bei Menschen, die trauern, darum geht, die Transformation vom Metall- ins Wasserelement zu unterstützen und sie stetig und geduldig durch ihre Lebenskrise zu begleiten. Auf den Herbst folgt niemals gleich der Frühling. Auch wenn man diesen „Frühling" herbeisehnt, ist es dennoch wichtig, den „Winter" zu durchleben und sein Wasser zu stärken, auch wenn dies bedeuten kann, seinen Abgründen zu begegnen, um wieder zu einem guten Neuanfang zu kommen.

**Fallbeispiel: Trauerarbeit**

Eine 79-jährige Patientin kommt seit 20 Jahren regelmäßig zu mir zur Behandlung.

Sie ist eine attraktive Dame und geistig und körperlich sehr fit. Seit ich sie kenne, läuft sie jeden Tag bewusst große Strecken zu Fuß, da sie sich gerne bewegt.

Ihr Mann starb im Alter von 89 Jahren. Er litt an chronischer Herzinsuffizienz und wurde schon vor 20 Jahren als nicht heilbar aufgegeben. Durch ihre unermüdliche Fürsorge und genaue Überwachung der Medikamentierung hat er jedoch noch lange gelebt. Allerdings konnte er die letzten Jahre schon nicht mehr die Wohnung verlassen, was bedeutete, dass auch meine Patientin wenig unternehmen konnte, was sie aber gerne hingenommen hat.

Sie hat ihren Mann sehr geliebt und viel über sich in dieser „Abhängigkeit" gelernt.

Als ihr Mann im Sterben lag, konnte sie ihn aus dem Krankenhaus nach Hause holen. Es hat sie aber sehr mitgenommen, dass er im Hinfallen von seinem Stuhl starb.

Sie verbringt seit dem Tod ihres Mannes viel Zeit allein und muss sehr viel weinen.

Symptome: Sie hat eine „weinende" Stimme. Ihr ist sehr kalt und ihre Schultern fühlen sich „schwer wie ein Joch" an. Sie spürt ein inneres Zittern und hat nachts massive Ängste. Sie kann maximal bis 4 Uhr morgens schlafen, hat keinen Appetit mehr und stark abgenommen. Ihre Augen und Ohren sind sehr schlecht geworden. Manchmal schwankt sie beim Gehen.

Zunge: rot und trocken, gestaute Unterzungenvenen

Pulse: insgesamt leer und schwach, vor allem auf Niere und Perikard

**Behandlungen:**

Bei der Behandlung geht es darum, das Metall zu stärken und die Transformation vom Metall ins Wasser zu unterstützen, um einen Neuanfang zu ermöglichen.

Dazu wurden immer wieder die beiden Himmelsfensterpunkte des Metalls Lunge 3 und Dickdarm 18 zur Erhellung des Geistes und zur Unterstützung des Loslassens eingesetzt.

- **Lunge 5, Niere 7, Lunge 8**
  Hier wird Die 4-Nadel-Technik zum Lösen der Blockade zwischen Metall und Wasser angewandt. Dabei wird Lunge 5, der Wasser- und Sedierungspunkt auf dem Lungenmeridian beidseitig sediert und Niere 7, der Metall- und Tonisierungspunkt auf dem Nierenmeridian beidseitig tonisiert.
  Lunge 8 als Ben Punkt (Metall im Metall) unterstützt die Lunge bei Trauer.

- Sie hat sehr viel geweint, hat aber auch angefangen aufzuräumen.
  **Lunge 5, Niere 7, Lunge 3, Dickdarm 18**

Die 4-Nadel-Technik zum Lösen der Blockade zwischen Metall und Wasser wird durch die beiden Himmelsfensterpunkte des Metalls, Lunge 3 und Dickdarm 18 unterstützt.

- Sie war sehr müde und traurig und ist wenig aus dem Haus gegangen.
  **Magen 36, Lunge 7, Niere 4**
  Magen 36 (Erde in der Erde) stärkt die Erde und vermittelt Kraft. Die beiden Luo-Punkte von Lunge und Niere, Lunge 7 und Niere 4, unterstützen bei Trauer und Angst.

- Sie hatte wieder mehr Appetit und hat öfter gekocht.
  **Milz 3, Lunge 9, Niere 3**
  Die Kombination Milz 3 und Lunge 9 stärkt die Lunge über die Erde; Niere 3 unterstützt das Wasser.

- Sie fühlt sich langsam besser. Sie denkt über Unternehmungen nach und plant Konzerte etc. Sie hat aber noch Herzunruhe.
  **Lunge 3, Dickdarm 18; Moxa auf Magen 36 und Ren Mai 4**
  Die beiden Himmelsfensterpunkte des Metalls werden durch die Moxibustion von Magen 36 und Ren Mai 4 zur Stärkung des Ursprungs-Qi unterstützt.
  Nach einigen Wochen des Rückzugs fühlt sie sich wieder kräftiger und lebensbejahender.

### 9.6.2 Holz und Metall

Lunge 3 hat die besondere Indikation des Ausgleichs von Holz und Metall.

Zwischen Metall und Holz besteht eine Beziehung über den Kontrollzyklus (ke (克)-Zyklus).

Demnach kontrolliert das Metall das Holz, wobei es dies auch gleichzeitig fördert. Der alte Mensch setzt dem Enkelkind Regeln, die ihm helfen zu wachsen, so wie das Beschneiden der Bäume im Herbst deren Wachstum im Frühling fördert. Ist allerdings das Metall schwach, wird es leicht vom Holz angegriffen. Das Holz bäumt sich gegen das Metall auf und es entsteht Chaos. Ein Beispiel für einen solchen „beleidigenden" Angriff ist der Heuschnupfen im Frühling, wenn der Wind (Holz) Nase und Lunge (Metall) angreift. Dies nennt man den Wu (侮) oder beleidigenden Zyklus.

Gerade in der Beziehung der beiden Elemente Holz und Metall kommt es häufig zu diesem Angriff über den Wu-Zyklus, da das sehr yinige Metall im Holz einen besonders yangigen und angriffslustigen Gegner kontrollieren muss.

Bereits im Ling Shu 21 wird ein solcher Fall in Bezug auf das Nasenbluten beschrieben:

*„Plötzlich voll ausgebrochene Hitze mit einem aufrührerischen Qi der Leber und der Lunge, die im Körperinneren miteinander in Fehde liegen, führen zu einer Überflutung der Nase und des Mundes mit Blut und müssen über die Punktstelle Tianfu (Lu 3) behandelt werden."*

In der „kosmologischen" Anordnung der Elemente, bei der die Erde in der Mitte liegt, bilden Holz und Metall die horizontale Achse. Links befindet sich das aufsteigende Yang des Holzes, rechts das absteigende Yin des Metalls.

Während die vertikal verlaufende Achse zwischen Wasser und Feuer die bereits erreichten Höhepunkte von Yin und Yang repräsentiert, stellen „Holz- und Metallphasen" des Übergangs und Wandels dar. So beschreiben sie eher das ständige Auf und Ab des Lebens.

Die duale Verbindung von Holz und Metall findet sich in einigen Begriffen der chinesischen Sprache wieder.

- **Frühling und Herbst** (chūn qiū 春秋), die beiden Jahreszeiten von Holz und Metall, stehen für ständigen Wandel.[327] Nach den „Frühlings- und Herbstannalen" ist unter anderem auch eine Dynastie der chinesischen Geschichte benannt.

- **Ost und West** (dōng xī 東西) ist einer der am häufigsten gebrauchten Worte im Chinesischen und bedeutet einfach „Dinge", alles, was es so gibt zwischen Himmel und Erde.

- **Tiger und Drache** (hǔ lóng 虎籠), s. Abb.8, ist ein weiterer dualer Begriff, der sich auf die Begrifflichkeit von Holz und Metall bezieht. Im Osten erhebt sich der grüne Drache, im Westen kauert der weiße Tiger.

  Der Drache symbolisiert das Yang und das Männliche. Er verkörpert machtvolle, aufsteigende Kraft. Der Tiger symbolisiert das Yin und das Weibliche.

  Entsprechend seiner Katzennatur kann er lange ausharren, um dann aber mit Macht zuzuschlagen. Seine Kraft liegt in der Ruhe.

  Das Symbol dieser zwei durchaus gleich starken Gegenspieler finden wir unter anderem als Namensgebung von Kampfkunstschulen im medizinischen Qi Gong oder im Feng Shui wieder.[328]

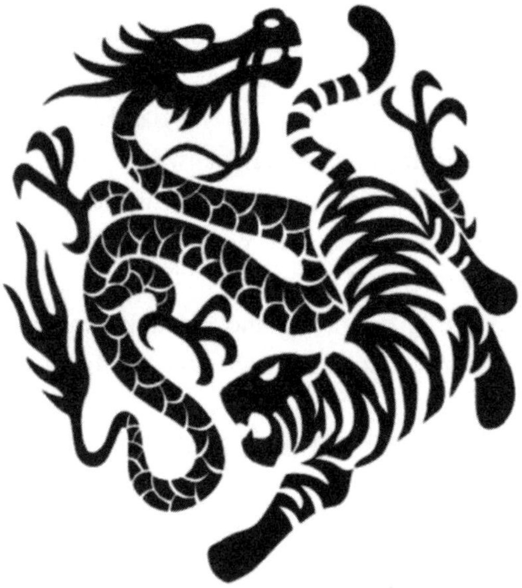

Abb. 8 Tiger und Drache

[327] *Sie bezieht sich auf die Existenz von Reichsannalen im Herzogtum Lu (in Shandong ) für die Jahre 722 bis 481 v. Chr. und ist nach dem Titel dieser Annalen (春秋, Chūnqiū – „Frühling und Herbst") benannt.*

[328] *Klain, Sigrid, 2013, Holz und Metall in Theorie und Praxis der 5 Elemente, Naturheilpraxis 3/4., S. 5*

## Nu und Bei 怒悲 – Wut und Trauer als zwei Seiten einer Medaille

Die aufsteigende Bewegung des Holzes können wir uns bei der Emotion Wut sehr gut vor Augen führen. Zunächst wird die „Wut im Bauch" verspürt. Wenn sie sich entlädt, steigt sie unaufhaltsam nach oben. Mit voller Ladung schwillt sie die Kehle empor und äußert sich in einer schreienden Stimme. Sie fließt dann in die Muskulatur von Armen und Beinen, in Fäuste und Füße und setzt den Impuls zum Angriff.

Das Schriftzeichen von „Nu" (s. oben) zeigt eine Frau, daneben eine Hand mit Stock als Symbol für Unterdrückung; darunter das Herz (das Herz Radikal im Schriftzeichen kennzeichnet in der Regel eine Emotion).

Das Schriftzeichen symbolisiert den der Wut zugrunde liegenden Zwang, etwas tun zu müssen, was man nicht will. Gerade in den heutigen Arbeitssituationen wird oft etwas verlangt, wohinter der Einzelne eigentlich gar nicht steht. Man könnte diese Art des Ärgers auch als „Aschenputtel Syndrom" bezeichnen. Im Allgemeinen fällt es auch heute noch Frauen schwerer, sich bei der Arbeit gegen Unterdrückung zu wehren.

Wut und Trauer liegen oft sehr nahe bei einander. Man stelle sich ein Kind vor, dem ein Spielzeug weggenommen wird! Hier kann man oft nicht unterscheiden, ob es sich um Tränen der Trauer oder der Wut handelt, so schnell verwandelt sich die eine Emotion in die andere.

(Ein emotional bedingter „Knoten im Hals" kann ebenfalls sowohl von unterdrückter Wut als auch von unterdrückter Trauer stammen.)

Wir können oft selbst nicht unterscheiden, ob wir wütend oder traurig sind. Besonders, wenn wir uns verletzt fühlen, kann es vorkommen, dass wir weinen, obwohl wir eigentlich wütend sind und Wut zeigen, obwohl wir eigentlich traurig sind. Erfahrungsgemäß tendieren Frauen zu ersterer und Männer zu letzterer Reaktion.

Wut und Trauer können sich entsprechend der Holz/Metallwippe gegenseitig kaschieren. Hinter der vermeintlichen Wut eines Menschen kann sich eine tiefe und schmerzliche Trauer verbergen. Die Wut dient hier als Kompensation für eine Wahrheit, die man nicht bereit ist zu sehen. Es ist leichter, gegen alle möglichen Gegner zu kämpfen, als sich seinem Schmerz zu stellen. Dies passiert vor allem nach einem traumatischen Verlust. Die Behandlung eines solchen Patienten muss darin bestehen, ihm zu helfen, die Trauer anzuerkennen.

Gleichzeitig unterdrückte Wut und Trauer können zu einem unerträglichen und lähmenden Spannungsfeld werden, das sehr lange Zeit anhalten kann.

Hierzu heißt es im Ling Shu 8:

*„Wenn die Leber von Trauer und Kummer befallen wird, ist man in seinem Zentrum getroffen, dann ist auch das Hun verletzt. Bei geschädigtem Hun wird man verrückt und vergesslich und die Essenz (Jing) versiegt. ... Man stirbt im Herbst".*

**Fazit:**

Sowohl bei durch Wut kaschierter Trauer als auch bei durch Trauer kaschierter Wut ist es sehr wichtig, die eigentliche Emotion anzuerkennen und zu lösen. Dies kann durch Akupunktur und/oder Psychotherapie unterstützt werden.[329]

[329] *Klain, Sigrid, 2013, Holz und Metall in Theorie und Praxis der 5 Elemente, Naturheilpraxis 3 und 4, S. 12*

## Fallbeispiel: Wut und Trauer

Die 68-jährige Patientin präsentiert sich als eine zierliche Person mit einer jugendlichen Ausstrahlung. Auf den ersten Blick wirkt sie wie eine voll im Leben stehende Frau, die immer noch kompetent ihre Aufgaben sowohl im Beruflichen als auch im Privaten meistert.

Sie kommt wegen Durchschlafstörungen und genereller Anspannung in das Ambulatorium.

Sie wird gegen 3-4 Uhr wach und kann dann nicht mehr einschlafen. Entsprechend der Organuhr entspricht dies dem Übergang von der Leber- zur Lungenmaximalzeit.

Vorgeschichte: Ihr Mann wurde 15 Jahre lang gegen Depression behandelt, war dann aber längere Zeit beschwerde- und medikamentenfrei. Es kam dann doch zu einem Rückfall und er wurde in eine Klinik eingewiesen, in der er in einem unbeaufsichtigten Augenblick Selbstmord beging.

Die Patientin hatte danach gegen die Klinik geklagt, aber auch versucht, in einer Trauerbegleitungsgruppe Hilfe zu finden. Unterstützung erfuhr sie auch von ihrem Sohn und ihrer Tochter. Man spürt, dass sie mit großer Selbstbeherrschung ihre Anspannung und Unruhe in den Griff zu bekommen versucht. Es zeigen sich körperliche Hinweise wie hektische rote Flecken am Hals, chronische Kieferspannung, fahrige Bewegungen, kurze, knappe Antworten.

Ihr Leben ist durch viele Termine und sportliche Aktivitäten (Nordic Walking, Tennis, Yoga) durchorganisiert. Innerlich aber empfindet sie eine große Leere und Gleichgültigkeit. Sie sieht die Treffen mit ihren Kindern und Enkelkindern nicht mehr als Freude, sondern als Belastung an.

Während der Behandlung wird klar, dass sowohl die lange Zeit während der depressiven Erkrankung ihres Mannes als auch die Reaktion auf den Selbstmord bei der Patientin durch Trauer und Wut geprägt war.

In der Behandlung liegt daher die Konzentration auf dem Ausgleich von Holz und Metall in Bezug auf die Emotionen.

Zunge: blass, Zahneindrücke, gestaute Unterzungenvenen

Pulse: sehr angespannte Pulse besonders auf Leber und Gallenblase

**Behandlungen:**

- **Anmian (Extra Punkt Nacken „Friedlicher Schlaf"), Perikard 6, Leber 3, Magen 36**
  Perikard 6 und Leber 3 ist eine Kombination, die auch „die 4 Tore der Frau" genannt wird und das Leber-Qi entspannt. Magen 36 stärkt insgesamt das Qi und hat eine beruhigende Wirkung auf den Schlaf in seiner Eigenschaft als Erde in der Erde.

- Sie hat sich etwas entspannter gefühlt, ist aber noch sehr gehetzt durch ihre vielen Aktivitäten. Der Schlaf ist etwas besser.
  **Lunge 8, Leber 4, Leber 14, Lunge 1**
  Lunge 8 und Leber 4 ist die 4-Nadel-Technik um Holz und Metall auszugleichen. Leber 14 und Lunge 1 behandeln als End- und Anfangspunkt des äußeren Meridianverlaufs die Anspannung im Brustbereich und befreien das Leber-Qi.

- Sie spürt sehr stark, wie sie versucht, sich von ihrem unverarbeiteten Schmerz abzulenken. Sie ist noch einmal zu der Klinik gefahren und hat sie von außen betrachtet, um sich ihrer Gefühle zu stellen.
  **Lunge 3, Lunge 2, Lunge 7, Leber 14**

- Nach der letzten Behandlung hat sie sich befreiter gefühlt. Sie versucht ihre Trauer und Wut in ihrer Selbsthilfegruppe für trauernde Menschen anzugehen.
  **Lunge 3, Leber 14, Lunge 1, Lunge 7, Leber 3**

- Sie trifft sich wieder mehr mit ihren Kindern und Enkelkindern und kann dies auch genießen.
  **Lunge 3, Leber 3, Lunge 9**

Die Patientin findet zu Ende der Behandlung vor allem einen Ausweg in der Stärkung ihres Holzes. Sie empfindet eine Chance für einen Neubeginn. Unter anderem lässt sie ihren Garten neugestalten und ist dabei richtig ungeduldig, weil sie mit ihrer Cousine nach Indien reisen will. Der unterdrückte Ärger ist einer positiven Ungeduld gewichen.

Auch ihr Metall erfährt Stärkung. Sie kann besser Grenzen setzen, hat mehr Freude an schönen Dingen und sieht eher die Vorteile ihrer Lebenserfahrung.

Was sich zum Schluss der Behandlung besonders zeigt, ist ihr „Feuer“. Sie belegt einen Tanzkurs und möchte vielleicht sogar wieder einen Mann kennenlernen. Hatte sie vorher ihre Familien-“Termine“ eher als lästig empfunden, empfindet sie jetzt eine spontane, warmherzige Offenheit für ihre Kinder und Enkel und gleichzeitig eine große Freude daran, wieder ihr eigenes Leben zurückzuhaben.

Wenn sich die emotionale Klammer von Ärger und Trauer löst, ist auch wieder Platz für ehrliche Freude.

### Fallbeispiel: Wut und Trauer

Eine 73-jährige Patientin kommt zur Behandlung wegen extremer Erschöpfung. Sie hat sehr tiefe dunkle Ringe unter den Augen, die bei starker Erschöpfung rot und trocken werden und ist sehr abgemagert.

Sie lebt seit 35 Jahren alleine, was sie sehr bedauert. Sie ist sehr engagiert in ihrer Gemeinde, besucht viele Workshops und arbeitet therapeutisch mit kleinen Gruppen. Dabei verausgabt sie sich regelmäßig. Trotz ihrer Traurigkeit wirkt sie oft wie ein kleiner Wirbelwind, der überall viel bewegt.

Beschwerden: Durchfälle mehrmals morgens (Hahnenschrei-Durchfall bei schwachem Nieren-Qi), Extreme Erschöpfung, Starke innere Kälte

Krankheitsgeschichte: Seit ihrer Jugend neigt sie zu Entzündungen, angefangen mit Gürtelrose mit 19 Jahren, in ihren Zwanzigerjahren hatte sie mehrfach Lungenentzündungen, mit 26 Jahren Hepatitis und mit 31 Jahren während der letzten Schwangerschaft Pankreatitis.

Vor 5-6 Jahren hatte sie eine Infektion mit Eiterbläschen am ganzen Körper.

Früher litt sie auch sehr oft an Migräne.

Lebensgeschichte: Sie war ein Kriegskind und mit 11 Jahren auf der Flucht aus Ostpreußen. Damals hat sie viel durchgemacht und viel Sterben gesehen. Sie wäre fast erfroren. Die Rettung kam in letzter Minute. Seither leidet sie immer wieder unter Kälteattacken.

Psyche: Vor 35 Jahren wurde sie von ihrem Mann, der Pfarrer war und den sie sehr in seiner Arbeit unterstützte, für eine jüngere Frau verlassen. Zur selben Zeit zogen ihre vier Kinder aus.

Die Trennung war sehr traumatisch. Sie ist noch öfter mit ihm und seiner jetzigen Frau konfrontiert, was ihr zu schaffen macht. Bis heute kommt sie nicht darüber hinweg.

Sie hat eine gute Beziehung zu ihren 3 Söhnen, aber die Beziehung zu ihrer Tochter und ihrem Ex-Mann ist ungeklärt. Vieles Unausgesprochene steht zwischen ihnen.

Immer wieder fühlt sie sich sehr verzweifelt und deprimiert und muss viel weinen.
Ihr größtes Problem ist das Alleinsein.

Zunge: gerötet, ohne Belag, rissig, trocken

Pulse: insgesamt gespannt, sehr schwach auf Nierenposition

**Behandlungen:**

- Kräuter: Mu Wei San – Jue Yin Behandlung
  später Fu Zi Li Zhong Wan – Kälte ausleitend und Mitte stärkend

- **Niere 10, Leber 8 beidseitig, Moxa auf Ren 4**
  Niere 10 und Leber 8 ist die 4-Nadel-Technik, um das Wasser einerseits im Ben-Punkt zu stärken und andererseits das Holz zu ankern. Bei sehr schwachem Wasser ist Moxa auf Ren Mai 4, der auch der Vereinigungspunkt der 3 Yin (Niere, Leber und Milz) ist, sehr hilfreich.

- Nach der letzten Behandlung hatte sie einen extremen Energieschub. Sie spürte ihre Wut im Bauch, eine riesige Bewegung, die in Tränen zum Ausbruch kam und die ihr Erleichterung brachten. Gleichzeitig spürte sie einen starken Energiefluss und ist ihrer Trauer sehr nahe.
  Seit langem hatte sie zum ersten Mal geformten Stuhl.
  **Lunge 8, Leber 4 (4-Nadel-Technik)**

- Nach der letzten Behandlung hat sie sich wieder mehr mit ihrer Trauer und Wut auseinandergesetzt. Sie fühlt sich friedlicher.
  **Lunge 3, Lunge 7, Leber 5, Niere 3, Moxa Ren Mai 4**
  Hier wird Lunge 3 zum Ausgleich von Holz und Metall behandelt; Lunge 7 und Leber 5 sind beides Luo-Punkte und behandeln die jeweiligen psychischen Aspekte, Niere 3 und Moxa auf Ren Mai 4 stärken das Wasser

- Psychisch geht es ihr besser, aber sie hatte wieder morgendlichen Durchfall
  **„Mitte Punkte“ (Ren Mai 4, Magen 25 beidseitig, Ren Mai 6) moxen, Niere 3**
  Die „Mitte Punkte“-Behandlung mit Moxa wirkt gegen den morgendlichen Kältedurchfall.

- Sie hatte wieder normalen Stuhl und fühlt sich insgesamt kräftiger
  **Lunge 3, Lunge 9, Niere 3**
  Lunge 3 wird hier mit den Yuan- und Erdpunkten verbunden, um weiterhin die Lunge und Niere zu stärken.

**Behandlung nach einer längeren Pause:**

Ihre Augenringe sind heute sehr rot und trocken
Sie hat wieder Durchfall morgens, Erschöpfung und große Kälte
Sie glaubt, dass sie eine Blasenentzündung hat und sieht dies im Zusammenhang mit ihrer Trauer. In der letzten Zeit sind drei ihr gut bekannte Menschen gestorben.

Sie war mit ihrer Tochter in der Oper Simon Boccanegra, wo es um eine Vater Tochter Beziehung geht und sie viel weinen musste. Sie beobachtet sich selbst. Sie ist ständig am Wasser gebaut.

Sie hat das Gefühl, sie sitzt (mal wieder) in ihrem Trauerprozess fest. In Gedanken ist sie ständig mit den Themen Sterblichkeit und Endlichkeit beschäftigt.

Im Gespräch kristallisiert sich heraus, dass sie Angst hat, vor ihrem “Abschied” keine Aussprache mit ihrer Tochter und ihrem Ex-Mann zustande zu bringen, die zu einer Klärung notwendig wäre.

**Lunge 3, Lunge 7, Lunge 2, Niere 7, Blase 67**

Lunge 3, 7 und 2 adressieren die Trauer, die beiden Tonisierungspunkte von Niere und Blase stärken das Wasser und wirken gegen die Blasenentzündung.

Während der Behandlung weint sie, was sie als erleichternd empfindet. Dann fängt sie an zu “leuchten”. Sie spürt “es fließen” und viel Kraft.

Ich habe sie noch lange behandelt. Vor ihrem Tod hatte sie die Kraft, viele wichtige Gespräche zu führen und sich auch mit ihrer Tochter und ihrem Mann auszusprechen.

## Hun und Po 魂魄 – die zwei Seelen von Holz und Metall

Im Huainanzi 9, 23 a heißt es:

*„Die spirituelle Seele eines Menschen kommt von dem Hauch des Himmels (tian qi wei hun), seine körperliche Seele von dem Hauch der Erde (di qi wei po).“*

Hun und Po sind die zwei Seelen des Menschen, die im Schriftzeichen das Zeichen für Dämon beziehungsweise Geist enthalten, wobei Hun der „Wolken Geist“ und Po der „Weiße Geist“ ist.

Beide sind an den Menschen gebunden und damit persönlich und von irdischer Natur.

Hun als „Wolken Geist“ ist eine zwar persönliche, aber nicht an den Körper gebundene Seele, die zu Lebzeiten z. B. in Träumen wandern kann, und im Tod am Punkt „Bai Hui“ auf dem Vertex des Kopfes den Körper verlässt. Dem Hun wird die Zahl 3 zugesprochen und es wird oft, wie auch auf dem berühmten Sarg-Banner von Mawangdui (s. Abb. 8 S. 210), als 3 schwebende Doppelgänger oder Traumkörper der verstorbenen Person (s. Abb. 4 S. 105) abgebildet.

Das Hun, das in der Leber beziehungsweise dem Leberblut sitzt, entspricht in seiner Bewegung dem Qi des Holzes. Wie der Osten nach Süden schaut, schaut das Hun immer zum Shen, der Seele des Menschen, die universal und von göttlichem Charakter ist und ihren Sitz im Herzen hat.

Auch geistig entspricht es einer Vorwärtsorientierung. Kreativität und die Fähigkeit, Visionen und damit Hoffnung zu haben, gründet in unserer Hun-Seele.

Po als „weißer Geist“ hat seinen Sitz in der Lunge. Die weiße Farbe entspricht dem Metallelement. Sie ist auch die Farbe der Trauer. Die Po-Seele ist sehr stark an den Körper gebunden. Sie verlässt diesen im Tod durch den Anus. Po kann noch lange nach dem Tod an den „weißen“ Knochen haften, eine Idee, die sich auch in vielen anderen Kulturen hinter dem Reliquienkult verbirgt.

Dem Po wird die Zahl 7 zugeordnet. Es wird oft als 7 Teufel dargestellt, die die verschiedenen Begierden des Menschen verkörpern. Sie sind im unteren Abschnitt des Mawangdui-Banners abgebildet, in dem quasi die niederen Instinkte liegen. Hier können wir die 7 Po als fressende und saufende Gesellen erkennen. s. Abb. 10, S. 38.

Wie der Westen nach Norden schaut, schaut die Po-Seele zum Jing, der ererbten Lebensessenz, die in der dem Wasser Element zugeordneten Niere residiert.

Im Ling Shu 8 heißt es:

*„Das, was dem Shen in seinem Kommen und Gehen treu folgt, weist auf das Hun hin. Das, was sich an die Essenz in seinem Aus- und Eintreten bindet, weist auf das Po hin."*

Die Po-Seele, die in der Lunge sitzt, wird auch als Körperseele bezeichnet. Sie entspricht dem Lebensinstinkt vom ersten Atemzug an und regiert alle automatischen Körperfunktionen. Die Richtung des Po geht wie die der Lunge nach unten.

Wenn alle Instinkte befriedigt sind, befindet sich Po im Ruhezustand und Zufriedenheit.

Hun und Po sind Ausdruck der richtigen Bewegung von Holz und Metall.

Im gesamten Energiekreislauf stehen Leber und Lunge für die Bewegung des Qi.

Die Lunge ist der "Meister" des Qi. Ihre Energierichtung geht nach unten und hilft damit einer regelrechten Ein- und Ausatmung. Die Leber hat die Aufgabe, Qi im gesamten Körper gleichmäßig zu verteilen. Ihre Energierichtung geht in alle Richtungen und insbesondere nach oben.

Wenn Hun und Po im Gleichgewicht sind, herrscht ein ausgewogener Qi Fluss.

Im Ling Shu 54 heißt es:

*„Was ist Shen?" – „Wenn Blut und Qi in einer harmonischen Komposition sind, das Wei Qi (Abwehr Qi), Jing (Essenz) und die 5 Zang (Speicherorgane) vollkommen sind, das Qi im Herzen wohnt und Hun und Po ihre volle Kraft besitzen – diese perfekte Errungenschaft ist der Mensch."*

**Hun und Po in Bezug auf Suchtverhalten**

Im Ling Shu 80 heißt es:

*„Wenn der Geist erschöpft ist und Hun und Po sich verflüchtigen, geraten auch Wille und Gefühl aus den Fugen."*

Dies kann so viel bedeuten, dass, wenn Hun und Po außer Kontrolle geraten, der Mensch sich auch nicht mehr unter Kontrolle hat. Ein solches „Aus den Fugen geraten" kann sowohl durch Schädigung des Hun als auch durch Schädigung des Po entstehen.

Ein gesundes Hun ist spontan und frei in seiner Kreativität und Neugierde auf das Leben. In der Kindheit, die dem Holzelement entspricht, ist dieses Gefühl von „Mir gehört die Welt" besonders ausgeprägt. Durch eine zu strenge Erziehung (Metallelement) kann die Freiheit eines Kindes allerdings zu stark eingeschränkt werden. Seine spontanen Ideen und Impulse können sich nicht mehr entfalten. Das Hun wird eingekerkert.

Die Sucht stellt dann einen hilflosen Versuch dar, das Hun zu befreien. Nicht umsonst basiert die Werbung für Suchtmittel wie Tabak und Alkohol in der Regel auf der vorgespiegelten Illusion von der großen Freiheit.

Bei dem Konsum von harten Drogen geht es auch darum, Illusionen herzustellen und vermeintliche Freiheit des Geistes zu erlangen. Hier werden die Türen des „Kerkers" gewaltsam geöffnet, was allerdings keine wirkliche Befreiung darstellen kann.

Wenn uns dann auch der richtige Instinkt verlässt, kommen die 7 kleinen Teufelchen der Begierde in Aktion (s. Abb. 9), die uns so gerne verführen. Ein anthroposophisch orientierter Patient erzählte, dass sich immer, wenn er gerade daran denkt, mit dem Rauchen aufzuhören, ein kleiner „Ahriman", die anthroposophische Version eines Po-Teufels, auf seine Schulter setzt und ihm ins Ohr flüstert: „Die eine geht noch!" (In der Anthroposophie finden wir übrigens in der Idee von Luzifer und Ahriman ein der Idee von Hun und Po durchaus vergleichbares Konzept.) Man kann dies so sehen, dass durch ein unausgeglichenes Hun die Begierden, die darauf lauern, uns zu verführen, erst geweckt werden.

**Fazit:**

Wenn unser Hun sich nicht entfalten kann, haben die 7 kleinen Teufelchen der Begierde des Po leichtes Spiel. Das instinktive Verhalten des Po, das auf schnelle Befriedigung zielt, gewinnt dann die Oberhand.

Das „Aus den Fugen geraten" der Hun und Po Achse kann zu Suchtverhalten führen. Bei der Behandlung dieser Art von Süchten ist es meiner Erfahrung nach wesentlich, das Hun und das Leber Qi zu befreien und damit Spontaneität, Kreativität und positive Visionen zu fördern. Ein erfülltes Leben, in dem man seinen eigenen Impulsen folgen kann, ist der beste Schutz gegen Sucht. Letztendlich geht es bei der Akupunkturbehandlung darum, Hun und Po auszugleichen. [330]

**Fallbeispiel: Suchtverhalten**

Ein 50-jähriger Patient kommt wegen „mangelnder Lebensfreude" zur Behandlung.

Er befindet sich in dritter Ehe und hat zwei Söhne im Alter von 6 und 8 Jahren. Sein Körperbau sieht dem des „Metalltyps" aus dem Ling Shu 64 verblüffend ähnlich: groß, athletisch mit breiten kantigen Schultern und kantigem Gesicht mit leicht auseinanderstehenden Augen.

Er wirkt zunächst zurückhaltend und eher wortkarg. Während des Gesprächs stellt sich heraus, dass er sich intensiv mit Feng Shui und Geomantie beschäftigt.

Er kann seinen Zustand selbst schwer erklären. Teilweise ist er unzufrieden mit seiner Arbeit, die er als eintönig empfindet. Er wäre lieber freier in seinen Entscheidungen und überlegt, sich selbstständig zu machen.

Sein Zustand begann vor 12-15 Jahren. Er war damals zum zweiten Mal verheiratet. Die Ehe verlief sehr unglücklich und war von Wut, Trauer und Enttäuschung geprägt. Vor 10 Jahren kam es dann zur Scheidung. Seither empfindet er eine tiefe Melancholie. Er fühlt sich abgeschnitten und unfähig, Freude zu empfinden. Nach der Trennung war er zwei Jahre in Psychotherapie.

Inzwischen ist er wieder verheiratet und fühlt sich im Grunde sehr wohl mit seiner Frau, mit der er viele Interessen teilt. Auf seine zwei Jungen ist er sehr stolz. Sie zeigen bereits Interesse an seinen „Energie"-Forschungen auf bestimmten Plätzen in der Natur.

In der Kindheit war er sehr zurückgezogen und hatte wenig Zugang zu seinen Gefühlen. Er war der Älteste, der Rebell, der sich früh gegen ein eher emotionsarmes, strenges und freudloses Zuhause „aufbäumte". Sobald es ging, zog er aus. Die erste Eheschließung war das Resultat eines solchen Protests gegen seine Eltern.

In der dritten Behandlung berichtet er, dass er schon in seiner Kindheit das Bedürfnis hatte, sich Freiräume zu schaffen, um wenigstens für kurze Phasen eine Flucht aus der Enge zu erzielen. Dies erreichte er teilweise durch Bergsteigen oder Zehnkampf, aber auch durch Zigaretten- und Alkoholkonsum. Auch heute greift er,

[330] *Klain, Sigrid, 2013, Holz und Metall in Theorie und Praxis der 5 Elemente, S. 6-9*

wenn er sich depressiv fühlt, zu Alkohol und kennt dann keine Grenzen mehr, kann dann auch ausfallend, streitlustig, aggressiv und ungerecht werden. Dies war auch ein Problem in seiner gescheiterten Ehe. (Mein Eindruck ist, dass dieses immer noch ungelöste Problem auch den Grund für seine Melancholie darstellt.)

Weitere Beschwerden:

- Psoriasis: trockene und juckende Stellen vor allem an Ellbogen und Knien, zeitweise an den Fingernägeln
- Starker Reizhusten: oft sehr langwierig, stärker bei Anspannung, vor allem abends

Vorlieben: seit der Kindheit ist er sehr aktiv im Sport, war eine Zeit lang Leistungssportler im Zehnkampf; Weitere bevorzugte Sportarten: Marathon und Volleyball. Bedingt durch eine Achilles-Sehnen-Ruptur und eine Meniskusverletzung musste er mehrere Jahre aussetzen. Jetzt macht er Yoga und geht mit dem Hund spazieren, vermisst aber den anderen Sport. Er verspürt einen häufig ziehenden Schmerz im linken Unterbauch.

Ernährung: biologisch, immer frisch gekocht

Zunge: groß, eher spitz zulaufend. Farbe: leicht rot

Pulse: Leber/Gallenblase gespannt, insgesamt eher schwach, Lunge schwach, Perikard tief und leer

Diagnose: Die Leber beleidigt das Metall über den Wu-Zyklus, Hun und Po sind „aus den Fugen".

**Behandlungen**

- **Lunge 8, Leber 4, Leber 14, Lunge 1**
  Durch das beidseitige Tonisieren von Lunge 8 (Metall im Metall) und Leber 4 (Metall im Holz) (4-Nadel-Technik der Fünf-Elemente-Akupunktur) wird die Kontrolle des Metalls über die „beleidigende" Leber wieder hergestellt; das beidseitige Tonisieren der Endpunkte des Lebermeridians (Leber 14) und der Anfangspunkte des Lungenmeridians (Lunge 1) bewirkt eine Lösung der Blockade des Energieflusses im gesamten Brustbereich und zudem im äußeren Umlauf der 12 Meridiane, da Lunge 1 Anfangs- und Leber 14 dessen Endpunkt ist.

- Er berichtet, dass er nach der Behandlung auf der Heimfahrt eine starke Befreiung in der Brust erlebt hatte. Am Abend wurde der Husten stärker, am nächsten Tag ließ er nach und ist seither ganz verschwunden. Das Jucken der Psoriasis Stellen ist ebenfalls verschwunden.
  **Perikard 6, Leber 3, Lunge 1, Lunge 3**
  Perikard 6, der Luo-Punkt des Perikardmeridians, öffnet die Brust sowohl auf der körperlichen als auch auf der emotionalen Ebene. Zusammen mit Leber 3, dem Yuan-Punkt der Leber, wird hier auch das Leber Qi bewegt.
  Lunge 1 stärkt weiterhin die Lunge und Lunge 3 gleicht zwischen Hun und Po aus.
  Alle Punkte werden neutral gestochen.

- Seit der letzten Behandlung fühlt er ein starkes Mitteilungsbedürfnis und geht mehr auf andere Menschen zu. Er spürt jetzt, wie sehr er sich vorher isoliert hatte. Er beschreibt das Gefühl als einen sehr schönen Austausch von Geben und Nehmen.

**Perikard 7, Leber 5, Leber 14, Lunge 1, Lunge 10, Perikard 7**

Perikard 7, der Yuan Punkt des Perikardmeridians, zusammen mit Leber 5, dem Luo Punkt des Lebermeridians wirkt auf den emotionalen Aspekt des Öffnens (Perikard) und Lösens von Aggressionen (Leber). Leber 14 und Lunge 1 siehe erste Behandlung.

Lunge 10 ist der Feuerpunkte des Lungenmeridians und leitet Hitze aus der Lunge aus.

Zusammen mit Perikard 7 wirkt er gegen Hitze in der Haut.

- Seit der letzten Behandlung ist er sich noch bewusster darüber, dass ihn seine Arbeit nicht mehr ausfüllt. Er sieht gleichzeitig eine konkrete Möglichkeit, seine Ausbildung in Feng Shui und Geomantie zu vertiefen. Er hat Visionen von dem, was er gerne machen möchte.

  Er hat das Gefühl, dass er die ganze Zeit in einem Spannungsfeld zwischen Wut und Trauer gefangen war, das sich jetzt löst. Besonders merkt er das daran, dass sein Bedürfnis nach Alkohol sehr nachgelassen hat. Insgesamt ist sein Lebensgefühl sehr gut.

## 9.7 Wichtige Punkte und Punktkombinationen

### Akupunkturbehandlungen bei Wut und Trauer

- **Lunge 8, Leber 4 beidseitig tonisieren** (4-Nadel-Technik der Fünf-Elemente-Akupunktur)

  Der Punkt *Abflusskanal* ( jīng qù 經渠), Lunge 8 bezieht sich als Ben-Punkt (Metall im Metall) ins besondere auf die Emotion des Elementes und kann stagnierte Trauer lösen.

  *Siegel der Mitte*, zhōng fēng, Leber 4, wirkt ausgleichend und dadurch antidepressiv bei Menschen im Konflikt zwischen Wut und Trauer.

  Diese Kombination gleicht Holz und Metall auf der emotionalen Ebene aus.

- **Lunge 7, Leber 5 und Lunge 2**

  Die Punkte *Unterbrochene Reihenfolge*, (liè quē 列缺), Lunge 7 und *Kanal des Holzwurms*, (lǐ gōu 蠡溝), Leber 5, sind die jeweiligen Luo-Punkte von Lunge und Leber und behandeln die Emotionen Trauer und Wut.

  *Wolkentor* ( yún mén 雲門), Lunge 2, kann bei unterdrückter Trauer und Melancholie das „Abregnen“ von Tränen bewirken.

- **Lunge 3 und Dickdarm 18** sind jeweils eine gute Ergänzung zu den antiken Punkten.

  Lunge 3 hilft der Lunge, sich von dem Angriff des Holzes zu befreien und die Trauer zu überwinden. Dabei wird sie durch die loslassende Kraft von Dickdarm 18 unterstützt.

  Beide Punkte wirken zusammen auf einer tieferen Ebene.

- **Lunge 11** wirkt bei emotional bedingtem „Knoten im Hals“. Als Holz- und Jing-Punkt des Lungenmeridians löst er den Angriff des Holzes auf das Metall besonders in der Halsregion.

### Hun und Po ausgleichende Akupunktur Behandlungen

- **Lunge 8, Leber 4 beidseitig tonisieren** (4-Nadel-Technik der Fünf-Elemente-Akupunktur) *Abflusskanal* ( jīng qù 經渠), Lunge 8 stärkt als Metall-Punkt des Lungenmeridians das Lungen Qi und wirkt reinigend und befreiend.
  *Siegel der Mitte* (zhōng fēng 中封), Leber 4 ist der Metall-Punkt des Lebermeridians und harmonisiert die zwei Heistseelen Hun und Po.

- **Blase 42, Blase 47, Lunge 11, Lunge 9**
  Tür zur Po-Seele, pò hù 魄戶, Blase 42 und *Tor des Hun* (hún mén 魂門), Blase 47 behandeln Po und Hun.
  *Kleines Metall* (shào shāng 少商), Lunge 11 und *Großer Abgrund* (tài yuān 太源), Lunge 9 sind beide sogenannte Dämonenpunkte und wirken zusätzlich befreiend bei zwanghaften Handeln.

- **Lunge 3, Leber 5, Lunge** vermitteln ebenfalls zwischen Hun und Po.

- **Lunge 3, Leber 14, Lunge 1, Leber 4** wirkt insbesondere bei der Raucherentwöhnung.
  Leber 14 ist der Endpunkt des Lebermeridians, Lunge 1 der Anfangspunkt des Lungenmeridians. Verbindet man die beiden Punkte, wird der Qi Fluss zwischen Leber und Lunge wieder hergestellt und die Atmung befreit. Dies kann sehr unterstützend sein.

### Weitere Punktkombinationen

| | |
|---|---|
| Lunge 3, Lunge 8, Leber 4 (4 Nadel Technik), Dickdarm 18 | Konflikt Trauer Wut |
| Lunge 3, Lunge 11, Leber 1 | Allergiker (Heuschnupfen im Frühling) |
| Lunge 3, Leber 14, Lunge 1, Leber 3, Lunge 9 | Sucht durch Konflikt zwischen Hun und Po |
| Lunge 3, Niere 1, Leber 3 | Depression mit ständigem Weinen |
| Lunge 3, Perikard 6, Leber 3 | Sich abgeschnitten fühlen; öffnen der Brust |
| Lunge 3, Lunge 7, Leber 5, Niere 3 | Trauer und Wut bei schwachem Wasser |
| Lunge 3, Niere 3, Lunge 9 | Trauer bei schwachem Qi |
| Lunge 3, Leber 13 oder Leber 14 | Befreit von innerer Wut gemischt mit Trauer, bringt oft Tränen hervor |
| Lunge 3, Dickdarm 4, Dreierwärmer 6 | Nasenbluten |
| Lunge 3, Dreierwärmer 13, Magen 11 | Struma, Schwellung des Halses |
| Lunge 3, Ren Mai 22, Ren Mai 17 | Asthma |
| Lunge 3, Gallenblase 21, Leber 3 | Asthma verschlimmert durch Stress |
| Lunge 3, Niere 27, Niere 25 | Rebellierendes Qi, Asthma |
| Lunge 3, Ren Mai 22, Magen 13 | Öffnet den Brustkorb |
| Lunge 3, Magen 13, Lunge 2, Herz 7 (Sun Si Miao) | Asthma, Dyspnoe |

# 10 天池

## 10. PERIKARD 1 – Tiān Chí

### Himmelssee

Lage:

1 Cun lateral und leicht oberhalb der Papilla Mammae im vierten Intercostalraum
Tiān Chí ist auch der Name für das Herz.
Punkt des Gallenblasenmeridians in einigen alten Texten.
Mu Punkt des Perikards in einigen Texten.

Qualifikationen:

- Anfangs-/Endpunkt Verbindung zwischen Nieren- und Perikardmeridian
- Punkt des Jue Yin
- Kreuzungspunkt mit den Meridianen von Gallenblase, Leber und Dreierwärmer

Funktionen:

- Befreit die Brust
- Transformiert Schleim und wirkt gegen rebellierendes Qi
- Bewegt Qi und löst Knoten
- Bewegt Stagnation durch Kälte und Hitze im Brustkorb (Shao Yang)
- Wirkt bei Schwäche der 4 Gliedmaßen (Jue Yin)

Fünf Elemente Einordnung:

- Holz-Feuer (Shao Yang/ Jue Yin)

## 10.1 Die Bedeutung des Namens tiān chí

**tiān 天**: Himmel, Universum, Himmelsgewölbe, Tag, himmlisch, kaiserlich

**chí 池:** Teich, Reservoir, Stadt- oder Burggraben, Behälter

Im Schriftzeichen links sehen wir das Radikal für Wasser, rechts das alte Zeichen für „Satzende".[331] In einem Teich kann das Wasser nicht weiter fließen und hat, so gesehen als stehendes Gewässer auch ein „Ende".

Tiān chí bezeichnet einen in himmelsnahen Höhen gelegenen Bergsee. In China wurden Berge immer wegen ihrer unmittelbaren Nähe zum Himmel und den Göttern verehrt. Die fünf taoistischen und vier buddhistischen heiligen Berge sind bis heute Plätze der Andacht.

Im alten China galten die oft an versteckten Orten liegenden Seen als heilige Orte, die nur Schamanen zugänglich waren.

Im heutigen China werden immer noch unzählig viele Seen, die auf den Hochebenen der Bergmassive liegen, so benannt. Der Name „tiān chí" steht generell für Abgeschiedenheit, Rückzug, Ruhe und der Nähe zum Göttlichen. Es ist ein Ort, wo man die Ruhe des Herzens finden kann.

Auch in der Poesie wird ein See gerne zu einem „tiān chí".

Tiān chí vereinigt im Namen die Elemente Feuer (tiān) und Wasser (chí) und damit Yang und Yin auf eine besondere Weise. Das klare Wasser des Sees reflektiert den Himmel und das Sonnenlicht. Je ruhiger das Gewässer, umso klarer die Spiegelung. Auch unser Herz sollte wie ein Spiegel sein. Ist es ruhig, sind wir in der Lage das, was ist, wahrzunehmen und uns mit dem Himmlischen zu verbinden.

In der inneren Alchemie des Daoismus wird der Begriff tiān chí auch für das Herz selbst gebraucht.

In dem Absatz: „Der Spiegel des Herzens" in „Das wahre Buch vom südlichen Blütenland" beschreibt Zuangzi dies folgendermaßen:

*„Der höchste Mensch gebraucht sein Herz wie einen Spiegel. Er geht den Dingen nicht nach und geht ihnen nicht entgegen; er spiegelt sie wider, aber er hält sie nicht fest. Darum kann er die Welt überwinden und wird nicht verwundet. Er ist nicht der Sklave seines Ruhms; er hegt nicht Pläne; er gibt sich nicht ab mit den Geschäften; er ist nicht Herr des Erkennens. Er beachtet das Kleinste und ist doch unerschöpflich und weilt jenseits des Ichs. Bis auf das letzte nimmt er entgegen, was der Himmel spendet, und hat doch, als hätte er nichts. Er bleibt demütig." Zhuangzi, Kapitel VII.6*[332]

Zhuangzi erwähnt den Himmelssee auch in einer Parabel über die Entstehung der Welt. Zuerst war da das Wasser mit seiner 1000 Meilen breiten großen Masse von Fisch namens Kun, dann erschien der Vogel Peng als Symbol des Feuers, der in der Suche nach der ursprünglichen Einheit von Yin und Yang 10000 Li[333] weit zum Himmelssee fliegt.[334]

---

[331] *S. Heiner Frühauf*

[332] *Wilhelm, Richard, 1994, Dschuang Dsi, Das wahre Buch vom südlichen Blütenland, Kap.VII.6: Der Spiegel des Herzens, S. 99*

[333] *Das in China traditionelle Längenmaß 里 lǐ entspricht nach heutiger Festlegung exakt 500 m, d. h., dass 10000 lǐ 5000 Kilometern entsprechen, eine Distanz, die Zugvögel zurücklegen können.*

[334] *Wilhelm, Richard, 1994, Dschuang Dsi, Das wahre Buch vom südlichen Blütenland, Kap.VII.6: Der Spiegel des Herzens, S. 29-30 (es wurden einige Abwandlungen des Originaltextes vorgenommen)*

**Der alternative Name von Perikard 1**

**Zusammenkunft im Himmel, tiān huì 天會**

Im Himmelssee vereinigen sich Yin und Yang und damit auch Wasser und Feuer wie auch das weibliche und das männliche Prinzip. Er ist ein Ort, wo die Dualität aufgehoben wird. Diese Rückkehr zum Einen ist wie ein Ankommen. Sie kommt einer Erfüllung gleich, nach der wir Menschen streben. Als Himmelsfensterpunkt kann Perikard 1 diesen inneren Frieden vermitteln, der entsteht, wenn alles Streben sich in einem inneren Gefühl von Angekommen-Sein auflöst. Dieses Gefühl ist auch in der Liebe präsent, in der wir eine tiefe Verbundenheit erfahren.

## 10.2 Die Bedeutung der Lage von tiān chí

> *„Himmelsteich (Celestial Pool, Tian Chi, Perikard 1), auch bekannt als Himmlische Zusammenkunft (Celestial Convergence, Tian Hui), liegt 1 cun seitlich der Brust(warze) und 3 cun unterhalb der Axilla.*[335] *Er grenzt an die seitliche Region der Rippen und befindet sich direkt unterhalb der Axilla. Er ist Treffpunkt von Hand-Jue-Yin (Perikard) und Fuß-Shao-Yang (Gallenblase) und wird 7 fen (in späteren Büchern 3 fen) tief genadelt und mit 3 Kegeln gemoxt. "*[336] *Zhēnjiǔ Jiǎyǐ Jīng III.18*

Der Akupunkturpunkt tiān chí liegt direkt auf der Brust. Generell sollte bei diesem Punkt keine tiefe Nadelung erfolgen, da die Gefahr eines Pneumothorax besteht.

Wegen der Empfindlichkeit des Brustgewebes gibt es auch Vorbehalte, diesen Punkt bei Frauen zu nadeln.

Allerdings ist dies weder in den klassischen noch in modernen Lehrbüchern untersagt.

Wenn man Vorbehalte hat, direkt die Brust zu nadeln, kann in den Fünf-Elemente-Behandlungen meiner Erfahrung nach bei Frauen Perikard 1 auch gut durch Perikard 2, der am Oberarm liegt, ersetzt werden.

Perikard 1 liegt auf einer horizontalen Achse mit dem dàn zhōng 膻中, Ren Mai 17, der *Mitte der Brust.* Ren Mai 17 ist der Mu- (Alarm)-Punkt des Perikards, wobei auch Perikard 1 diese Stellung zeitweise innehatte.

Betrachtet man den Verlauf des Perikardmeridians, handelt es sich bei beiden Punkten auf verschiedene Weise um dessen Anfangspunkte. Der Perikardmeridian entspringt in der Mitte der Brust, also in der Region von dàn zhōng und tritt bei tiān chí an die Oberfläche. So bildet der Perikardmeridian eine horizontale Achse über die gesamte Brustregion und stellt die beherrschende Energie in diesem Bereich dar.

Die Brustregion wird stark bestimmt von unseren emotionalen Befindlichkeiten, besonders, wenn es um das Lieben und Geliebtwerden geht. Hier spüren wir das Schmachten der Verliebtheit, aber auch den Schmerz der Verschmähung.

Unwillkürlich legen wir dann unsere Hand auf die Brust.

Das Feuer in uns ist das Element, das sich am deutlichsten nach außen zeigt und mit unserer Spontaneität verbunden ist. Wenn wir spontan einen Menschen umarmen, folgen wir einem Impuls, der in der Brustregion seinen Ursprung hat. Oder wir versagen uns diesen Impuls, aus Angst, zurückgewiesen zu werden, und kerkern uns damit immer mehr ein. Unsere Fähigkeit, uns für andere zu öffnen, aber auch unsere Verletzlichkeit sind in der Brust vereint.

[335] *Dies ist laut Übersetzer nicht übereinstimmend mit der vorher beschriebenen Lage von 1 cun neben der Brustwarze.*

[336] *The systematic classic of Acupuncture & Moxibustion by Huang-fu Mi, A Translation of the Jia Yi Jing by Yang Shou-Zhong and Charles Chace, S. 92-93 (Übersetzung der Autorin)*

Das Feuer im Allgemeinen und das Perikard im Besonderen sind sehr stark mit unserer Sexualität verbunden. Die Bezeichnung „Kreislauf-Sex“ für das Perikard lässt sich vor allem in älteren deutschsprachigen Fachbüchern finden. Bis heute hat sich diese Bezeichnung gehalten und ist auch im Internet sehr präsent.

Perikard 1 ist er der Akupunkturpunkt auf dem Perikard, der den offensichtlichsten Bezug zur Sexualität hat.

Die Brustwarze wird gemäß der chinesischen Medizin zudem von der Leber kontrolliert, die bei Mann und Frau für die sexuelle Erregung zuständig ist.

Brust und Brustwarzen gehören sowohl bei Frauen als auch bei Männern zu den erogenen Zonen. Bei Frauen ist der Busen *eine Manifestation ihrer Weiblichkeit und sexuellen Anziehungskraft.* Der erotische Reiz, der von der weiblichen Brust ausgeht, ist eine Besonderheit beim Menschen, bei dem die Form der Brust unabhängig vom Stillen besteht.[337]

> *„Die Brustwarze gehört zu den berührungsempfindlichsten Stellen des Körpers, und das nicht nur bei der Frau, sondern auch beim Mann. Auch hier ist der Mensch unter den Säugertieren jedoch ziemlich allein: Bei den Tierarten sorgt die Berührung der Brustwarze in der Regel nicht für ein Lustempfinden.*
> *Bei der Berührung der Brustwarzen wird im Gehirn das gleiche Areal angesprochen wie auch bei der Stimulierung der primären Geschlechtsorgane, es wird das Lust-Hormon Oxytocin ausgeschüttet.“*[338]

Gleichzeitig entspricht sie dem Akupunkturpunkt Magen 17 (*Mitte der Brust* (rǔ zhōng 乳中). Als Punkt des Magenmeridians und damit der Erde hat er vor allem einen Bezug zur Nahrungsaufnahme, die durchaus auch lustvolle Elemente hat. Selbstredend wird er weder genadelt noch gemoxt und gilt nur als anatomischer Referenzpunkt.

Weiterhin besteht durch die Verbindung dieses Punktes über den äußeren Meridianverlauf zur Niere[339] auch eine direkte Verbindung zum Unterleib. Man könnte so auch eine Verbreitung der sexuellen Erregung erklären. Trotzdem sollte man nicht vergessen, dass Perikard 1 auch in unmittelbarer Nähe des Herzens liegt und hier eine Verbindung zu unseren Herzensgefühlen besteht. So kann sich eventuell an dieser Stelle der sexuelle Aspekt mit dem der Liebe vereinen.

Zusammenfassend kann man sagen, dass Perikard 1von seiner Lage her einerseits einen besonderen Bezug zu unserem emotionalen Feuer und zu unserer Sexualität hat. Andererseits ist er durch seine Lage direkt über dem Herzen auch besonders bei körperlichen Beschwerden des Herzens indiziert und auch ein Punkt, der geeignet ist, das Herz zu beruhigen.

## 10.3 Qualifikationen

### Anfangs-/Endpunktverbindung zwischen Nieren- und Perikardmeridian

Perikard 1 ist der Anfangspunkt des äußeren Perikardmeridians. Über den äußeren Umlauf der Meridiane[340] ist er mit dem Endpunkt des Nierenmeridians Niere 27 verbunden, der unterhalb des Schlüsselbeins liegt.

[337] *https://www.beethoven-klinik-koeln.de/die-weibliche-brust-14-fakten*

[338] *https://www.beethoven-klinik-koeln.de/die-weibliche-brust-14-fakten*

[339] *s. Qualifikationen weiter unten*

[340] *Der äußere Umlauf der Meridiane beginnt bei Lunge 1 und verläuft über Dickdarm, Magen, Milz, Herz, Dünndarm, Blase, Niere, Perikard, Dreierwärmer, Gallenblase und Leber wieder zurück zu Lunge 1 indem sich die jeweiligen Meridiane über ihre Anfangs-/Endpunkt-Punkte verbinden. Diese Anordnung bestimmt auch in den Akupunkturlehrbüchern meistens die Reihenfolge der Darstellung der Meridiane.*

Die Anfangs-/Endpunkt-Akupunktur (entry-exit-point-acupuncture) ist eine wichtige Behandlungsmethode in der Fünf-Elemente-Akupunktur nach J.R. Worsley, um Energieblockaden über den äußeren Kreislauf der Meridiane zu lösen. Dabei wird zuerst der Endpunkt des vorangehenden Meridians und direkt danach der Anfangspunkt des von der Blockade betroffenen Meridians genadelt. Eine Blockade kann sich besonders an Übergängen mit einem größeren Abstand bilden.

Typischerweise bildet sie sich häufig zwischen Leber 14 (Endpunkt) und Lunge 1 (Anfangspunkt), die vom Brustkorb getrennt sind, wobei es in diesem Fall zu spastischer Atmung kommen kann.[341] Auch der Weg von Niere 27 zu Perikard 1 ist vergleichbar weit und es kann leicht zu einer Blockade kommen. J.R. Worsley sieht daher Perikard 1 als eine Tür, welche, wenn sie offen ist, auch Energie der Niere hineinströmen lässt.

In schwereren Krankheitsfällen, z. B. bei einer Myokarditis, kann die Wiederherstellung dieser Verbindung lebensrettend sein. Heiner Frühauf berichtet über ein solches Erlebnis.[342]

Ein weiterer Aspekt dieser Verbindung zur Niere besteht darin, dass hier ein direkter Kontakt zum unteren Erwärmer besteht. Der Perikardmeridian durchläuft alle drei Erwärmer und gelangt dadurch auch in den Unterbauch.

Das Perikard geht vielfältige Verbindungen zum Unterleib ein. Ihm wird auch das Feuer des Ming Men zugeschrieben, welches zwischen dem zweiten und dritten Lendenwirbel angesiedelt und Ursprung von Yin und Yang ist.

Diese Verbindungen erklären, warum der Perikard-Puls an der unteren Position, die dem unteren Erwärmer entspricht, gemessen wird. In Kapitel 1 werden außerdem Symptome, wie z. B. schmerzhafte Stagnation im Unterleib vor allem bei Frauen beschrieben, die über den Punkt Perikard 2 behandelt werden.

### Punkt des Jue Yin

Leber und Perikard bilden innerhalb der 6 Schichten der Meridiane die Jue Yin Schicht. In alten Texten, wie dem Nèi Jīng und dem Nànjīng, wurde das Perikard noch das „Jue Yin der Hand“ und die Leber das „Jue Yin des Fußes“ genannt. Beide, Leber und Perikard, wurden insofern als eine Einheit betrachtet.

Das Jue Yin hat gemäß dem Shang Han Lun mehr Blut als Qi.

Perikard 1 qualifiziert sich als Jue Yin Punkt, weil er der einzige Treffpunkt mit dem Lebermeridian ist. Ein weiterer Punkt im Meridiansystem, der sich als Vereinigungspunkt des Jue Yin qualifiziert, ist der *Zustimmungspunkt des Perikards*, Blase 14 (jué yīn shù, 厥陰腧).

Jue Yin (厥陰) bedeutet „zurückweichendes Yin“.

Im Shāng Hán Lùn (傷寒論) von Zhang Zhongjing, dem großen Werk über die Behandlung von eingedrungener, schädigender Kälte, bildet die Jue Yin Schicht die unterste und letzte Schicht der sechs Schichten, in die äußere Kälte gelangt. Das Qi von Leber und Perikard wird soweit zurückgedrängt, bis es eingeschlossen ist und sich unter diesem Druck in innere Hitze wandelt.

Bei einem schweren Verlauf kann diese „Einkapselung“ auch lebensbedrohlich sein.

Im Su Wen, Kapitel 16, der „Abhandlung über die wichtige Prüfung der unwiderruflichen Regeln für den Eintritt des Todes“ heißt es:

[341] *s. auch Kap. 9 Lunge 3*

[342] *s. Heiner Frühauf*

*„Wird der Tod im Bereich des Jueyin verursacht, entsteht Hitze im Brustkorb und der Patient sieht sich schweren Herzanfällen ausgeliefert; die Zunge verdreht sich, wird schwammig und zieht sich zusammen in Richtung der oberen Zähne; danach tritt der Tod ein.“*[343]

Bei einer Jue Yin Stagnation wird subjektiv Hitze im Inneren und Kälte an der Peripherie, sprich in den Extremitäten, empfunden. Oft berichten Patienten von einem Kältegefühl, das die Arme und Beine hinaufzieht.

Gemäß der Regel, dass, wenn das Yin bis zum Äußersten zurückgedrängt wird, es sich wieder in Yang wandelt, kann hier in der letzten Schicht des Yin durch die Lösung der Stagnation von Leber und Perikard das Yang wieder aktiviert werden.

Punkte des Jue Yin werden häufig zusammen benutzt, um Qi-Stagnation im Allgemeinen und die Stagnation im Jue Yin im Besonderen zu lösen. Die bekannteste Punktekombination hierfür ist sicherlich Leber 3 mit Perikard 6, auch „die vier Tore der Frau“ genannt. Das Perikard übernimmt dabei die Verteilung im Oberkörper und die Leber die Verteilung im Unterkörper. Dieser Effekt auf die Durchblutung des gesamten Körpers kann auch durch die sexuelle Vereinigung erreicht werden. Wenn Perikard und Leber entspannt sind, kann dies auch ein Glücksgefühl bewirken.

Das Gefühl, dass die eigene Kraft im Inneren eingeschlossen ist, kann auch die Psyche betreffen. Oft greifen diese Menschen dann zu Alkohol, um die innere Blockade zu überwinden.

Yves Requena gibt in seinem Buch „Character and Health“ eine ausführliche Beschreibung der verschiedenen Temperamente der sechs Schichten. Den Jue-Yin-Typ beschreibt er als einen eher nervösen Menschen, der einem dynamischen Wechsel zwischen Rückzug und Draufgängertum unterliegt. Er findet sich häufiger bei Frauen, da wir es hier mit dem Yin-Anteil von Holz und Feuer zu tun haben.

*„Das Hin und Her zwischen Gehemmtheit und Kompensation, das für Jue Yin Menschen charakteristisch ist, kann sich mal als Schüchternheit, Ängstlichkeit oder Hemmung zeigen, und dann wieder als übermäßige Gesprächigkeit und sogar Exhibitionismus.“*[344]

Als Beispiele für den Jue-Yin-Typ führt er Schauspieler wie Marilyn Monroe und Woody Allen an.

**Fazit:**

Als Punkt des Jue Yin hat Perikard 1 eine besondere Wirkung auf die vereinte Dynamik von Leber und Perikard bei der harmonischen Verteilung von Qi und Blut. So ist er ein wichtiger Punkt, um Blockaden in der Jue Yin Schicht zu lösen.

Auch auf der emotionalen Ebene kann er auf ein unausgeglichenes Temperament harmonisierend wirken.

Er lässt sich in der Praxis sehr gut mit dem Shu Punkt des Perikards, Blase 14, *Jue Yin Shu*, kombinieren um das Herz zu stärken.

[343] *Schmidt, Wolfgang G.A., Der Klassiker des Gelben Kaisers zur Inneren Medizin, Einfache Fragen, S.108*

[344] *Requena, Yves, MD, 1989, Character and Health, The relationship of Acupuncture and Psychology, S. 100 (Übersetzung der Autorin)*

**Kreuzungspunkt mit den Meridianen von Gallenblase, Leber und Dreierwärmer**

Die Bedeutung des Himmelsfensterpunktes Perikard 1 liegt auch in der Vielfältigkeit seiner Verbindungen. Perikard 1 ist ein direkter Kreuzungspunkt mit dem Gallenblasen- und Lebermeridian. Mit dem Dreierwärmermeridian trifft er sich über dessen Luo-Gefäß.

Über diese Verbindungen hat Perikard 1 Einfluss auf die Schichten des Jue Yin (Leber, Perikard) und des Shao Yang (Gallenblase, Dreierwärmer).

Die seitliche Brust wird zudem sehr stark von den Verzweigungen des tendino-muskulären Meridians der Gallenblase dominiert. Hier liegen auch die benachbarten Punkte Gallenblase 22 (*Pforte der Achselhöhle*, yuān yè 淵腋) und Gallenblase 23 (*Vorhof der Achselhöhle*, zhé jīn 輒筋), die auch Blockaden in der Brust lösen. In einigen alten Texten wurde Perikard 1 als Punkt des Gallenblasenmeridians genannt.

## 10.4 Funktionen

- **Befreit die Brust**
  Als Treffpunkt des Jue Yin (Leber/Perikard) mit dem Shao Yang (Gallenblase/Leber) kann Perikard 1 sehr dynamisch wirken. Er hat die gebündelte Kraft von Holz und Feuer in sich vereint, um Stagnationen im Brustbereich zu lösen.

- **Transformiert Schleim und wirkt gegen rebellierendes Qi**
  Hier reiht sich Perikard 1 in eine große Anzahl von Punkten ein, die Husten, Asthma und Ansammlungen von Schleim in der Brustregion behandeln.

- **Bewegt Qi und löst Knoten**
  Dies kann Knoten in der Brust und in der Achsel betreffen. Die Aussage, dass er Qi und nicht Blut bewegt, legt nahe, dass es sich hier wahrscheinlich um Drüsengewebe handelt. Carcinome sind damit nicht gemeint.

- **Bewegt Stagnation durch Kälte und Hitze im Brustkorb (Shao Yang)**
  Ein typisches Shao Yang Symptom zeigt sich durch Wechsel von Hitze und Kälte. Dies ist bedingt durch die Lage des Shao Yang zwischen Innen und Außen.

  Steckt eine Krankheit im Shao Yang fest, kann es zu Wechselfieber kommen, da der Körper einerseits versucht, durch Fieber den pathogenen Faktor zu bekämpfen, aber nicht ausreichend, um ihn gänzlich auszuleiten.

- **Wirkt bei Schwäche der 4 Gliedmaßen (Jue Yin)**
  Wie bereits unter Qualifikationen beschrieben, ist das Jue Yin mit Leber und Perikard die Schicht, die das Blut verteilt. Blut ist unsere wärmende Substanz und eine gute Verteilung sorgt für eine gute Durchblutung bis hin zu den Hand- und Fußspitzen.

  Perikard 1 liegt an der Schnittstelle des Jue Yin und kann sehr gut verwendet werden, um diese Aufgabe zu unterstützen.

## 10.5 Indikationen

### Indikationen aus den Klassikern

### Zhēnjiŭ Jiáyĭ Jīng – *Der Klassiker des ABC der Nadelung und Moxibustion*

VIII.1:

> *„Bei Kälte und Hitze mit Fülle in der Brust, Nackenschmerz, Unfähigkeit die vier Gliedmaßen zu bewegen, Schwellung in der Achsel*[345]*, aufsteigendem Qi, Geräusche in der Brust, Rasseln in der Kehle ist Himmelssee, (tian chi, Perikard 1) der Punkt der Wahl. "*[346]

XI.9:

> *„Bei einer Yong*[347]*-Erkrankung in der Axilla mit intensiver Hitze, nadele den Fuß-Shao-Yang Meridian (Gallenblase 22 oder Gallenblase 23) fünfmal. Wenn die Hitze nicht weicht, nadele den Herz-Meister-Meridian (Perikard 1), den Luo Punkt des Tai Yin (Lunge 7) und den Treffpunkt des großen Knochens (Dünndarm 9) dreimal. "*[348]

### Jeremy Ross: Akupunktur-Punktkombinationen

Er nennt als hauptsächliche Indikationen:

- Schmerzen und Unwohlgefühl im Brustkorb
- Unruhe und Depression

Laut Jeremy Ross kann Perikard 1 stagniertes Qi von Herz, Leber und Lunge bewegen und auch Herz-Blut-Stagnation. Er hält diesen Punkt für gut geeignet, um Angina Pectoris und andere Herzprobleme mit Schmerzen oder Unwohlgefühl im Brustkorb zu behandeln, besonders, wenn „Depressivität eine begleitende Rolle spielt".

> *„KS 1 kann als Himmelsfensterpunkt Qi-Stagnationen von Herz und Leber bewegen, so dass der Patient eine innigere Verbindung mit dem Leben und größere Liebe für sich selbst und andere erfährt. "*[349]

### Handbuch Akupunktur

- Husten mit großen Mengen von Sputum, rasselndes Geräusch im Brustkorb und Hals-/Rachenraum, Völlegefühl im Brustkorb, Agitiertheit im Bereich des Brustkorbs und des Zwerchfells, Kurzatmigkeit, rebellierendes Qi, Schmerzen der lateralen Rippenregion.

---

[345] *Der Perikardmeridian verläuft über die Achsel zum Oberarm.*

[346] *The systematic classic of Acupuncture & Moxibustion by Huang-fu Mi, A Translation of the Jia Yi Jing by Yang Shou-Zhong and Charles Chace, S. 298 (Übersetzung der Autorin)*

[347] *Die Yong Erkrankung wird im Kapitel XI.9 des Jia Yi Jing als von Außen eingedrungene Kälte beschrieben, die sich in Hitze umwandelt und u. a. in Symptomen wie Nackenschmerzen und Fülle in der Brust äußert.*

[348] *The systematic classic of Acupuncture & Moxibustion by Huang-fu Mi, A Translation of the Jia Yi Jing by Yang Shou-Zhong and Charles Chace, S. 398 (Übersetzung der Autorin*

[349] *Ross, Jeremy, 1998: Akupunktur-Punktkombinationen – Der Schlüssel zum klinischen Erfolg, Medizinisch Literarische Verlagsgesellschaft – Uelzen, S. 349-350*

- Schwellung und Schmerzen in der Axilla, Achsel, Skrophula im Halsbereich, Mammaerkrankungen, Mammaabzess, ungenügende Laktation.
- Kopfschmerzen, verschwommenes Sehen, Malaria, Fieber ohne Schwitzen, Unfähigkeit, die vier Extremitäten zu heben, Schmerzen des Armes.[350]

Meiner Meinung nach fehlt hier der sehr wichtige Aspekt der Herzschmerzen und Unruhe.

## 10.6 Der Bezug zu den Fünf Elementen

### 10.6.1 Feuer

Die aufkommende Sexualität leitet den Übergang von der Kindheit (Holzelement) zur „Feuerphase" des Menschen ein. In der Pubertät herrschen die Themen des Feuerelementes vor. Es ist, als ob eine Flamme entzündet worden wäre, die nun unausweichlich dem körperlichen Empfinden entspricht. Es fühlt sich gleichzeitig aufregend und gefährlich an. Man wird schneller rot und verlegen. Im Gesicht kann dies der Akne entsprechen, ein Weg, den sich das aufkommende Feuer nach außen gebahnt hat. Die „Bluthitze", die in der chinesischen Medizin dem Perikard zugeordnet wird, greift über den kontrollierenden Zyklus die Haut an, die dem Metallelement entspricht.

Indem er „durch das Feuer geht", erlebt der junge Mensch seine Reifung zum Erwachsenen. Er lernt auf seine eigene individuelle Art und durch Versuch und Irrtum mit seinem Feuer umzugehen. In dieser Zeit entfaltet sich die Fähigkeit des Gebens und Nehmens in Liebe und Freundschaft. Dies zählt auch zu den Aufgaben des Perikards.

Im Su wen Kapitel 8 heißt es:

*„Das dan zhong (Mitte der Brust) bekleidet das Amt eines Ministers und Gesandten.*
*Freude und Glückseligkeit haben hier ihren Ursprung."*[351]

Wir können uns gut vorstellen, dass hier in der Brust unsere Freude entspringt. Es werden dabei zwei Begriffe für Freude genannt, xǐ 喜 und lè 樂.

**xǐ 喜:** Im Schriftzeichen von xǐ zeigen sich kleine Trommeln, die rhythmisch geschlagen werden. Der Pulsschlag ist erhöht, man tanzt und lacht vor Freude und ist ausgelassen. Glücklich und voller Freude sein heißt

**xǐ yuè 喜悅:** Freudige Ereignisse wie Hochzeiten (bào xǐ 报喜) oder die Erwartung eines Kindes (yǒu xǐ 有喜) werden auch mit xǐ bezeichnet. Xǐ kann aber entgleisen. Die freudige Erregung kann zu stark werden und der Gesundheit schaden. Dies passiert vor allem, wenn sie durch Drogen angefacht wird.

**lè 樂:** Die große, tief klingende Trommel in der Mitte oben mit den Glockenspielen daneben auf einem Holzgestell entsprechen den Instrumenten der klassischen Tempelmusik. Die sakralen und meditativen Klänge symbolisieren eine tiefe innere Lebensfreude, die Paul Unschuld als Glückseligkeit übersetzt und von der es kein „Zuviel", aber ein „Zuwenig" geben kann.

[350] *Deadman, Peter, Al-Khafaji, Mazin, Baker, Kevin, Großes Handbuch der Akupunktur, S. 371*

[351] *Unschuld, Paul U., 2013, Antike Klassiker der Chinesischen Medizin, Huang Di Nei Jing Su Wen, Nan Jing, S. 50*

In den klassischen medizinischen Texten wurde das Perikard xīn bāo luò 心包絡 (die Schutzhülle und Verbindung nach Außen des Herzens) oder 心主 xīn zhǔ (Meister(in)) des Herzens) genannt.

Die Aufgabe des Perikards ist es, einerseits das Herz zu schützen und andererseits unsere Gefühle nach außen zu vermitteln.

Als Schutzhülle des Herzens hat das Perikard die Aufgabe zu entscheiden, wie viel Nähe wir mit anderen Menschen zulassen.

Wenn wir uns für eine intime Beziehung öffnen möchten, müssen wir im wahrsten Sinne des Wortes bereit sein, unsere Schutzhülle fallen zu lassen. Das setzt großes Vertrauen voraus und stellt ein gewisses Wagnis dar. Gerade bei Menschen, die schon einmal zurückgewiesen wurden oder andere Enttäuschungen erlebt haben, die sie nicht verarbeiten konnten, ist die Angst vor Verletzung zu groß. Sie haben sich mit ihrer Einsamkeit arrangiert. Der Wunsch nach einer erfüllenden Beziehung bleibt trotzdem bestehen.

Im Gegensatz zu dem eher gehemmten und introvertierten „Feuertyp" zettelt der extrovertierte „Feuertyp" gerne an und lässt sexuell nichts „anbrennen". Allerdings kann hier eher von einem oberflächlichen sich einlassen die Rede sein und nicht von einer erfüllenden Liebesbeziehung.

Wenn wir uns mit ganzem Herzen hingeben können, ist unser Herz von großem Glück erfüllt und der Glanz des Feuers bringt uns zum Leuchten. Die große Leichtigkeit, die wir empfinden, lässt uns scheinbar schweben, auch wenn wir uns auf ein unsicheres Terrain begeben.

Die Sehnsucht nach einer erfüllenden Zweisamkeit in einer intimen Beziehung gehört zu den großen Themen des Feuerelements und spielt bei Behandlungen oft eine große Rolle. Viele „Feuer"-Patienten kommen mit dieser Thematik in die Praxis, ob ausgesprochen oder unausgesprochen. Auch in einer bestehenden Beziehung kann das Gefühl der Einsamkeit auftreten, besonders wenn man sich unglücklich und unerfüllt fühlt.

Meiner Erfahrung nach kann ein Ausgleich des Perikardfeuers dazu führen, dass Menschen wieder Zugang zu ihrem eigenen Feuer und damit ihrem Selbstbewusstsein finden und sich für das Abenteuer Liebe öffnen können, sei es in der bisherigen oder einer neuen Beziehung.

Ein ausgeglichenes Feuerelement erlaubt es uns einerseits unsere Liebe frei und ohne Angst fließen zu lassen und andererseits uns nicht völlig zu verlieren.

Es ist oft erstaunlich, wie Menschen, die vorher verzagt und pessimistisch waren, nach einigen Behandlungen wieder aufblühen und sich ihrer Attraktivität und Lebensfreude bewusst werden können. Das Feuert verleiht uns Ausstrahlung und natürliche Schönheit, so wie es auch im Sommer in der Natur die Blumen in allen Farben erstrahlen lässt.

**Fallbeispiel: „gebrochenes Herz"**

Ein 50-jähriger Patient kommt zur Behandlung, weil er wieder sein Herz öffnen und sich verlieben möchte.

Er wirkt auf mich sehr kopfgesteuert. Er erklärt seine Gefühle immer sehr genau, ohne dass sie für mich spürbar sind. Meine Versuche, ihm irgendwelche Zusammenhänge zu erklären, wiegelt er grundsätzlich mit logischen Argumenten ab.

Seit einiger Zeit leidet er an Extrasystolen bei Belastung, sodass er seit einem halben Jahr keinen Sport wie Joggen und Radfahren mehr betreiben kann.

Er empfindet ein Engegefühl in der Brust, einen Schmerz hinter dem Brustbein und Herzklopfen, besonders beim Einschlafen.

Er spürt oft eine große Anspannung und ertappt sich dann dabei, dass er seine Fäuste ballt.

In den Händen hat er einen leichten Tremor.

Vor einem Jahr hatte er sich sehr für eine Frau geöffnet, die aber eine Beziehung zu ihm abgelehnt hat. Seither hat er immer wieder Anflüge von Groll. Er kann es nicht überwinden, dass er sich seinerseits so sehr geöffnet hat, aber nicht auf Gegenliebe gestoßen ist.

Gleichzeitig empfindet er auch Trauer, kann diese aber selten herauslassen und weinen.

Zunge: lang, rote Spitze, gestaute Unterzungenvenen, livide

Pulse: gespannt auf Leber und Gallenblase, generell eher schnell

Der Patient befindet sich in einer energetischen Situation, in der sein angestautes Holz nicht in das Feuer transformieren kann. Dies geschieht sowohl auf der körperlichen Ebene, wo sich ein Engegefühl in der Brust und Extrasystolen bei Anstrengung zeigen, als auch auf der seelischen Ebene. Sein Groll und seine Anspannung verhindern, dass er sich wieder für eine neue Beziehung öffnen kann. Fast symbolisch drückt er mit seinen Fäusten das Perikardfeuer ab, das sich mitten in der Hand im Punkt Perikard 8 (*Palast der Mühsal*, láo gōng 勞宮) befindet,.

Da es um den freien Fluss der Leber- und Perikardenergie geht, haben wir es hier auch mit einem Fall zu tun, wo das Jue Yin, welches Leber und Perikard vereinigt, im Ungleichgewicht ist.

Perikard 1 als Punkt des Jue Yin ist hier einer der wichtigsten Punkte.

**Einige Behandlungen:**

- **Perikard 1, Lunge 1, Leber 14, Leber 3 und Perikard 7**
  Hier wird Perikard 1 durch die beiden Yuan Punkte von Perikard und Leber ergänzt und zusätzlich durch die Verbindung zwischen Leber 14 und Lunge 1 die Blockade im äußeren Meridianverlauf geöffnet, um die Brust zu befreien.

- **Perikard 1, Perikard 6, Leber 5, Herz 5**
  Diese Kombination verbindet Perikard 1 mit den drei Luo-Punkten von Perikard, Leber und Herz. Luo-Punkte haben die Eigenschaft, stark zu bewegen. Zudem sind sie Träger der Emotionen – in diesem Fall von Ärger und Freude. So vermögen sie eine Öffnung auf der psychischen Ebene zu fördern.

- **Leber 2, Perikard 9, Gallenblase 38, Dreierwärmer 3, Magen 6**
  Das Sedieren der zwei Sedierungspunkte des Holzes (Leber 2 und Gallenblase 38) und das gleichzeitige Tonisieren der beiden Tonisierungspunkte des ministeriellen Feuers[352] (Perikard 9 und Dreierwärmer 3) bewirkt das Aufbrechen der Blockade zwischen Holz und Feuer. Gleichzeitig wirkt Magen 6, *Kieferwagen* (jiá chē 頰車) als Dämonenpunkt[353] auf den angestauten Groll.

- **Perikard 1, Perikard 6, Leber 3, Ren Mai 17, Leber 14**
  Hier wird Perikard 1 durch die Kombination von Perikard 6 und Leber 3 ergänzt, die auch zuweilen die 4 Tore der Frau genannt werden. Grundsätzlich entspannen sie das gesamte Jue Yin. Dazu unterstützen die beiden Mu-Punkte von Perikard und Leber im Brustbereich die befreiende Wirkung. Im Laufe der Behand-

[352] *Das ministerielle Feuer besteht aus Perikard und Dreierwärmer im Gegensatz zum kaiserlichen Feuer, das sich aus Herz und Dünndarm zusammensetzt.*

[353] *Magen 6 ist der siebte Dämonenpunkt nach Sun Si Miao mit dem Namen Dämonenbett (guǐ chuáng 鬼床)*

lung berichtet der Patient mehrmals von einem befreienden Gefühl in der Brust. Er hat wieder Lust, Tanzen zu gehen. Er trifft sich mit einer Frau, die er über das Internet kennengelernt hat und berichtet, dass ihm genau diese Frau in einen Traum vorher erschienen war. Nicht lange danach ziehen beide zusammen. In der letzten Behandlung sitze ich einem gelösten, humorvollen und kommunikativen Patienten gegenüber.

### 10.6.2 Erkrankungen des Herzens im Feuerelement

Sowohl Patienten mit chronischen als auch akuten Herzerkrankungen müssen sich auf jeden Fall in ärztlicher medizinischer Behandlung befinden. Eine Akupunkturbehandlung sollte diese nicht ersetzen, kann sie aber ergänzen.

Wie bereits unter den Indikationen ausgeführt, ist Perikard 1 ein geeigneter Punkt sowohl Qi-Stagnation als auch Blutstagnation im Bereich des Brustkorbs zu behandeln, insbesondere wenn diese im Zusammenhang mit einer psychischen Verletzung stehen.

**Fallbeispiel: Herzerkrankung**

Ein 70 Jahre alter Patient kommt wegen eines vermeintlichen Impfschadens zur Behandlung.

Er ist seit ca. einem Jahr extrem abgemagert.

Bei einer Größe von 185 cm wiegt er nur noch 65 kg. Er hat kaum Unterhautfettgewebe im Gesicht, Oberkörper und Armen, sodass er nur aus Haut und Knochen zu bestehen scheint. Trotz guter Ernährung und Substitution mit einer hochkalorischen Trinknahrung, nimmt er nicht zu.

Auffallend ist sein Pfeifen bei jedem Atemzug.

Er leidet seit fast 20 Jahren an Vorhofflimmern. Gleichzeitig wurde damals eine Schilddrüsenüberfunktion festgestellt, die wohl schon einige Zeit vorher bestand. Inzwischen hatte sich eine allgemeine Herzinsuffizienz eingestellt.

Dies wurde bisher mit Betablockern, ASS 250 mg, Antiarhythmica und Thyreostatika behandelt.

Mit der Medikamentierung konnte er ein annähernd normales Leben führen.

Vor zwei Jahren hatte er nach der dritten Covid-Impfung zunächst grippeähnliche Symptome, die mit einem extremen Zustand der Schwäche einhergingen. Im weiteren Verlauf stellt sich eine andauernde extreme Atemnot ein. Es wurde ein vermindertes Lungenvolumen und ein irreversibles Lungenemphysem diagnostiziert. Seither verschlechterte sich sein Allgemeinzustand extrem. Sein Herz musste mehr arbeiten, da die Lunge nicht genug Leistung brachte. Danach hatte auch die Abmagerung begonnen. Seither kann er sich nur begrenzt körperlich betätigen und die kleinste Anstrengung führt zu Erstickungsgefühlen. Zudem sind beide Unterschenkel extrem geschwollen, sodass es schon zu offenen Stellen kam.

Außerdem leidet er an Somnolenz und ist ständig schläfrig. Trotzdem erreicht er nachts so gut wie keine Tiefschlafphasen.

Er hat immer eiskalte Hände.

Zunge: sehr tiefer und breiter Mittelriss vom Zungengrund bis zur Lungenzone, sehr stagnierte Unterzungenvenen

Pulse: schnell und sehr gespannt

**Behandlungen**

- **Perikard 1, Perikard 6, Leber 3, Milz 9, Milz 6, Moxa auf Ren Mai 4**
  Der Punkt Perikard 1 lässt sich als Treffpunkt mit dem Jue Yin gut mit der Kombination Perikard 6 und Leber 3 kombinieren, um Stagnation in der Brust zu lösen.
  Milz 9 (rechts sedierend gestochen) und Milz 6 (links tonisierend gestochen) bewegt die angestaute Feuchtigkeit in den Unterschenkeln. Moxa auf Ren Mai 4, welches bei der ersten Behandlung sehr lange gegeben werden musste, soll die Ursprungskraft nähren.

- Nach der ersten Behandlung war der Druck wie von der Brust genommen. Wo er sich vorher beengt und wie eingemauert fühlte, war der Brustkorb plötzlich ganz frei.
  Das Atmen war locker und leicht.
  Er spürte mehr Energie, „wie entfesselt", statt wie vorher „erdrückend".
  Auch im Denken über seine Erkrankung und Umgang mit sich selbst spürte er eine Befreiung, die auch angehalten hat.
  Der Schlaf war besser. Seine Angst hat sich verringert zu ersticken und nicht mehr aufzuwachen.
  Die Beine schwellen noch an, aber der Druck ist weniger und „es platzt nichts mehr auf". Der Schlaf ist noch nicht tief genug.
  **Perikard 1, Lunge 1, Herz 7, Lunge 9, Milz 9, Milz 6, Moxa auf Ren Mai 6**

- Die Verbesserung hält an, der Druck auf der Brust ist nicht mehr zurückgekehrt.
  Er ist aber wieder schwach und die Atmung geht bei Anstrengung schwer.
  **Perikard 1, Perikard 8, Lunge 5, Niere 7, Milz 9, Milz 6, Moxa auf Ren Mai 4**
  Perikard 7 befreit den Brustkorb, Lunge 5 (beidseitig sedierend genadelt) und Niere 7 (beidseitig tonisierend genadelt) löst die Blockade zwischen Lunge und Niere und hilft damit der Atmung.

- Er ist sehr schläfrig und schnell erschöpft.
  **Perikard 1, Lunge 3, Blase 43, Perikard 6, Milz 9, Milz 6, Moxa Ren Mai 4**
  Lunge 3, auch ein Himmelsfensterpunkt, wirkt gegen Somnolenz, Blase 43, der äußere Schuhpunkt des Perikards auf dem Rücken unterstützt Perikard 1 dabei, das Herz zu stärken.

- **Kräuter:** Zusätzlich wurde 10 g täglich Radix Glehnia, Bei Sha, verordnet, um gegen den extremen Yin Mangel und die damit verbundene Trockenheit zu wirken.

**Fallbeispiel: Herzerkrankung**

Eine 42 Jahre alte Patientin leidet unter Schmerzen im Brustkorb mit Ausstrahlung in den linken Arm, seitlich zum Hals und Nacken und bis hin zur Brustwirbelsäule. Auch der Pectoralis ist zuweilen sehr schmerzhaft.

Vor 2 Jahren wurden ihre Zähne saniert und sie ist nicht sicher, ob sie bedingt durch eine Zahnentzündung eine Endokarditis hatte.

Die Schmerzen sind jetzt nicht mehr so stark, aber sie leidet noch unter Palpitationen.

Lebensgeschichte: In ihrer Jugend wurde sie durch einen Verwandten missbraucht. Als der Missbrauch aufgedeckt wurde, hatte sie sich von ihrer Familie, die den Missbrauch eher herunterspielte, sehr im Stich gelassen gefühlt.

Sie war über 6 Jahre arbeitsunfähig wegen Panikattacken.

Inzwischen hat sie viel Therapie gemacht, übt ihren Beruf gerne aus und hat sich auch ein schönes Zuhause geschaffen.

Trotzdem sie jetzt mehr etabliert ist, hat sie immer noch große Probleme mit ihrem Selbstbewusstsein. Sie traut sich wenig zu. Sie ist immer noch von unbewussten Schuldgefühlen belastet, auch wenn sie weiß, dass sie nicht die Schuldige war.

Dieser große Vertrauensbruch in ihrem Leben belastet sie immer noch.

Eine Tendenz, nähere Kontakte zu anderen Menschen zu vermeiden, spürt sie weiterhin.

Sie sehnt sie sich nach Kontakten mit Menschen, die nicht immer etwas von ihr wollen.

Zunge: rot, tiefrote Punkte im vorderen Drittel, tiefer Mittelriss, UZV leicht gestaut

Pulse: schwach auf Herz und Lunge, sehr tief und schwach auf Perikard, gespannt auf Leber und Gallenblase

**Behandlungen**

Hierzu zählten unter anderem die **„7 Drachen gegen die 7 Teufel“**; **Ren Mai 22 und Yin Wei Mai mit Lunge 3 und Dickdarm 18**; **Perikard 2 mit Perikard 5 und Perikard 7**.

Die Patientin hat dabei Veränderungen in ihrem psychischen Befinden erlebt und sich offener gefühlt, aber die Herzschmerzen wurden nicht wesentlich besser.

Der Verdacht auf eine verschleppte Endokarditis und die Herzunruhe, die sich in den anhaltenden Palpitationen äußerte, deuteten immer mehr zu dem Punkt Perikard 1.

Nach der Behandlung mit **Perikard 1, Perikard 7, Blase 14 und Blase 43** trat tatsächlich eine Besserung der Schmerzen und der Palpitationen auf.

## 10.7 Wichtige Punkte und Punktkombinationen

| | |
|---|---|
| Perikard 1, Ren Mai 17, Perikard 6, Leber 3 | Nervosität, Depression, Angst (bei Herzsymptomen) |
| Perikard 1, Dreierwärmer 6 | Schmerzen in Brust und Rippen |
| Perikard 1, Leber 2, Perikard 9, Gallenblase 38, Dreierwärmer 3 | Blockiertes Holz kommt nicht ins Feuer |
| Perikard 1, Perikard 6, Herz 5 | Öffnet das Herz |

# 11 天泉

## 11. PERIKARD 2 – Tiān Quán

### Himmelsquelle

Lage:

2 cun distal der vorderen Achselfalte, zwischen den beiden Köpfen des musculus biceps brachii

Funktionen:

- Befreit den Brustkorb
- Bewegt das Blut
- Wirkt gegen Schmerzen

Fünf Elemente Einordnung:

- Feuer

## 11.1 Die Bedeutung des Namens tiān quán

**tiān 天:** Himmel, Universum, himmlisch, kaiserlich, Himmelsgewölbe, Tag

**quán 泉:** Quelle

Im Schriftzeichen sehen wir oben das Zeichen für bái 白, weiß und darunter das Schriftzeichen für shuǐ 水 Wasser. Die Farbe Weiß repräsentiert Helligkeit und Klarheit und in diesem Fall auch Frische. Am Anfang eines Wasserlaufes ist das Wasser noch frisch, rein und besonders klar.

Im Gegensatz zu dem stillen und ruhigen See, wie wir ihn im Namen von Perikard 1 vorfinden, ist eine Quelle voller Bewegung und in sich ständig ändernder Dynamik.

Jeder Augenblick ist neu. Sie ist gleichzeitig schöpferisch und unerschöpflich.

Die Himmelsquelle entspricht der Quelle des Perikardfeuers.

Es stellt sich die Frage, was die Quelle des Perikardfeuers in uns ausmacht.

Eine Quelle stellt eine stetige und sichere Kraft dar, auf die wir uns verlassen können.

Meiner Ansicht nach liegt diese unerschöpfliche Quelle des Perikardfeuers in einem gesunden Selbstbewusstsein.

Das Selbstbewusstsein gehört zum Feuer, so wie die Selbstbehauptung zum Holz, die Selbstzufriedenheit zur Erde, der Selbstwert zum Metall und das Urvertrauen zum Wasser gehört. Es wird in der Kindheit geprägt und gedeiht in einem Milieu von emotionaler Wärme. Es ist abhängig von körperlichem Kontakt, von Zärtlichkeit und Liebkosungen. Vor allem aber davon, ob ein Kind sich geliebt und angenommen fühlt, so wie es ist.

Ist dies der Fall, entwickelt der Mensch ein gesundes Selbstbewusstsein und strahlt dies nach außen aus. Sie oder er fühlt sich wohl in sich selbst, muss sich nicht beweisen und ist nicht abhängig von dem Urteil anderer.

Der Punkt tiān quán stellt entsprechend seines Namens eine tiefe himmlische Quelle dar, auf die wir in allen Lebenssituationen zurückgreifen können. Er unterstützt unser Feuer und hilft uns, zufriedener und unabhängiger zu werden.

### Der alternative Name von Perikard 2

***Wärme des Himmels*, tiān wēn 天温**

### Die Bedeutung des Namens tiān wēn

**Wēn** 温 hat im Schriftzeichen links das Radikal für shuǐ 水, Wasser; rechts unten das Zeichen für xuè 血, Blut; rechts oben das Zeichen für qiú 囚, gefangen sein. Wēn bedeutet körperliche Wärme. Diese ist sehr stark von Quantität sowie Qualität des Blutes abhängig. Das Blut wird in der chinesischen Medizin als eine besondere Körperflüssigkeit betrachtet, die mit shén 神, dem Geist des Herzens, infiltriert ist. Es ist also sowohl für unser körperliches als auch für unser seelisches Wohl von Bedeutung.

Als „Meister des Herzens" (xin zhu 心主) übernimmt das Perikard die Aufgabe aktiv das Blut über die Gefäße (mai 脈) zu verteilen. Dabei wird es durch die Leber, seinem Jue-Yin-Partner, unterstützt, wobei die Leber eher für den unteren Teil des Körpers (ab Bauchnabel bis zu den Füßen) und das Perikard für oberen Teil des Körpers (ab Brust bis zu den Händen) zuständig ist.

Kalte Hände, die wir insbesondere bei jüngeren Frauen kennen, deuten auf eine Schwäche des Perikards hin. Perikard 2, am Oberarm gelegen, liegt hier an einer strategisch wichtigen Stelle, um die Durchblutung der

Hände zu fördern. Dies gibt der Wirkung dieses Punktes eine ganz konkrete Bedeutung auch auf der körperlichen Ebene.

Grundsätzlich bezeichnet der Punkt tiān wēn einen wärmenden und gleichzeitig lichtbringenden Punkt, was auch generell der Aufgabe des Perikards entspricht. So können wir in dem Zeichen für zhu 主, Meister, eine Kerze erkennen. Zusammen mit dem Radikal für Feuer 炷 bedeutet es auch wärmen.

## 11.2 Die Bedeutung der Lage des Punktes tiān quán

*„Himmelsquelle (Celestial Spring, Tian Quan, Perikard 2), auch bekannt als Himmelswärme (Celestial Warmth, Tian Wen), befindet sich 2 cun unterhalb der Axillarfalte auf dem Oberarm. Lokalisiere am erhobenen Arm! Er wird 6 fen tief genadelt und mit 3 Moxa-Kegeln gemoxt."*
*Zhēnjiǔ Jiǎyǐ Jīng III.25*[354]

Wie bereits im Zusammenhang mit der Behandlung des Jue Yin besprochen, kann Perikard 2 bei der Verteilung von Hitze eingesetzt werden. Hier handelt es sich um eine im Inneren eingeschlossene Hitze, die oft emotional bedingt ist. Wenn sich diese Hitze nicht in die Extremitäten verteilen kann, bricht sie sich eine Bahn bis zum Kopf. Ein chronisch rotes Gesicht wie auch das Erröten ist typisch für das Feuerelement. Dies kann sich auch als Hauterkrankung zeigen, wie Rosacea oder Akne, wobei letztere besonders in der Pubertät auftritt.

Hier ist Perikard 2 in zweierlei Hinsicht ein guter Punkt. Erstens hilft er in Bezug auf die Schüchternheit und Befangenheit im Kontakt mit anderen Menschen, die zum Erröten führen kann und zweitens führt er die Hitze nach unten, insbesondere in die Hände, die gerade bei diesen Menschen oft kalt sind.

In diesem Sinne ist Perikard 2 ein weiterer Punkt, der Hitze vom Kopf ableiten kann. In diesem Fall eine Hitze, die sehr stark emotionaler Genese ist.

### Der Bezug zum Unterleib

Bei Perikard 2 stellt sich die Frage nach dem Bezug zum Unterleib, da als Indikation u. a. das sogenannte „Steinwasser", eine durch Kälte bedingte, schmerzhafte harte Masse im unteren Erwärmer, angegeben wird.[355]

Es gibt zwei Verbindungen des Perikards in den unteren Bereich des Körpers.

Erstens zieht der innere Verlauf des Hauptmeridians von der Brust nach unten bis zum unteren Erwärmer.

Zweitens steht das Perikard im Zusammenhang mit dem *Tor des Schicksals*, dem Mìng Mén 命門.

Dazu schreibt Elisabeth Rochat de la Vallée:

*„Ming men ist der ursprüngliche, primitive Aspekt, und man kann es nicht durch sich selbst erklären. Es ist einfach so, dass, wenn das ming men existiert, das Leben beginnt, und zwar ein partikuläres Leben. Und später wird es zur Grundlage für die Kraft des Herzens.*
*Im Körper eines Erwachsenen wird es wie zu einem Minister, zum ministeriellen Feuer im Dienst des Herzens. Dies ist, weil als Erwachsener die Person im vollen Besitz ihrer selbst ist. Ihr Geist ist manifest und*

[354] *The systematic classic of Acupuncture & Moxibustion by Huang-fu Mi, A Translation of the Jia Yi Jing by Yang Shou-Zhong and Charles Chace, S. 100 (Übersetzung der Autorin)*

[355] *s. Indikationen*

*sie wird durch ihn geleitet. Aber nur, wenn sie in jedem Augenblick mit jedem Aspekt ihres Wesens und ihrer ursprünglichen Essenz, welche sich zuerst im ming men zeigt, im Einklang ist.*
*Der Geist ist der Ausdruck davon, dass der Mensch aus dem ursprünglichen ming men heraus reift. Ming ist Schicksal und Schicksal im chinesischen Sinne des Begriffes, ist der Weg in welchem sich das Leben entfaltet, im Einklang mit dem, was wir vom Himmel empfangen haben. Das heißt, mit der eigenen Natur konform zu sein um das zu werden, was man ist. Schicksal ist die Entfaltung der ursprünglichen Natur. Der Mensch ist das Tor oder die Tür dafür.* "[356]

Das *Tor des Schicksals* ming men (命門) befindet sich in der Region von Du Mai 4 mit Blase 23 und Blase 52 daneben. Wir können diesen Ort als regelrechtes Powerzentrum betrachten, das uns unaufhörlich mit Wärme und Kraft versorgt. Es ist von vorhimmlischer Natur, was bedeutet, dass es wie unsere Erbanlagen vorgegeben und nicht erworben ist. Es bestimmt, wie viel „Feuer" beziehungsweise Yang wir für die gesamte Spanne unseres Lebens zur Verfügung haben.

Es ist die Aufgabe des ministeriellen Feuers und damit des Perikards dieses Yang zu verteilen und von daher können Kälteerkrankungen, die im Unterleib zu Schmerzen führen, auch über das Perikard behandelt werden. Ob dies angezeigt ist, zeigt sich an einem harten Puls auf der Perikard-Position.

Diese befindet sich auch nicht von ungefähr rechts auf der unteren Position, die dem unteren Erwärmer entspricht.

### Perikard 1 und Perikard 2 in der Behandlung des Jue Yin

Im vorherigen Kapitel wurde der Punkt Perikard 1 als Treffpunkt von Leber und Perikard und damit des Jue Yin als besonders geeignet für dessen Behandlung besprochen. Da er an einer bei Frauen empfindlichen Stelle liegt, kann Perikard 2 ein guter Ersatz bei ihnen sein, wenn es um Symptome und Störungen in der Jue-Yin-Schicht geht, die sowohl auf der psychischen oder als auch auf der körperlichen Ebene auftreten können.

Wie bereits im Kapitel 10 beschrieben, handelt es sich nach Yves Requena bei der psychischen Dynamik im Jue Yin oft um ein Hin und Her zwischen Gehemmtheit und Kompensation, zwischen Schüchternheit, Ängstlichkeit oder Hemmung einerseits und übermäßiger Gesprächigkeit oder sogar Exhibitionismus andererseits. Es fehlt die angemessene Balance zwischen Offenheit und Selbstschutz, deren Herstellung ja zu den Aufgaben des Perikards als Beschützerin des Herzens gehört. Gleichzeitig ist die Leber, der Träger aller Emotionen, unausgeglichen. Dieses daraus entstehende eher hysterisch anmutende Verhalten findet sich wahrscheinlich häufiger bei Frauen, da diese gefühlsmäßig sehr stark mit Leber und Perikard verbunden sind, welche ja auch den weiblichen Zyklus beeinflussen.

Typisch für das Feuerelement liegt all diesem wechselhaften Gebaren der Wunsch nach Zuwendung zugrunde, oder, wie es die Engländer so schön abgekürzt ausdrücken, nach TLC (tender love and care).

Wird das Jue Yin behandelt, kann wieder Ruhe eintreten und die Chance größer sein, diesem Ziel näher zu kommen.

Dem Hin und Her auf der psychischen Ebene entspricht auf der körperlichen Ebene die für das Jue Yin typische Dysregulation von Hitze und Kälte.

Es handelt sich dabei um das Gefühl des Zurückweichens des Yang, das als von außen den Arm hochsteigende Kälte empfunden wird, während im Inneren eine eingeschlossene Hitze vorhanden ist.

[356] *Rochat de la Vallée, Elisabeth, 1992, Heart Master, Triple Heater, S. 29*

In der Praxis ist mir dieses Phänomen häufig besonders bei Frauen in den Wechseljahren begegnet. Der am inneren Oberarm gelegene Punkt Perikard 2 bietet sich geradezu an, um die Hitze den Arm hinunter zu verteilen, was tatsächlich in der Praxis auch oft so empfunden wird.

## 11.3 Funktionen

### Befreit den Brustkorb

Wie auch Perikard 1 kann Perikard 2 bei einer Blockade des Brustkorbs eingesetzt werden, vor allem, wenn diese psychisch bedingt ist.

Der Perikardmeridian entspringt in der Mitte der Brust. Als Beschützerin des Herzens reguliert das Perikard das emotionale Geben und Nehmen. Haben wir viele Enttäuschungen erlebt, verschließen wir uns und können weder das eine noch das andere tun. Dies manifestiert sich vor allem als Verengung und Beklemmung der Brust. Der Brustkorb ist dann fest, hart, eingezogen und schmerzhaft. Viele PatientInnen klagen dann auch über ständigen Druck und Schmerzen in diesem Bereich. Durch die Öffnung mit Perikard 2 auf der seelischen wird unser Brustkorb wieder freier. Wir können uns wieder freuen und die zentrale Bedeutung von Liebe und Freundschaft in unserem Leben erkennen. Er macht uns leichter und hilft uns, uns selbst und andere so zu nehmen, wie sie sind. Damit ist er auch ein Punkt des Vergebens, was auch oft die eigene Person betreffen kann.

Der Punkt Perikard 6, *Passtor nach innen*, nei guan, bildet hier eine gute Ergänzung.

### Bewegt das Blut

Das Perikard hat die Aufgabe, das Blut zu verteilen. Wie bereits besprochen ist Perikard 2 ein wichtiger Punkt, um Blut und Wärme fließen zu lassen. Dies besonders in die Hände, aber auch das Gesicht. Ist der Brustkorb frei und können wir wieder Freude empfinden, bekommt auch das Gesicht wieder Glanz und Farbe.

### Wirkt gegen Schmerzen

Wie alle Himmelsfensterpunkte hat Perikard 2 einen stark befreienden Effekt.

So kann er auch zusätzlich zu den Schmerzen im Brustkorb bei Schmerzen in den Armen eingesetzt werden.

## 11.4 Indikationen

### Indikationen aus den Klassikern

### Zhēnjiǔ Jiáyǐ Jīng – *Der Klassiker des ABC der Nadelung und Moxibustion*

VIII.4:

*„Bei Steinwasser ist die Himmelsquelle (tiān quán, Perikard 2) der Punkt der Wahl."*[357]

*„Steinwasser ist eine Schwellung im unteren Abdomen, die sich so hart wie ein Stein anfühlt. Dies kommt von Yin-Kälte in Leber und Niere und einer Erstarrung und Ansammlung von Wasser-Qi im unteren Erwärmer."*[358]

[357] *The systematic classic of Acupuncture & Moxibustion by Huang-fu Mi, A Translation of the Jia Yi Jing by Yang Shou-Zhong and Charles Chace, S. 310*

[358] *ebd. Fußnote 129, S. 322*

IV.2:

*„Ein etwas großer Puls auf der Nierenposition entsteht durch Wasser, das sich nicht in Qi transformiert und sich als Stein-Wasser unter dem Nabel ansammelt."*[359]

X.2:

*„Bei schwachen Füßen mit Schmerzen und der Unfähigkeit zu gehen ist Celestial Spring (tiān quán, Perikard 2) der Punkt der Wahl."*[360]

**Huángdì Nèijīng 黃帝內經 *Des Gelben Kaisers innerer Klassiker***

Soweit mir bekannt ist, gibt es keine spezielle Erwähnung im Neijing.

**Handbuch Akupunktur**

- Herzschmerzen, Erkrankungen des Herzens, Schmerzen des Brustkorbs, des Rückens, der Schulter, des Schulterblatts und des Arms, Völlegefühl im Brustkorb und der lateralen Rippenregien, Palpitationen, Husten, Steinödeme.
- Abneigung gegen Wind und Kälte, verschwommenes Sehen, Schmerzen im Bereich des medialen Anteils des Oberarms.[361]

## 11.5 Der Bezug zu den Fünf Elementen

### Das Perikardfeuer

Perikard 2 ist im gewissen Sinne ein Zusatzpunkt für die Frau, da aus bekannten Gründen Perikard 1, der direkt neben der Brustwarze liegt, bei Frauen schwieriger einzusetzen ist.

In diesem Sinne könnten wir zwischen einem eher männlichen und eher weiblichen Himmelsfensterpunkt unterscheiden. Auf die Praxis bezogen macht das auch Sinn. Männer und Frauen unterscheiden sich in Bezug auf ihr Selbstbewusstsein in vieler Hinsicht voneinander.

Meiner Erfahrung nach haben Mädchen und Frauen gesellschaftlichbedingt oft mehr Probleme, sich anzunehmen und gut genug zu fühlen als Männer. Ihnen wird schon früh vermittelt, dass es vor allem darum geht, attraktiv zu sein, um gemocht zu werden. Ihr Selbstbewusstsein macht sich daher an ihrem Äußeren fest, dass sie fortwährend selbst infrage stellen, ein Prozess, der sich meist mit beginnender Pubertät, in der Zeit, wo das Feuer am aktivsten ist, einstellt. In diesem Lebensabschnitt sind Mädchen oft nicht glücklich und zufrieden mit ihrem Äußeren und sind ständig dabei, sich zu vergleichen.

Kernsätze sind: „Ich sehe nicht gut genug aus" oder „Ich bin nicht gut genug, ich gehöre nicht dazu, keiner mag mich."

Dies kann dazu führen, dass sie sich oft in einer depressiven Stimmung befinden, welche von Schüchternheit und Verzagtheit gekennzeichnet ist.

---

[359] *ebd. Fußnote 204, S. 151,*

[360] *ebd. S. 370*

[361] *Deadman, Peter, Al-Khafaji, Mazin, Baker, Kevin, Großes Handbuch der Akupunktur, S. 372*

Das Feuer reguliert das Reifen des Menschen zum Erwachsenen. In der Phase der Pubertät ist es daher besonders wichtig, das Feuer über die Stärkung des Selbstbewusstseins zu regulieren. Das Himmelsfenster Perikard 2 kann wieder die Tür zu einer tieferen Quelle von Liebe und Freude öffnen und vor allem dazu, sich selbst annehmen zu können.

Ist die „Feuerphase" des Lebens nicht in Hinblick auf die Entwicklung eines gesunden Selbstbewusstseins erfolgreich verlaufen, wird bei einem „Feuertyp" oft ein Leben lang dieser Mangel ein Thema sein. Der Kernsatz eines solchen gestörten Feuers lautet: "Keiner hat mich lieb" oder „Ich bin unglücklich, während alle anderen viel glücklicher sind."

Vielen Handlungen wird die Motivation, geliebt zu werden oder beliebt zu sein, zugrunde liegen. Eine Motivation, die sich im Zweifel vom Kindergarten bis zum Altersheim durchzieht.

Solche Menschen werden immer wieder ein Gefühl des Ausgeschlossen-Seins (im Gegensatz vom Abgeschnitten-Fühlen des Metalls) empfinden. Die Ursache hierfür kann aber in der mangelnden Offenheit sich und anderen gegenüber liegen und dem Unvermögen, sein Herz zu öffnen.

In der Praxis wende ich Perikard 2 dann an, wenn das Perikard generell sehr schwach ist, was sich auch in den Pulsen zeigt, und wenn ein großer psychischer Leidensdruck besteht.

## Fallbeispiel: Mangelndes Selbstbewusstsein

Eine 26-jährige Studentin kommt wegen „ständiger Abwehrschwäche" in Behandlung.

Sie präsentiert sich als eine schlanke, gut aussehende Frau, die mich an die Frauengemälde von Modigliani erinnert. Auffallend ist ihr etwas verzweifelter Blick. Meist kommt sie sehr aufgelöst und den Tränen nahe in die Praxis.

Die letzten Jahre ist sie ständig erkältet. Sie fühlt sich dadurch sehr eingeschränkt und muss sich oft krankschreiben lassen.

Die Erkältungsanfälligkeit lässt bald nach der entsprechenden Behandlung nach. Sie ist aber weiterhin deprimiert, was für sie ein Grund ist, Termine abzusagen.

Seit sie bei mir in Behandlung ist, ist sie zweimal umgezogen. Jedes Mal wohnte sie in einer Zweierwohngemeinschaft mit einem Mann zusammen, mit dem sie kurz nach Einzug eine Beziehung anfing, die dann nicht gut ging und das weitere Zusammenleben unmöglich machte.

Beim dritten Umzug passierte dasselbe mit dem Nachbarn, mit dem sie einen One-Night-Stand hatte. Wenn sie jetzt aus ihrer Wohnung kommt, hat sie Angst, diesem Mann zu begegnen, und sie empfindet eine große Scham dabei. Sie ist verzweifelt darüber, dass sie immer wieder in dieselben unglücklichen Muster verfällt. Sie versucht zwar, in ihrer Therapie dieses Thema zu bearbeiten, kommt aber überhaupt nicht weiter.

Ich spreche ihr mangelndes Selbstbewusstsein an, welches sie veranlasst, sich zu schnell auf Beziehungen einzulassen. Wenn das Feuer nicht im Gleichgewicht ist, flammt es schnell auf und wird auch schnell zu Asche. Man ver- und entliebt sich ständig. Das Bedürfnis geliebt zu werden, ist so übermächtig, dass man den Selbstschutz vergisst. Dies kann bis zur Selbstaufgabe führen.

Zunge: rot, zeitweise dicker gelber Belag in der Mitte, rote Spitze

Pulse: schwach auf Dreierwärmer- und Perikardposition

**Behandlung:**

In den Behandlungen habe ich vor allem das Perikard behandelt und besonders den Himmelsfensterpunkt Perikard 2 eingesetzt.

Gesundheitlich ging es ihr bald viel besser. Vor allem wollte sie „jetzt richtig“ ihre emotionalen Probleme angehen, die sie selber mit einem Mangel an Selbstvertrauen assoziierte.

Sie ist noch mal umgezogen und fühlte sich in ihrer neuen Wohnung sehr wohl. Sie hat viele neue Interessen für sich entdeckt, u. a. das Bauchtanzen, dessen Aufführungen ihr viel Spaß machten.

**Fallbeispiel: Mangelndes Selbstbewusstsein**

Eine 40-jährige Patientin kommt wegen extremer Schlafstörungen in die Praxis. Sie ist eine hübsche, sportlich schlanke, sehr sanft wirkende Frau mit ausdrucksvollen Augen. Sie hat meist einen leicht hängenden Kopf und tiefe schwarze Ringe unter den Augen.

Seit 15 Jahren führt sie eine Wochenendehe. Die Beziehung ist problematisch, da ihr Mann nicht möchte, dass sie zu ihm zieht und er aus finanziellen Gründen vorerst nicht zu ihr ziehen möchte.

Sie fühlt sich zunehmend einsam. Ihrer Aussage nach hat sie wenig Selbstbewusstsein und Minderwertigkeitsgefühle und es fällt ihr schwer, auf andere Menschen zuzugehen.

Sie ist extrem erschöpft. Sie kann ohne Schlaftabletten (Melatonin, Zopiklon) nicht vor 3 Uhr nachts einschlafen. Ohne Tabletten liegt sie oft die ganze Nacht wach, hat dabei Herzklopfen und macht sich sehr viele Gedanken.

Sie sieht den Grund dafür vor allem in ihrer Arbeit im Krankenhaus, wo sie wegen Unterbesetzung völlig überfordert ist. Sie hat oft Panikattacken und inzwischen große Angst vor der Arbeit und empfindet eine starke Ablehnung ihr gegenüber.

Trotz ihrer Erschöpfung treibt sie 4 x die Woche Sport. Dazu zählen Laufen, Marathontraining, Yoga und Fitness.

In ihrer Jugend litt sie unter Magersucht. Sie ging damals in Therapie und noch einmal vor ein paar Jahren.

Ihr Zyklus war bisher sehr regelmäßig, wird aber die letzte Zeit immer unregelmäßiger und auch schmerzhafter mit starken Krämpfen.

Trotz der Wochenendehe besteht ein Kinderwunsch. Sie verhüten seit 7 Jahren nicht mehr, aber sie wird nicht schwanger.

Zunge: blass, schlaff, feucht, Zungenspitze eingezogen

Pulse: sehr schwach auf Perikard, leicht gespannt auf Leber und Gallenblase, insgesamt dünn

**Behandlungen:**

Ich habe sie zunächst gestärkt und die Schlafstörungen behandelt, z. B. mit Tonisieren von **Niere 10 und Leber 8 und Moxa auf Ren Mai 4**.

Sie fühlte sich danach zwar kräftiger, aber die Behandlung der Schlafstörungen stellte sich als schwierig heraus. Diese konnten sich nur phasenweise, zum Beispiel im Urlaub, verbessern. Ansonsten hatte sie immer wieder Rückfälle.

Eine starke Verbesserung kam nach einem Zusammenbruch während eines Gesprächs, in dem sie sehr heftig weinte. Sie war völlig verzweifelt über ihre Situation in ihrer Ehe, in der sie sich als abhängig und nicht selbstbestimmt erlebt. Sie sah immer weniger eine gemeinsame Zukunft.

Nach der Behandlung mit **Perikard 2, Perikard 7 und Moxa auf Ren Mai 4** konnte sie fünf Nächte „ohne Alles“ durchschlafen. Sie konnte es selbst nicht fassen.

Es folgten Behandlungen wie **Perikard 2, Herz 7 und Niere 3** und **Niere 6, Blase 62, Yin Tang**.

Im Laufe der Zeit entspannte sie sich mehr bei der Arbeit, wo sie humanere Bedingungen eingefordert hatte. Sie hatte mehr Energie und Freude, schlief am Wochenende immer gut und auch mal unter der Woche.

Sie suchte und fand eine schönere Wohnung und ging mehr auf andere Menschen zu.

In den Gesprächen äußerte sie sich zunehmend kritischer ihrem Mann gegenüber. Vor allem aber sah sie auch ihre abhängige Rolle dabei. Sie begann wieder eine Therapie, um diese Problematik anzugehen. In dieser Phase war **Perikard 2 zusammen mit Perikard 7 oder Perikard 6** immer wieder ein guter Punkt, um sie in ihrem Selbstbewusstsein zu unterstützen.

## Das Perikard und die Haut

Da die Haut als Assoziation zum Metallelement gehört, wird diese auch meistens über Punkte von Lunge und Dickdarm behandelt.

Häufig ist es aber das Feuer, das die eigentliche Ursache von Hauterkrankungen ist.

In diesen Fällen handelt es sich um Hauterkrankungen, bei denen das Feuer durch eine emotional bedingte Bluthitze über den Ke-Zyklus (kontrollierender Zyklus) das Metall, in diesem Fall die Haut, angreift.

Zu viel Hitze im Perikard kann entstehen, wenn das Feuer emotional in Wallungen gerät. Ursachen hierfür können z. B. Scham oder Verlegenheit oder einfach Schüchternheit sein, wie dies bekanntlich beim Rotwerden der Fall ist. Man ist nicht in der Lage, das Feuer im Zaum zu halten und es bricht nach außen. Da das Feuer das Metall kontrolliert und auch über den Ke-Zyklus angreifen kann, greift es die Haut an, die zum Metall gehört.

Das Erröten allein ist dabei noch nicht krankhaft. Wenn allerdings innere Konflikte, die in der Regel im Zusammenhang mit zwischenmenschlichen Beziehungen stehen, sich über längere Zeit aufstauen, kann es zu einer sogenannten „Bluthitze“ kommen und dadurch zu einer Hauterkrankung. Typisch für diese Hautaffektionen sind die Rötung und das Brennen bis hin zu Entzündungen. Sie zeigen sich oft dort, wo das Feuer residiert, nämlich im Gesicht, an den Innenarmen, an den Händen oder auf der Brust.

Meiner Erfahrung nach kann dies aber auch den gesamten Körper betreffen, wie dies oft bei der Neurodermitis der Fall ist. Hier ist es wichtig, zwischen einer emotional bedingten oder einer allergisch bedingten Neurodermitis zu unterscheiden. Bei einer emotional bedingten Erkrankung geht diese oft mit Kontaktstörungen einher und verschlechtert sich bei Kontakt.

Die zwei folgenden Fälle zeigen, dass auch Perikard 2 Hitze vom Kopf nach unten verteilen kann und gut zusammen mit Perikard 7 oder Perikard 3 angewandt werden kann.

### Fallbeispiel: „Feuer greift das Metall an“

Eine 40-jährige Patientin berichtet schon am Telefon, dass sie große Probleme mit der Haut hat. Diese sei schon immer ihr Schwachpunkt gewesen.

Bei dem ersten Termin erscheint sie mit hochrotem Kopf, wirkt sehr aufgeregt und redet ohne Punkt und Komma. Sie sucht verzweifelt nach einer Erklärung für ihre Symptome und nach Behandlungsmöglichkeiten.

Ich lasse sie sehr lange ausreden. Ganz zum Schluss fragt sie mich nach meiner Meinung.

Ich sage ihr, dass die Lösung im Inneren liegt und dass es darum geht, wieder zu sich selbst zu finden und zu dem, was ihr wichtig ist.

Sie leidet seit ca. 15 Jahren unter einer leichten Rosacea, die sich durch Hitze verschlimmert und schmetterlingsförmig über die Wangen verläuft.

Oft ist das gesamte Gesicht knallig rot und es kommen eitrige Pickel und juckende Ekzeme hinzu.

Ein Ekzem zeigt sich auch auf Perikard 2 am linken Oberarm.

Sie ernährt sich sehr bewusst, isst keinen Zucker, kaum Weizen und trinkt keinen Alkohol. Stattdessen isst sie viel Gemüse und Obst.

Trotzdem leidet sie unter Magenhitze, mit Völlegefühl und Sodbrennen und häufig unter Übelkeit. Sie neigt zu morgendlichem Durchfall zwischen 6.30 h und 7.30 h.

Sie hatte seit langem viel Stress bei der Arbeit und in ihren Beziehungen. Sie wirkt sehr traurig, wenn sie erzählt, dass ihre Beziehungen nie lange gehalten haben und sie in der Regel die Verlassene war. Auch ihre letzte langjähriger Partnerschaft ist gerade von ihrem Freund beendet worden, obwohl sie bereits eine Schwangerschaft planten.

Sie versucht sich damit abzufinden, aber kommt gerade schwer gegen ihre Selbstzweifel an.

Vor 20 Jahren wurde sie mit Hashimoto diagnostiziert und nimmt seither L-Thyroxin ein.

Sie hat schon immer sehr starke Monatsblutungen und litt bereits als Mädchen unter starken Krämpfen.

Zunge: trocken, rot, gestaute Unterzungenvenen

Pulse: leicht gespannt, schnell, oberflächlich, Perikard – sehr schwach

**Behandlungen**

- **Perikard 7, Perikard 2, Leber 3**

- Die letzte Behandlung hat danach noch „gearbeitet“. Das Gesicht war noch am selben Tag viel blasser, sodass sie spontan Fotos an ihre Familie geschickt hat.

  Dies hielt auch eine Woche später noch an. Die Ekzeme um die Augen haben nachgelassen.

  Sie spürte auch, dass sich auf der emotionalen und seelischen Ebene etwas verändert hat. Es überkam sie eine große Traurigkeit, die sie aber gut akzeptieren konnte.

  Sie ist insgesamt viel ruhiger geworden. Die Spannung in Bauch und Brustraum ist ganz verschwunden.

  Ihre Augen sind zurzeit sehr trocken und eine Verstopfung des linken Tränenkanals wurde bereits diagnostiziert.

  **Perikard 7, Perikard 2Leber 2, Leber 5, Blase 1 (gegen die Augentrockenheit)**

- Das kühle Wetter tut ihr gut. Die Ekzeme sind kaum noch sichtbar. Ihr Magen ist viel besser und sie braucht kein Pantoprazol mehr.

  Sie war wieder traurig und konnte einmal sehr heftig weinen, was sie als eine Reinigung erlebt hat.

  Sie empfindet, dass ihr Leben sehr oft gestockt hat und es zu wenig Bewegung gab.

  **Perikard 7, Perikard 2, Blase 1**

- Die Haut sieht weiterhin gut aus. Die Ekzeme sind ganz verschwunden. Sie kann die Hitze inzwischen selbst nach unten regulieren.

  „Komischerweise“ kommen die letzte Zeit viele Leute auf sie zu und möchten etwas mit ihr unternehmen. Auch sie kann gut auf andere zugehen. Sie bezeichnet dies als eine gute Kombination aus Geben und

Nehmen. Anscheinend hat sich ihre Ausstrahlung verändert und sie findet das sehr „spannend“. Der Schutz, den sie bisher hatte, fühlt sich nicht mehr „mauerhaft“ an, sondern eher „elastisch“.

Sie berichtet, dass sie „keine wirkliche Pubertät“ erleben konnte, da in dieser Zeit Angst und Trauer wegen ihrer kranken Mutter herrschte.

**Perikard 2, Perikard 6, Leber 3, , Blase 1, Milz 10 rechts (kühlt das Blut)**

**Fallbeispiel: „Feuer greift das Metall an“**

Eine 36-jährige Patientin kommt wegen akuter Rosacea zur Behandlung.

Sie lebt mit ihrer 6-jährigen Tochter und ihrem Lebenspartner, der nicht der Vater ihrer Tochter ist, zusammen.

Erscheinungsbild: Sie sieht sehr jugendlich aus, ist sehr hübsch, hat große blaue, ausdrucksvolle Augen und einen eher knabenhaften schlanken Körper.

Sie ist sehr freundlich, aber auch ein wenig reserviert, wenn sie über ihre Gefühle spricht. Sie bezeichnet sich selbst als sehr sensibel. Vor einiger Zeit erlebte sie, wie ein Kind fast ertrunken wäre und gerade noch reanimiert werden konnte. Sie hat immer noch Albträume.

Hauptbeschwerde: Die Rosacea begann vor 4-5 Monaten und zeigt sich hauptsächlich auf beiden Wangen, die sich heiß und schmerzhaft und „wie verwundet“ anfühlen. Unter der Haut entstehen immer wieder schmerzhafte Knötchen. Die Symptome verschlimmern sich vor der Periode, manchmal auch vor dem Eisprung. Die Ernährung hat keinen Einfluss auf die Symptome. Sie bringt den Ausbruch der Rosacea eher in Verbindung mit emotionalem Stress in ihrer Beziehung und ihrer Arbeit.

Im Jahr zuvor hatte sie ihren Job verloren und sich gleichzeitig in einen Mann verliebt, mit dem sie 9 Monate lang eine Affäre hatte. Inzwischen hat sie diese Beziehung beendet und sich auch im Nachhinein mit ihrem Lebenspartner ausgesprochen. Unmittelbar danach ist die Rosacea zum Ausbruch gekommen.

Während dieser Zeit empfand sie eine erschöpfende Mischung aus Trauer, Schuldgefühlen wegen der Zerrissenheit zwischen zwei Männern und dem Bedürfnis nach mehr Raum.

Emotionaler Hintergrund: Ihre Eltern ließen sich scheiden, als sie 3 Jahre alt war. Ihr neuer Stiefvater setzte sie emotional unter Druck, weil er sie adoptieren wollte, was wiederum in ihr Schuldgefühle ihrem leiblichen Vater gegenüber auslöste, obwohl er sich ihr gegenüber sehr vergebend verhalten hatte – so, wie es auch ihr jetziger Lebenspartner tut.

Ihre Mutter war sehr unzuverlässig, weil sie sich ständig verliebte und nur Zeit für sie hatte, wenn sie sich gerade „entliebt“ hatte.

Sie sagt von sich selbst, dass sie angesichts dieser Kindheit Angst davor hat zu lieben und dass Männer Wesen sind, die vor allem etwas von ihr wollen.

Krankheitsgeschichte: Mit ca. 12 Jahren hatte sie dreimal hintereinander Urtikaria. Außerdem litt sie unter Akne während der Pubertät.

Sie ist Vegetarierin, trinkt weder Kaffee noch Alkohol. Bis vor einem Jahr hat sie geraucht. Grundsätzlich ist sie sehr gesund.

Zunge: dünn, flach, kleine Risse, erhabene Ränder, gestaute Unterzungenvenen

Pulse: He – voll, Le – fein, Ni – fein, Lu – gespannt, Perikard – sehr schwach

Diagnose: Konstitutionell ist sie ein „Feuertyp". Betroffen ist vor allem das Perikard., die "Beschützerin des Herzens". Sowohl die emotionale Ambivalenz der Mutter als auch der Konflikt zwischen den zwei "Vätern" hat sie daran gehindert, ihr Feuer adäquat auszudrücken. Ihr Feuer sitzt quasi in der Falle und ist stagniert. Es ist nicht in der Lage, normal zu "reifen" und in das Erdelement zu transformieren.

**Einige Behandlungen**

- **Niere 3, Perikard 7, Magen 9, Magen 41**

- Sie fühlte sich nach der Behandlung gut. Die Rosacea, sowohl die Hitze als auch die Schmerzen betreffend zeigt Verbesserung, auch, weil sie gerade ihre Periode hatte.
  **Milz 6, Milz 10, Perikard 6, Leber 3**

- Während der letzten Woche war sie sich trotz Stress bei der Arbeit entspannter.
  Sie fühlt sich nach der Behandlung gut. Die Rosacea, sowohl die Hitze als auch die Schmerzen betreffend, zeigt Verbesserung.
  Ihr Gesicht fühlte sich öfter sehr heiß an. Sie hatte einen furchterregenden Traum, in dem sie ihre Tochter in einem Schwimmbad gesucht hatte und nicht finden konnte.
  **Perikard 7, Perikard 2, Herz 7, Lunge 9**

- Sie hat das Gefühl, dass sich ihre Symptome verbessern. Sie sieht eine zwischen ihren Schuldgefühlen und ihren Hautsymptomen. Sie spricht über den emotionalen Konflikt, den sie in der Kindheit erlebte und ist dabei oft kurz davor in Tränen auszubrechen.
  Die Rosacea lässt langsam nach. Während der Periode hatte sie keine Schmerzen. Sie hat viele Gespräche mit ihrem Lebenspartner und kann ihre Gefühle dabei gut ausdrücken, was einerseits sehr schmerzhaft ist, aber gleichzeitig auch sehr guttut. Sie vertraut darauf, dass sie ihre gegenwärtigen emotionalen Konflikte bewältigen kann.

Während der folgenden Behandlungen in meiner Praxis verschwindet die Rosacea gänzlich.
Sie heiratet ihren Lebenspartner und findet eine Arbeit, die sozial orientiert und erfüllender ist.

## 11.6 Punktkombinationen

| | |
|---|---|
| Perikard 2, Leber 3, Perikard 6 | Schüchternheit, Stagnation im Jue Yin |
| Perikard 2, Perikard 7, Lunge 10 | Psychosomatisch bedingte Hauterkrankungen |
| Perikard 2, Perikard 6 | Stagnation des Feuers in der Brust |
| Perikard 2, Perikard 4, Perikard 6, Ren Mai 17 | Herzschmerzen |
| Perikard 2, Magen 9 | Palpationen mit Fülle in Brustkorb |

## LITERATURLISTE


- Alavi Kia, Romeo, 1997, Stimme – Spiegel meines Selbst, Aurum, 4. Auflage
- Alexander, Franz, 1977, Psycho-somatische Medizin, Grundlage und Anwendungsgebiete, 3. Unveränderte Auflage, de Gruyter Studienbuch; 1950 amerikanische Originalausgabe: PSYCHOSOMATIC MEDICINE
- Allan Sarah, 1991, The Shape of the Turtle: Myth., Art, and Cosmos in Early China, State University of New York Press
- Berendt, Joachim E., 2021, Nada Brahma – die Welt ist Klang, 78. Auflage, Ersterscheinung 1983, Suhrkamp Taschenbuch 3895
- Boxhall-Klain, Sigrid, Akupunktur nach den Fünf Elementen, Naturheilpraxis 03/1998
- Bregman, Rutger, 2020, Im Grunde gut, eine neue Geschichte der Menschheit, Rowohlt, 6. Auflage (übersetzt aus dem Niederländischen)
- Buhl, Heike, 2000, Lebensenergie-Medizin: Eine Einführung in die Praxis, Taschenbuch, U. Leutner Verlag
- Cobos Schlicht, Carlos, 2013, Ursprünge der Tradition chinesischer Leibmeisterung (qigong), Projekt Verlag Bochum/Freiburg
- Cobos Schlicht, Carlos, 2018, Das Lied der 13 Dämonenpunkte des wahrhaften Sun, Eine Abschlussarbeit der ABZ-Mitte/Offenbach (unter Betreuung von Sigrid Klain)
- Deadman, Peter and Al-Khafaji, Mazin, September 1993, A brief discussion of the Points of the Window of Heaven, Journal of Chinese Medicine Number 43
- Deadman, Peter, Al-Khafaji, Mazin, Baker, Kevin, 2012, Handbuch Akupunktur, Verlag für ganzheitliche Medizin, Dr. Erich Wühr GmbH, deutsche Übersetzung Dr. Stefan Hager, Dr. Ulrich Hager
- Despeux, Catherine, 1994, Le Xiuzhen Tu – Taoism et corps humain (Maisnie:Paris)
- Dharmananda, Subhuti, Ph.D., 2010, Institute for Traditional Medicine, Portland, Oregon, *Feng*: The Meaning of Wind in Chinese Medicine, http://www.itmonline.org
- Dharmananda, Subhuti, Ph.D., 2017, Institute for Traditional Medicine, Portland, Oregon, Treatment of throat and voice disorders with Chinese Medicine, http://www.itmonline.org
- Eberhard, Wolfram, 1994, Lexikon chinesischer Symbole, Die Bildsprache der Chinesen, Diederichs Gelbe Reihe
- Ellis, Wiseman, Boss, 1991, Fundamentals of Chinese Acupuncture, Paradigm Publications, Massachusetts, USA
- Frantzis, Bruce Kumar, 2002, Die Energie-Tore des Körpers öffnen, Windpferd, Verlagsgesellschaft mbH
- Frühauf, Heiner, The science of symbol exploring a forgotten gateway to Chinese Medicine (part two), Journal of Chinese Medicine Number 69 June 2002, S. 20 - 26

- Frühauf, Heiner, classicalchinesemedicine.org, Spirit of the Points
- Frühauf, Heiner, 2002, Die Wurzeln der chinesischen Medizin, Teil II, *National University of Natural Medicine, College of Classical Chinese Medicine,* Aus dem Englischen übersetzt von Sepp Leeb, http:/www.classicalchinesemedecin.org/2009/04/die-wurzeln-der-chinesischen-medizin-teil ii
- Frühauf, Heiner, 2016, Die Symbolik der Akupunkturpunkte, Spring and Autumn Institute, school of Chinese Arts, mp 4
- Hald, Dorothea, Jung am Abend – Zur eigenen Stimme finden, C.G. Jung Institut Stuttgart, 17.11.2020, You Tube Vortrag
- Harper, Donald, 1998, Early Chinese Medical Literature, the Mawangdui Medical manuscripts, Routlegde, Taylor & Francis Group, London, New York
- Hicks, Angela, Hicks, John, Mole, Peter, 2008: Konstitutionelle Akupunktur nach den fünf Wandlungsphasen, Urban & Fischer, München
- Hinz, Birte, 2017, Lachesis, Fachzeitschrift des Berufsverbandes für Heilpraktikerinnen, Nr. 47, S. 74 - 80
- Huang-fu Mi, 2016, The systematic classic of Acupuncture & Moxibustion, A Translation of the Jia Yi Jing by Yang Shou-Zhong and Charles Chace, Blue Poppy Press Boulder (Fourteenth printing)
- Jäger, Henrik, Die „Pflege des Lebens“ (yangsheng) im Werk des Mengzi, in: Noll, Andreas, Ziegler, Birgit (Hrsg.), 2006, Der ältere Mensch in der chinesischen Medizin, Urban & Fischer, München-Jena
- Jiang Youguang, *Clinical applications of point futu*, Journal of Traditional Chinese Medicine 1986; 6(1): 6-8.
- Klain, Sigrid, 2010, Fünf Elemente Akupunktur: Alte Behandlungsansätze neu überdacht, Naturheilpraxis
- Klain, Sigrid, 2013, Holz und Metall in Theorie und Praxis der 5 Elemente, Naturheilpraxis 3/4
- Klain, Sigrid, 2019, Was ist eigentlich Fünf Elemente Akupunktur, Festschrift 25 Jahre Akupunktur ABZ-Mitte
- Larre, Claude and Rochat de la Vallée, Elisabeth, 1997, The eight extraordinary meridians, Monkey Press, London
- Liú Yàfēi, 2015, 2. Auflage, Innen Nährendes Qigong – Nèi Yǎng Gōng, Urban& Fischer, München
- Lokalisation, Akupunktur, Leitbahnen, ABZ-Mitte, S. 137
- Lorenzen, Udo, 2015, Mikrokosmische Landschaften, Übergreifende Konzepte in der Chinesischen Medizin, Band 1, 2. Überarbeitete Auflage, Shaker Media, Aachen
- Lorenzen, Udo, Noll, Andreas, 1998, Die Wandlungsphasen der traditionellen chinesischen Medizin, Band 4, Wandlungsphase Feuer, Müller & Steinicke, München
- Lorenzen, Udo, Noll, Andreas, 2007, 2. Erweiterte Auflage, Die Wandlungsphasen der traditionellen chinesischen Medizin, Band 2, Wandlungsphase Metall, Müller & Steinicke, München
- Lorenzen, Udo, Noll, Andreas, 2000, Die Wandlungsphasen der traditionellen chinesischen Medizin, Band

5, Wandlungsphase Wasser, Müller & Steinicke, München

- Maciocia, Giovanni, 2016 Grundlagen der chinesischen Medizin, 3. Auflage
- Miller, Alice, Das Drama des begabten Kindes und die Suche nach dem wahren Selbst, Suhrkamp
- Mitscherlich, Alexander, 1950, Bemerkungen zum klinisch ärztlichen Allergieproblem, Hippokrates 21, 15,195O
- Mitscherlich, Alexander, 1983, Gesammelte Schriften II, Psychosomatik 2, Suhrkamp Verlag
- Moss, Charles A., MD, 2010, Power of the Five Elements, The Chinese Medicine Path to Healthy Aging and Stress Resistance, North Atlantic Books, Berkeley, California
- Müller, Josef Viktor, 2001, Den Geist verwurzeln, die Namen der Akupunktur-Punkte als Bindestrich der Psychosomatik, Müller& Steinicke München
- Needham, Joseph, 1988, Wissenschaft und Zivilisation in China, Band 1, Suhrkamp Taschenbuch Wissenschaft
- Paoletti, Serge, 2001, Faszien – Anatomie, Strukturen, Techniken, Spezielle Osteopathie, 3. Auflage, Urban & Fischer, München – Jena
- Prometheus Atlas, 2005, Hals und innere Organe, Lernatlas der Anatomie, Georg Thieme Verlag Stuttgart – New York (Schünke, Michael, Schulte, Erik, Schumacher, Udo, Voll, Markus, Wesker, Karl)
- Punktebuch 2013, ABZ-Mitte
- Requena, Yves, MD, 1989, Character and Health, The relationship of Acupuncture and Psychology, Paradigm Publications, Brookline, Massachusetts
- Rickett, W. Allyn, Guanzi, 1998, Political, Economic and Philosophical Essays from Early China, Princeton Library of Asian Translations
- Rittner, Sabine, 2008, Der Wirkfaktor Stimme in der Psychotherapie / in der Musiktherapie. Musiktherapeutische Umschau, 9,1, S. 201–220
- Rochat de la Vallée, Elisabeth, 1992, Heart Master, Triple Heater, Monkey Press, London
- Rochat de la Vallée, Elisabeth, 1994, The Way of Heaven, Monkey Press, London
- Rochat de la Vallée, Elisabeth, 1996, The Seven Emotions, psychology and Health in ancient China, Monkey Press, London
- Rochat de la Vallée, Elisabeth, 2007, Pregnancy and Gestation in Chinese classical texts, Monkey Press, London
- Rochat de la Vallée, Elisabeth, 2007, The Essential Woman, Monkey Press, London
- Texts, Monkey Press, London
- Rochat de la Vallée, Elisabeth, 2009, WU Xing, The Five Elements in Chinese Classical Texts, Monkey Press, London

- Rochat de la Vallée, Elisabeth, 2010, Jing Shen A Translation from the Chinese, HUAINANZI CHAPTER 7, Monkey Press, London
- Rochat de la Vallée, Elisabeth, 2011, The Rythm at the heart of the world, A translation wirh commentary of Neijing Suwen Chapter 5, Monkey Press, London
- Rochat de la Vallée, Elisabeth, 2020, Milz und Magen sind das Qi der Erde, Qi – Zeitschrift für Chinesische Medizin 01/2020, Verlag Systemische Medizin
- Rochat de la Vallée, Elisabeth, November 2023, Zoom Vortrag: Windows of the sky – Myth or Reality
- Ross, Jeremy, 1998: Akupunktur-Punktkombinationen – Der Schlüssel zum klinischen Erfolg, Medizinisch Literarische Verlagsgesellschaft – Uelzen
- Rossi, Elisa, 2007, Shen, Psycho-Emotional Aspects of Chinese Medicine, Churchill Livingstone Elsevier
- Schmidt, Wolfgang G.A., 2008, Lingshu oder die wundersame Türangel, Klassiker des Gelben Kaisers zur Inneren Medizin, PDF-Datei, ISBN: 9783826725432
- Schmidt, Wolfgang G.A., 2001, Der Klassiker des Gelben Kaisers zur Inneren Medizin, Einfache Fragen, PDF-Datei
- Unschuld, Paul U., 1986, The Chinese Medical Classics, Nan-Ching, The Classic of Difficult Issues, translated and annotated by Paul U. Unschuld, University of California Press, Berkeley, Los Angeles, London
- Unschuld, Paul U., 2013, Antike Klassiker der Chinesischen Medizin, Huang Di Nei Jing Su Wen, Nan Jing, Cygnus Verlag: Berlin
- Unschuld, Paul U., 2015, Antike Klassiker der Chinesischen Medizin, Ling Shu/Zhen Jing, Cygnus Verlag: Berlin
- Urban, Andrea, Die Himmelsfensterpunkte, Diplomarbeit M-Kurs ABZ-Mitte
- Wang Ju-Yi, Jason D. Robertson, 2008, Applied Channel Theory in Chinese Medicine, Estland Press, Seattle
- Wieger, Dr. Leon, S.J., 1965, Chinese Characters, Paragon Book Reprint Corp./New York Dover Publications, Inc., New York
- Wilhelm, Richard, 1978, Laotse – Tao te king, Text und Kommentar, Diedrichs Gelbe Reihe, Düsseldorf – Köln
- Wilhelm, Richard, 1986, I Ging, Das Buch der Wandlungen, Eugen Diedrichs Verlag, München
- Wilhelm, Richard, 1994 (8. Auflage), Dschuang Dsi, Das wahre Buch vom südlichen Blütenland, Diedrichs Gelbe Reihe, Eugen Diedrichs Verlag, München
- Wiesenhütter, Ulrike, 2010, Diplomarbeit: "Das System der Luo-Gefäße", ABZ-Ost
- Xie Qiang and Yang Shurong, *Clinical observation on combination therapy of acupuncture and Chinese herbal medicine in treating vocal cord nodule*, Chinese Journal of Integrated Traditional and Western Medicine 2000; 6(1): 56-57.

- Yang Shurong, *Clinical observations on 109 cases of vocal nodules treated with acupuncture and Chinese drugs*, Journal of Traditional Chinese Medicine 2000; 20(3): 202-205.
- Yao Wenlong, Professor *Sheng Canruo's experience in acupuncture treatment of throat diseases with yan-sixue*, Journal of Traditional Chinese Medicine 2000; 20(2): 122-125.
- Zhèn jiŭ jí chéng, Compilation of Acupuncture and Moxibustion, Lia Run Hong, Qing, 1874 (s. Deadman, Handbuch Akupunktur, S. 164)

# DANKSAGUNG

Zuallererst möchte ich meinen Lehrern danken, angefangen bei J.R. Worsley, der meine erste Inspiration in Bezug auf die Fünf Elemente in der chinesischen Medizin war und den ich noch im Unterricht erleben konnte. Zu besonderem Dank bin ich Elisabeth Rochat de la Vallée verpflichtet, deren Seminare ich über viele Jahre besucht habe und die mit ihrem profunden Wissen meine wichtigste Lehrerin war und ist. Sie hat mir die Augen für die Klassiker der chinesischen Medizin und die Bedeutung der chinesischen Namen der Akupunkturpunkte geöffnet.

Peter Firebrace leistete gute Hilfe bei der Bearbeitung der Graphiken.

Auch Dr. Carlos Cobos Schlicht danke ich für sein Lektorat zu Anfang des Buches und für seine Hilfe bei sinologischen Fragen.

Meine Kolleginnen und Kollegen im ABZ-Mitte haben mir immer vermittelt, dass sie an mich glauben und mir hilfsbereit zur Seite gestanden.

Ein ganz besonderer Dank gilt meiner Freundin und Lektorin Burgunde Niemczyk, die mich von Anfang an bei meinem Buchprojekt unterstützt hat und deren kritische Anmerkungen manche Irrwege verhindert haben.

Auch meinem Freund Andreas Wild danke ich sehr für seine tätige Hilfe.

Frau Christiana König vom Bacopa Verlag danke ich für ihre sorgfältige graphische Bearbeitung und ihre ständige Hilfsbereitschaft.

Nicht zuletzt danke ich Herrn Walter Fehlinger, der mich vor vielen Jahren dazu inspiriert hat, ein Buch zu schreiben.


**Veröffentlichungen von Sigrid Klain:**

- 1998: „Akupunktur nach den Fünf Elementen“ *Volksheilkunde* (unter Boxhall-Klain)
- 2010: „Fünf Elemente Akupunktur: alte Behandlungsansätze neu überdacht“ *Naturheilpraxis*
- 2013: „Holz und Metall in Theorie und Praxis der Fünf Elemente“, *Naturheilpraxis*
- 2019: „Was ist eigentlich Fünf Elemente Akupunktur?“ *Festschrift ABZ-Mitte*
- 2020 Podcast „Emotionen behandeln“ unter www.abz-mitte.de
- 2024 Podcast Folge 18, 30 Jahre ABZ Mitte spezial: Die Gründer:Innen des ABZ Mitte kommen zu Wort – mit Dirk Berein, Nils von Below, Astrid Kratz und Sigrid Klain, unter www.abz-mitte.de

## BÜCHER sowie LEHR- und LERNTAFELN ZUR AKUPUNKTUR im BACOPA VERLAG

Denmei Shudo

**Der Weg zum wirksamen Punkt**

Es gibt mittlerweile viele Bücher am Markt über Akupunkturpunkte. Es gibt jedoch zu wenige Bücher, in denen hervorragende Akupunkteure beschreiben, wie genau sie selber Akupunkturpunkte auswählen, auffinden und verwenden. Durch diese Bücher wäre es so, also ob man einem erfahrenen Akupunkteur über die Schulter blicken könne, um herauszufinden, was dieser tatsächlich tut.

288 Seiten, Abb., mit Lesebändchen, geb.
ISBN: 9783902735799 € 49,00

Becker Simon/Aubert Christina/Ackermann Christian

**Akupunktur in Schwangerschaft, Geburt und Wochenbett**

Das Praxishandbuch ist konzipiert für die Praxis. Es besteht aus drei Teilen: Grundlagentheorie, praktische Akupunktur-Anwendung bei 26 geburtshilflichen Indikationen und zahlreichen Fallbeispielen zu diesen Indikationen. Aufgrund seines praktischen Bezugs mit den zahlreichen Fallbeispielen ist es jedoch auch ein interessantes Nachschlagewerk für TCM-Spezialisten welche sich in der Praxis mit geburtshilflichen Indikationen beschäftigen.

3. Auflage, 254 Seiten, vierfärbige Abb., mit Lesebändchen, geb.
ISBN: 9783901618512 € 35,00

Jin Shi-ying/Jin Wan-cheng/Jin Pu

**Praktisches Handbuch der Akupunkturpunkte**

Das Handbuch wird aufgeliedert in:
14 Meridianpunkte, Extrapunkte, Schädelakupunktur, Ohrakupunkturpunkte, Gesichtsakupunkturpunkte, Nasenakupunkturpunkte, Hand- und Fußakupunkturpunkte sowie Einstichpunkte für Hand- und Fußgelenkakupunktur. In Karte und Handbuch sind Illustrationen der vorderen, seitlichen und rückwärtigen Ansicht des Körpers mit 361 Punkten der 14 Meridiane und den 77 Extrapunkten.

190 Seiten, vierfarbig, plus drei ausklappbare Tafeln, mit Lesebändchen, geb.
ISBN: 9783902735058 € 29,90

Klain Sigrid

**Himmelsfensterpunkte. Ihre Bedeutung im Meridiansystem und in der Fünf-Elemente-Akupunktur**

Als Himmelsfenster-Punkte wird eine Gruppe von 10 überwiegend im Hals- und Nackenbereich gelegenen Punkten bezeichnet, die eine Schlüsselposition im Meridiansystem als Verbindung zwischen Kopf und Körper einnehmen. Sie haben eine starke befreiende Wirkung auf jegliche Blockaden im Kopf, insbesondere die der Sinnesorgane. Dabei sind sie sowohl akut als auch in chronischen Fällen einsetzbar. Zum richtigen Zeitpunkt angewandt haben sie zudem eine große Wirkung auf die Erhellung von Geist und Psyche.

ca. 250 Seiten, Bilder und Grafiken, mit Lesebändchen, geb.
ISBN: 9783991140979 € 39,80

**Lehr- und Lerntafel zur Akupunktur bei BACOPA**

Eckert Achim

**Element Feuer I, Tafel der Traditionellen Chinesischen Medizin von Dr. med. Achim Eckert**

Element Feuer I. Der Meridian des Herzens und der Meridian des Dünndarms. Wandtafel/Plakat, ca. 50 x 70cm, beleistet zum Aufhängen Die Tafeln stellen den oberflächlichen und tiefen Verlauf der 12 Organmeridiane in Bezug auf die wichtigsten darunterliegenden Knochen und Muskeln dar. Je zwei zu einem Element gehörende Meridiane werden auf einer Tafel abgebildet. Da dem Feuer Element vier Meridiane zugeordnet werden, werden sie auf zwei Tafeln dargestellt.
ISBN: 9783902735584 € 17,80

Dieselbe Tafel jedoch mit ca. 24 x 34 cm
ISBN: 9783902735652 € 5,00

Eckert Achim

**Element Feuer II, Tafel der Traditionellen Chinesischen Medizin von Dr. med. Achim Eckert**

Element Feuer II. Der Meridian der Herzhülle und der Meridian der San Jiao ( Dreifacher Erwärmer ). Wandtafel/Plakat, ca. 50 x 70cm, beleistet zum Aufhängen Die Tafeln stellen den oberflächlichen und tiefen Verlauf der 12 Organmeridiane in Bezug auf die wichtigsten darunterliegenden Knochen und Muskeln dar. Je zwei zu einem Element gehörende Meridiane werden auf einer Tafel abgebildet. Da dem Feuer Element vier Meridiane zugeordnet werden, werden sie auf zwei Tafeln dargestellt.
ISBN: 9783902735591 € 17,80

Dieselbe Tafel jedoch mit ca. 24 x 34 cm
ISBN: 9783902735669 € 5,00

Eckert Achim

**Element Erde, Tafel der Traditionellen Chinesischen Medizin von Dr. med. Achim Eckert**

Element Erde. Der Meridian des Magens und der Meridian des Milz-Pankreas.

Wandtafel/Plakat, ca. 50 x 70cm, beleistet zum Aufhängen
ISBN: 9783902735607 € 17,80

Dieselbe Tafel jedoch mit ca. 24 x 34 cm
ISBN: 9783902735676 € 5,00

Eckert Achim

**Element Metall, Tafel der Traditionellen Chinesischen Medizin von Dr. med. Achim Eckert**

Element Metall. Der Meridian der Lunge und der Meridian des Dickdarms.

Wandtafel/Plakat, ca. 50 x 70cm, beleistet zum Aufhängen
ISBN: 9783902735614 € 17,80

Dieselbe Tafel jedoch mit ca. 24 x 34 cm
ISBN: 9783902735683 € 5,00

Eckert Achim

**Element Wasser, Tafel der Traditionellen Chinesischen Medizin von Dr. med. Achim Eckert**

Element Wasser. Der Meridian der Blase und der Meridian der Niere.

Wandtafel/Plakat, ca. 50 x 70cm, beleistet zum Aufhängen
ISBN: 9783902735621 € 17,80

Dieselbe Tafel jedoch mit ca. 24 x 34 cm
ISBN: 9783902735690 € 5,00

Eckert Achim

**Element Holz, Tafel der Traditionellen Chinesischen Medizin von Dr. med. Achim Eckert**

Element Holz. Der Meridian der Gallenblase und der Meridian der Leber.

Wandtafel/Plakat, ca. 50 x 70cm, beleistet zum Aufhängen
ISBN: 9783902735638 € 17,80

Dieselbe Tafel jedoch mit ca. 24 x 34 cm
ISBN: 9783902735706 € 5,00

Eckert Achim

**Set von sechs Tafeln der Traditionellen Chinesischen Medizin von Dr. med. Achim Eckert**

6 Wandtafeln/Plakate Feuer I, Feuer II, Metall, Holz, Wasser, Erde,

zu je ca. 50 x 70cm, alle beleistet zum Aufhängen
ISBN: 9783902735645 € 95,00

Dieselben sechs Tafeln jedoch mit ca. 24 x 34 cm
ISBN: 9783902735713 € 25,00

Koppensteiner David

**Chart 1 TUNGs Extraordinary Acupuncture Points on the regular channels**

Tafel 1: Seitenansicht, Hand und Fußsohle, Seitenansicht, Hände und Fußsohlen. Dargestellt werden sämtliche Punkte nach Meister Chin-Chang TUNG, welche in seinem Originalbuch und der englischen Literatur seiner Schüler Dr. Wei-Chieh Young, Dr. Palden Carson sowie Miriam Lee angeführt werden. Einige ausgesuchte Punkte aus anderen Quellen werden ebenfalls abgebildet.

ca. 70 x 100 cm inkl. Postklemmschiene und zwei Hängern
ISBN: 9783902735119 € 29,90

Dieselbe Tafel jedoch mit ca. 24 x 34 cm
ISBN: 9783902735157 € 5,00

Koppensteiner David

**Chart 2 TUNGs Extraordinary Acupuncture Points on the regular channels**

Tafel 2: Vorderansicht, Hinteransicht, Detaillierte Rückenansicht der Punkte DT.04 mit farblicher Organzuordnung
Dargestellt werden sämtliche Punkte nach Meister Chin-Chang TUNG, welche in seinem Originalbuch und der englischen Literatur seiner Schüler Dr. Wei-Chieh Young, Dr. Palden Carson sowie Miriam Lee angeführt werden. Einige ausgesuchte Punkte aus anderen Quellen werden ebenfalls abgebildet.

ca. 70 x 100 cm inkl. Postklemmschiene und zwei Hängern
ISBN: 9783902735126 € 29,90

Dieselbe Tafel jedoch mit ca. 24 x 34 cm
ISBN: 9783902735164 € 5,00

Koppensteiner David

**Set Chart 1 + 2 TUNGs Extraordinary Acupuncture Points on the regular channels**

Tafel 1: Seitenansicht, Hand und Fußsohle, Seitenansicht, Hände und Fußsohle
Tafel 2: Vorderansicht, Hinteransicht, Detaillierte Rückenansicht der Punkte DT.04 mit farblicher Organzuordnung

ISBN: 9783902735140 € 49,90